肺康复临床实践与护理

刘凤英　等　主编

汕头大学出版社

图书在版编目（CIP）数据

肺康复临床实践与护理 / 刘凤英等主编. －汕头：
汕头大学出版社，2019.1
ISBN 978-7-5658-3807-1

Ⅰ. ①肺… Ⅱ. ①刘… Ⅲ. 肺疾病－康复②肺疾病
－护理 Ⅳ. ①R563.09②R473.56

中国版本图书馆CIP数据核字（2019）第029562号

肺康复临床实践与护理
FEIKANGFU LINCHUANG SHIJIAN YU HULI

主　　编：刘凤英　等
责任编辑：宋倩倩
责任技编：黄东生
封面设计：蒲文琪
出版发行：汕头大学出版社
　　　　　广东省汕头市大学路243号汕头大学校园内　　　邮政编码：515063
电　　话：0754-82904613
印　　刷：北京市天河印刷厂
开　　本：710mm×1000mm　1/16
印　　张：10.75
字　　数：298千字
版　　次：2019年1月第1版
印　　次：2019年1月第1次印刷
定　　价：68.00元
ISBN 978-7-5658-3807-1

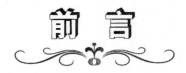

前　言

　　半个多世纪以来，康复医学得到快速的发展，康复医学与预防医学、临床医学和保健医学一起，被认为是现代医学体系的四大支柱。真正具有现代意义的"康复"概念在第二次世界大战期间就诞生了。此后，康复医学被大力提倡，救治战争伤害的康复治疗经验也被运用在了和平时期。康复的定义是指综合地使用医学、教育、社会和职业的各种方法，使患者恢复身体的功能。呼吸系统疾病是危害患者健康甚至生命的常见病、多发病。随着社会经济发展和环境的变化，近年来呼吸系统疾病发病率逐年升高，其病死率仅次于恶性肿瘤、脑血管疾病、心血管疾病，居城镇居民死亡原因的第四位，农村居民死亡原因的第三位。在恶性肿瘤发病率中肺癌居首位。既便是呼吸系统疾病中看似危害相对较小的各种慢性病的病程长且迁延不愈，给人们的工作和生活带来了很大的影响。

　　在医学高度发展的今天，人们对疾病有了更深的认识对健康有了更高的要求。除了需要得到规范的诊断和治疗外，还需要积极的康复和护理措施，以减少功能障碍，提高生活质量，尽早回归社会。历史上最早的呼吸训练可追溯到 1781 年。从 20 世纪 40 年代开始，美国等发达国家开始出现了呼吸康复。1970 年后肺康复在国外得到广泛开展，近年来我国也逐步重视肺功能的康复。

　　本书通过浅显易懂的文字描述机械通气与肺康复、慢性阻塞性肺病综合肺康复方案、呼吸内科疾病的护理等康复和护理知识。适合广大群众阅读，对于医务工作者也有一定的参考价值。

　　由于水平有限，时间较紧，临床工作任务繁重，书中难免有错漏之处，欢迎广大读者批评指正。本书编写过程中参考了大量国内外文献资料，在此对有关作者表示万分感谢。

《肺康复临床实践与护理》编委会

济宁医学院附属医院

2018 年 7 月

目 录

第一章　机械通气与肺康复 ··· (1)

第一节　机械通气患者的策略 ··· (1)

第二节　家庭机械通气 ··· (3)

第三节　肺康复与机械通气 ··· (5)

第二章　慢性阻塞性肺病综合肺康复方案 ····································· (8)

第一节　慢性阻塞性肺病的诊断和分期 ······································· (8)

第二节　慢性阻塞性肺病的病理生理 ·· (10)

第三节　慢性阻塞性肺病的治疗 ·· (13)

第四节　肺康复评价 ·· (16)

第五节　COPD 肺康复方案 ··· (19)

第六节　康复心理治疗 ·· (23)

第七节　慢性阻塞性肺病患者的家庭氧疗 ···································· (40)

第八节　营养指导 ·· (47)

第三章　其他肺疾病的康复治疗 ·· (56)

第一节　支气管哮喘 ·· (56)

第二节　支气管扩张 ·· (63)

第三节　肺间质纤维化 ·· (66)

第四节　尘肺病 ·· (70)

第四章　呼吸内科疾病的护理 ·· (77)

第一节　急性上呼吸道感染 ·· (77)

第二节　急性气管－支气管炎 ·· (81)

第三节　支气管肺炎 ·· (83)

第四节　重症肺炎 ·· (92)

第五节　慢性阻塞性肺疾病 ··· (102)

第六节　肺脓肿 ··· (108)

第七节　重症哮喘 ··· (112)

第八节　急性呼吸窘迫综合征 ··· (120)

第九节　支气管扩张症 ··· (126)

第十节　急性肺血栓栓塞症……………………………………………（130）

第十一节　慢性肺源性心脏病……………………………………………（137）

第十二节　肺　癌…………………………………………………………（140）

第十三节　肺结核…………………………………………………………（147）

第十四节　呼吸衰竭………………………………………………………（153）

第一章 机械通气与肺康复

机械通气在现代医疗中的作用越来越重要，其应用的领域逐渐增宽，为临床医生提供了非常有效的呼吸支持手段。正压通气是现代机械通气的最主要形式，主要用于各种原因引起的呼吸功能障碍，通过增加肺泡通气量，减轻患者的呼吸做功，来改善缺氧，提供呼吸支持。机械通气患者需要进行康复治疗，为患者尽早脱机创造条件，同时机械通气又是肺康复的手段之一，特别是在神经肌肉疾病的呼吸康复中起着重要的作用，目前也有学者正在研究 COPD 患者运动训练中使用持续正压通气的效果和间断使用持续正压通气对 COPD 生存率的影响。

第一节 机械通气患者的策略

一、机械通气患者的治疗目标

机械通气患者主要的治疗目标是改善肺泡通气，降低二氧化碳分压，恢复血 pH 值；协助肺组织进行氧合功能，纠正低氧血症；降低呼吸功，使疲劳的呼吸肌得到休息。对多数接受机械通气的患者来说，最终目标是能够脱离呼吸机，但在少数情况下，由于原发病的不能控制而需要永久性机械通气，如一些中枢神经系统的疾病。

二、机械通气的生理目的

机械通气的生理学目的是支持或维护肺的气体交换，需要达到和维持正常的肺泡通气，使 $PaCO_2$ 和 pH 维持在正常范围。但有时为减少机械通气高参数值时对肺的损伤，临床上在病情允许情况下，$PaCO_2$ 可高于正常值，称"允许性高碳酸血症"，还要维持正常的动脉血氧合，使 PaO_2、SaO_2、$PaCO_2$ 保持在生理最低需要的范围内，如 $SaO_2 > 90\%$，$PaO_2 > 60mmHg$。机械通气能够增加肺容量，在吸气末使肺部扩张，以治疗和预防肺不张，改善氧合及肺的顺应性。在治疗 ARDS 时使用 PEEP 维持和增加功能残气量（FRC），通过机械通气可以使患者减少呼吸功，减轻呼吸肌的负荷，使呼吸肌得到休息。

三、临床常用的机械通气模式

（一）控制通气（CMV）

用于自主呼吸微弱且不规律，不能有效触发呼吸机的临床情况。此时呼吸机承担全部的呼吸功，而患者的呼吸被抑制，为强制通气模式。

（二）辅助/控制模式（A/C）

用于呼吸驱动正常，而呼吸肌力不足的患者。此时呼吸机可感知患者的呼吸触发，增加人机协调，由呼吸机完成部分呼吸功。但患者的自主呼吸频率过快时，应给予一定的镇静治疗，以维持最好的人机协调。

（三）同步间歇指令通气（SIMV）

用于呼吸驱动正常，而呼吸肌力不足的患者。此时患者的呼吸肌力应好于应用 A/C 模式的患者，但不足以靠自主呼吸完成呼吸功。

（四）持续气道正压（CPAP）

用于有自主呼吸的患者，在呼吸的全过程给予一定的气道正压。临床上常给予阻塞性睡眠呼吸暂停、预防肺不张、机械通气撤机等患者使用。

（五）压力支持（PSV）

此时呼吸机的触发全部来自自主呼吸，当患者触发呼吸机后，呼吸机以预先设定的压力释放气流，气流以减速波的形式释放。临床常用于撤机和病情稳定的长期带机者。

（六）呼气末正压（PEEP）

借助呼吸机的装置使呼气期的气道压力保持在高于大气压的水平，可根据病情调节不同的 PEEP 值，其目的是使呼气末终末小气道及肺泡保持开放，增加 CO_2 的排出及增加功能残气量，有利于氧合。

（七）无创机械通气（NPPV）

无创通气与有创通气的主要区别在于是否建立人工气道如气管插管、气管切开。无创通气无需建立人工气道，呼吸机通过鼻/口鼻面罩与患者相连；而有创通气则要求建立人工气道，呼吸机与气管插管或气管切开导管相连，形成密闭环境。

目前常用无创通气机的原理：在自主呼吸触发的前提下，在整个呼吸周期内，给予一定的气道正压，用于降低患者的呼吸功、防止气道萎陷、扩张上气道、增加功能残气、改善肺的顺应性；长期应用可改善患者的中枢敏感性，改善呼吸调节功能。

无创性机械通气的适应证较广泛，但是这些适应证都是相对性的适应证，需要临床医生根据患者个体病情来决定。

无创性机械通气主要用于①低氧性呼吸衰竭：如心源性肺水肿、急性呼吸窘迫综合征、术后呼吸衰竭、严重创伤、重症肺炎、肺不张。②高碳酸血症性呼吸衰竭：COPD 急性加重期和稳定期康复治疗、重症哮喘、睡眠呼吸暂停综合征、中枢性低通气、胸廓疾病、神经肌肉疾病合并呼吸衰竭。

无创通气使用注意事项：患者有一定的呼吸驱动，呼吸基本规律；生命体征平稳；气道分泌物不多或能够及时有效清除；无鼻面部损伤；鼻、面罩漏气减到最小；开始数小时应进行床边监护（神志、血压、心率、呼吸频率、胸腹动作、辅助呼吸肌的动用、肺呼吸音、SpO_2、动脉血气、误吸情况、漏气情况、人机同步性；有条件的呼吸机应监测潮气量、气道压力等）。

四、慢性阻塞性肺病的机械通气的策略

慢性阻塞性肺病（COPD）患者动脉血气特点是低氧合并二氧化碳潴留，患者在急性加重期常常发生需要机械通气的情况。此时若患者意识状态尚可，可首先选用无创通气技术，但需注意患者的咳痰能力及痰的性状。若感染严重，痰量多，黏稠，咳痰能力差，应及早建立人工

气道有助于排痰。

慢性阻塞性肺病的基本病理变化是气道阻塞和肺气肿形成,这就使肺泡需要较长的时间完成充分的充盈和排空,而决定肺泡充盈和排空的主要因素是时间长度,所以在维持适当的通气水平下实施大潮气量、低通气频率的通气方式,如加长呼吸周期,尽量使呼气和吸气时间都延长。在确定了适当的吸、呼时间后,将送气流量设定在较高的水平上,在此基础上加吸气暂停时间来进一步延长吸气时间。由于患者病情严重程度的不同,其导致的肺泡陷闭水平亦不同,遂形成的内源性 PEEP,这时需加用不同的呼气末正压加以抵消。呼气末正压在机械通气时可以使肺泡通气更加均匀。对血 pH 趋于正常,肾脏代偿充分的患者,通气支持不必过高,以免短时内二氧化碳排除过快,而肾脏不能及时排出已代偿的碳酸氢根引起严重医源性碱中毒,造成组织缺氧(氧解离曲线左移)。有时在急性炎症得到控制后,合并的支气管痉挛状态可能持续存在,排痰困难并不能很快解决,而临床表现并不明显,可造成脱机困难,需引起注意。急性加重期患者经积极的治疗,病情有所缓解,痰量减少,咳痰能力恢复,应尽早将有创通气转为无创通气。中晚期患者,若有明显的活动耐力减退,可在缓解期实施低压力水平的辅助通气治疗,以缓解呼吸肌疲劳,改善活动耐力,通常采用家庭无创通气治疗。无论何时都应尽可能保证患者的血氧饱和度在 90% 以上,保证心、脑、肾的供血供氧。

第二节 家庭机械通气

家庭机械通气(HMV)是在家中而不是在医院治疗慢性呼吸衰竭的一个方法,也是肺康复的重要内容之一。

家庭辅助机械通气在美国开始于 1940 年以后,对那些脑炎后的患者使用铁肺。1950 年经口间歇正压通气(IPPV)开始用于那些日间呼吸支持中心。1960 年到 1970 年间多实施经气管切开进行长期机械通气和 IPPV。近年来不经气管切开的而采用非侵入性的方法进行通气支持逐渐增加。在我国仅对睡眠呼吸暂停患者使用正压通气,尚未有使用在 COPD 或神经肌肉疾病的家庭机械通气的报告,但是也有个别有经济条件的患者居家使用无创机械通气。

家庭辅助机械通气的目的是使慢性呼吸衰竭患者延长寿命、增加运动耐力、提高生活质量、减少肺部感染发生率、减少住院天数、减轻经济负担。

对于一些原发病不能治愈的患者,在医院长期实施机械通气治疗,给患者及家庭都带来相当的不便和高额的费用。当他们病情稳定并有在家中实施机械通气治疗的条件时实施家庭机械通气是最佳选择。实施家庭机械通气有利于患者回归家庭和进一步的心理康复,亦可减少相当的医疗费用。那些只有在睡眠时才需要通气机辅助治疗的患者,则非常适合家庭治疗,如睡眠呼吸暂停综合征。

美国胸科医生学会和欧洲呼吸学会康复和慢性照顾学组都已经建立了家庭机械通气的医生指南,并且进一步发展了为这部分患者提供医学技术质量控制和支持的服务组织。除了对患者的指导还涉及对患者家庭的指导和需要紧急处理时的应急方案。在我国尚未开展此项工作,但是随着人口老龄化的进展,临床医生将面临这个问题是不可避免的。对这部分患者的管理应是有组织有指南可循的,而且需要对社区医生进行训练和指导。呼吸内科医师和呼吸治疗师的定期指导是成功的长期家庭机械通气的保证。

一、家庭机械通气治疗的适应证

家庭机械通气的主要适应证是:①神经肌肉疾病:高位截瘫、多发性硬化、脊髓空洞症、脊髓灰质炎、多发性神经炎、侧索硬化性肌萎缩、重症肌无力、多发性肌炎、肌营养不良等。②睡眠呼吸暂停综合征。③严重慢性阻塞性肺病稳定期。④肺癌晚期合并呼吸衰竭。

二、对接受家庭机械通气患者的病情要求

准备使用家庭机械通气的患者应先进行病情评估,符合下列条件者可以进行治疗。

(1) 病情相对稳定,生命体征平稳。

(2) 已在医院进行了一段时间的机械通气治疗,呼吸机各项参数与患者病情相符,患者感觉舒适,无人机对抗发生。

(3) 合并缺氧的患者吸入低浓度氧气即可纠正缺氧。

(4) 气道无明显感染征象,分泌物不多。

(5) 有一定的咳痰能力。

(6) 患者及家属有实施家庭机械通气的主观愿望,并已经掌握一定的家庭呼吸治疗的医学知识。

(7) 有与医院随时保持联系的畅通渠道,病情变化可随时进入了解患者病情的医疗单位就诊。

三、实施家庭机械通气时通气机的选择

(1) 操作简单,性能稳定,有内置充电电池。

(2) 根据病情首先考虑无创通气机。

(3) 无咳痰能力的神经肌肉病变患者,应已实施了气管切开,建立了人工气道。

(4) 中枢神经系统病变的患者,通气机工作模式应带有定时送气功能,以防患者出现呼吸停止而发生事故。

四、实施家庭机械通气前患者及家属的准备

(1) 充分了解病情,了解机械通气的重要性。

(2) 掌握呼吸机管道的连接、更换、消毒的方法,

(3) 掌握湿化器的使用方法并能根据痰的性状调整湿化的力度。

(4) 掌握吸痰器的使用方法。

(5) 家中备有氧气装置。

(6) 能够处理通气机报警。

(7) 备有人工简易辅助通气装置,并能在必要时使用。

五、实施家庭机械通气时的管理和护理

(1) 患者及家属均应学会其工作原理、运行模式、简单报警处理、管路的连接和断开。

（2）学会根据病情需要连接呼吸机，如患者活动后出现呼吸困难时，或患者出现呼吸频率增快、指端、口唇出现发绀时等。

（3）呼吸机工作参数应在医疗单位已经调节好，患者和家属只负责开机和关机。

（4）在机器出现工作异常或患者与机器不能很好配合时，应能以手动人工呼吸器辅助通气满足患者短时的通气需要，等待专业人员的到来。

（5）呼吸机管路的消毒和更换：一般备用三套管路，正常情况下每周更换 2 次，若患者痰液明显污染管路应及时更换，以免痰痂形成，造成清洗困难。管路一般用肥皂水清洗干净后，以 1：1000 的苯扎溴铵（新洁尔灭）浸泡 30 分钟，再以清水冲净后晾干。

（6）呼吸机湿化装置的消毒与管路相同，湿化用水应以消毒蒸馏水为宜。使用过程中应经常观察管路有无积水，及时排出，以免积水倒流入气道或流入机器内毁坏电路。

（7）定期由专业人员检查机器运行情况。

（8）带有气管切开套管或套囊的患者，家属应学会对切开部位伤口每日用生理盐水消毒，以防感染。气囊的充气应保持在最低水平，24 小时内至少放松气囊一次，以免造成气道损伤，形成气管内狭窄。与呼吸机相接的接口处应使用细菌过滤器，吸痰应掌握无菌原则，若条件允许应使用带外鞘管的吸痰导管，以减少感染机会。套管应一个月更换一次。

（9）若气道分泌物增多，说明可能合并感染，应通知医生。若分泌物黏稠，是湿化不足，应增加湿化温度，或加用雾化治疗。定时拍背震动肺部和辅助排痰措施是减少气道阻塞的最好方法。

第三节　肺康复与机械通气

一、机械通气患者的肺康复

无论患者因何种原因使用机械通气，如果在 48 小时内不能撤机的话都应尽快启动康复程序，这样将有利于尽早撤机，对于不能撤机患者，例如神经肌肉疾病的患者，早期进入康复程序也有利于患者配合治疗，防止并发症和其他器官功能的减退。

康复流程：

初次康复评价会

↓

确定康复目标和计划

↓

实施康复计划

↓

根据病情变化或临床医师请求随时进行再评价

图 1-1　康复流程

康复小组组长应由加强监护病房（或呼吸专科）医师担任，康复医师、物理治疗师、呼吸治疗师、心理医师、护士参加。康复计划中物理治疗和呼吸治疗是中心内容。物理治疗包括上肢和下肢被动（非清醒或肢体功能障碍患者）或主动训练（清醒和无肢体功能障碍患者）。呼吸治疗包括辅助排痰、呼吸肌训练、呼吸道管理和呼吸机管道的管理。由于我国绝大多数医院目前还没有呼吸治疗师的设置，呼吸治疗师的工作由医师和护士分别担当患者的呼吸治疗。呼吸肌的训练需配合呼吸机模式的选择和参数的设定。

心理治疗也是机械通气患者不可缺少的治疗。机械通气患者早期会表现出焦虑、烦躁和不合作，后期表现以抑郁、放弃表现为主。患者的心理障碍可能导致病情反复，治疗周期延长，脱机困难。心理治疗可以使患者静心、克服焦虑、改善睡眠，增强与疾病抗争的信念和乐观向上的情绪。但是单独依靠心理治疗师的治疗是不够的，每一位参与治疗的工作人员都应当介入到患者的心理治疗中，发挥各自的作用。医师应在适当的时机逐渐向患者解释疾病的过程、机械通气的目的和可以达到的最佳结果，需要患者配合的内容等。医务人员的面部表情、语音、语调以及亲切温柔的抚摸、坚定的鼓励对于这些患者来说都是至关重要的，尤其是曾经有过使用呼吸机经历的患者更容易产生放弃治疗的想法，对他们需要更多的鼓励。

二、肺康复患者中无创机械通气技术的应用

在运动训练中使用无创通气技术是进入 21 世纪以来肺康复研究的新课题。研究表明运动训练中使用无创通气技术可以使患者通气肌负荷减少，预防动态性气道压缩，减少呼吸做功，增加潮气量，减少分钟通气，减慢心率，增加运动时的耐力并减少运动时的血清乳酸水平。但是持续正压通气（continuous positive airway pressure，CPAP）、部分辅助通气（proportional assist ventilation，PAV）和压力支持通气（pressure support ventilation，PSV）三种方式的比较哪一种更好呢？

多个研究都显示了在运动期间应用 PSV 模式，使用口鼻面罩或鼻面罩，无论是使用运动平板还是功率自行车训练都可以延长步行时间（从 6.8±2.2 分钟增加到 13.2±3.8 分钟和从 5.5±1.5 分钟增加到 13.6±6.0 分钟，P<0.05）。使用 PSV 后呼气末容量没有进一步增加，血清乳酸从 2.69±0.9mmol/L 下降至 2.42±1.01mmol/L，（P=0.01）。患者步行距离延长而乳酸水平减少是 PSV 使呼吸肌负荷减轻、呼吸做功减少的证据。

Keity 比较了 COPD 患者采用平板运动，随机分为 PSV（12～15cmH₃O）和 CPAP 组（6cmH₂O）和吸入氧气和空气（2L/min），结果虽然步行距离在 CPAP 和吸氧组也有一定改善，但是没有有意义的改善，只有 PSV 组有有意义的改善，步行距离从 188±215m 增加到 336±282m（P=0.01）。对照组步行时氧饱和度平均下降 6%，而吸氧组和 PSV 组能够预防氧饱和度下降，同时呼吸困难也有改善。

PAV 的模式为患者提供了在吸气用力流量和容量两个支持，使呼吸机的吸气末与患者吸气末循环相匹配，呼吸功能够适应患者的支持需求，与常规的机器比能够达到最佳的患者—呼吸机之间的同步化。Dolmage 等对几种模式进行了比较研究。PAV 组的容量辅助 6±3cmH₂O/L，流量辅助为 3±1cmH₂O/（L·s）；CPAP 组压力为 5±2cmH₂O；PAV+CPAP 组；对照组采用通过一个口嘴用 0cmH₂O 的压力提供假支持。结果 PAV 和 CPAP 组运动时间比对照组增加 20%，但是只有 PAV+CPAP 组有显著差异（6.6±3.1 分钟与 12.9±8.7 分钟，P<0.05）。从目前已有的研究结果看运动期间使用无创通气的益处是肯定的，PSV 和 PAV 模式似乎比 CPAP 模式的好处更多，PAV 模式比 PSV 模式可能更为有效。不过在对 33 个

（FEV$_1$＝44±16％pred）没有呼吸衰竭的稳定期 COPD 门诊肺康复中使用 PAV 和自然呼吸对照研究，结果 PAV 没有显示出额外的益处。

在一个针对严重 COPD 患者（FEV$_1$＝32±4％pred）的研究中，使用运动平板训练，每周 2 次共 8 周，运动期间使用 BiPAP 可以使训练速度增加，最大氧摄取增加，无氧阈增加，峰值运动时通气高于运动后，而训练后的乳酸水平没有增高，但是在这个短期训练中运动容量没有改善。

有关在运动训练中使用无创通气的效果，虽然发表的研究不少，但是总体来看每个研究的病例数较少，部分患者在运动中不能适应机器而退出研究，所以目前还不能对这个方法的有用性得出确定的意见，需要更大的样本和更多的研究以及更科学的分析才能得出可靠的结论。

第二章 慢性阻塞性肺病综合肺康复方案

慢性阻塞性肺病（chronic obstructive Pulmonary disease，COPD）是呼吸系统疾病中最常见的疾病，无论在患患者数、住院次数、治疗费用、导致呼吸残疾的人数和死亡上都是主要的疾病。

COPD 诊断时往往为时已晚，所以开发改变疾病病程的治疗比较困难。随着医学科学技术的进步，COPD 在预防和治疗手段上已经有了很大的进步，从戒烟教育、药物治疗、肺减容手术、家庭氧疗到有创或无创机械通气治疗，已经使患者的生存期显著延长，但是随之而来的是对提高生活质量的需要。目前的研究表明，还没有一种药物能够改变 COPD 病程的发展和阻止肺功能的下降，即使是近年来新开展的肺减容手术，也是以提高生活质量为主要目的。在肺减容手术的围手术期进行肺康复虽然总死亡率并没有改善，但是可以提高患者的运动耐力和生活质量。已有循证医学的证据显示肺康复作为 COPD 的补充治疗手段可以减轻呼吸困难症状，改善运动耐力和提高生活质量。由于 COPD 是慢性肺部疾病中的主要疾病，因此肺康复的主要对象就是 COPD 患者。WHO 于 2000 年发表的 COPD 全球创议中提出全面肺康复方案应包括运动训练、营养计划和教育的各项内容。2004 年的指南提出 COPD 的治疗目标是减轻症状、预防和治疗急性加重、预防和治疗并发症、减缓病程、提高运动耐力、提高生活质量、降低死亡率。要达到上述这些目标更是离不开肺康复的实施。

第一节 慢性阻塞性肺病的诊断和分期

COPD 的诊断、分期以及严重程度分级和病程分期均参考中华医学会呼吸病学分会慢性阻塞性肺疾病学组 2002 年发表的《慢性阻塞性肺疾病指南》。

一、定义

以往认为 COPD 是慢性支气管炎、阻塞性肺气肿和部分伴有不可逆性气道阻塞支气管哮喘这三种慢性呼吸系统疾病的相互重叠。2000 年"COPD 的全球创议"发表后，我国中华医学会呼吸病学分会 2002 年发表了中国 COPD 指南。指南中将 COPD 定义为"COPD 是一种具有气流受限特征的疾病，气流受限不完全可逆，病情呈进行性发展，与肺部对有害气体或有害颗粒的异常炎症反应有关"。2004 年美国国立心肺血液研究所、胸科学会、欧洲呼吸病学会共同发表了"全球关于 COPD 的诊断和防治的策略"，进一步更新了有关 COPD 的病因和病理学的概念，强化了对异常炎症反应的认识和对全身系统的影响。

二、诊断

COPD 的诊断应根据病史、危险因素接触史、体征及实验室检查等资料综合分析确定。存在不完全可逆性气流受限是诊断 COPD 的必备条件，肺功能检查是诊断 COPD 的金标准。用支气管舒张剂后 $FEV_1 < 80\%$ 预计值及 $FEV_1/FVC < 70\%$ 可确定为不完全可逆性气流受限。胸部 X 线检查有助于确定肺过度充气的程度及与其他肺部疾病鉴别。

三、严重程度分级

具体分级标准见表 2-1。

表 2-1　COPD 临床严重度分级

级别	分级标准
0 级（高危）	具有罹患 COPD 的危险因素
	肺功能在正常范围
	有慢性咳嗽、咳痰症状
Ⅰ级（轻度）	$FEV_1/FVC < 70\%$
	$FEV_1 \geqslant 80\%$ 预计值
	有或无慢性咳嗽、咳痰症状
Ⅱ级（中度）	$FEV_1/FVC < 70\%$
	$30\% \leqslant FEV_1 < 80\%$ 预计值
	ⅡA 级：$50\% \leqslant FEV_1 < 80\%$ 预计值
	ⅡB 级：$30\% \leqslant FEV_1 < 50\%$ 预计值
	有或无慢性咳嗽、咳痰、呼吸困难症状
Ⅲ级（重度）	$FEV_1/FVC < 70\%$
	$FEV_1 < 30\%$ 预计值
	伴呼吸衰竭或右心衰竭的临床征像

注：2004 版 ATS 和 ERS 联合 COPD 指南把严重程度分级重新命名为Ⅰ级——轻度、Ⅱ级——中度、Ⅲ级——重度、Ⅳ级——极重度，取代了原来的Ⅰ级、ⅡA 级和ⅡB 级、Ⅲ级，0 级则不变。

四、病程分期

急性加重期：COPD 急性加重期是指在疾病过程中，患者短期内咳嗽、咳痰、气短和（或）喘息加重，痰量增多，呈脓性或黏液脓性，可伴发热等炎症明显加重的表现。

稳定期：患者咳嗽、咳痰、气短等症状稳定或症状轻微。

第二节　慢性阻塞性肺病的病理生理

引起呼吸衰竭最常见的原因是慢性阻塞性肺病。慢性阻塞性肺病是以不完全可逆的气流阻塞、病情呈进行性发展和肺部对有害气体或有害颗粒的异常炎症反应为特征的疾病。它从病理解剖上是以小气道和肺实质的慢性炎症反应为主要特点。在肺的局部可见吞噬细胞、中性粒细胞和淋巴细胞的增加。炎症的介导物质虽然不像哮喘那样明确，但是近年来的研究也已经证明了由多种炎症介导物质参与了 COPD 的病理生理改变。主要有脂类、炎症多肽、氧自由基、含氮物质、化学因子、细胞因子和生长因子。一些蛋白酶也在这个病理过程中参与了组织的破坏，最终导致了气道的纤维化和肺泡破坏，引起气道阻塞、肺气肿。

一、COPD 是炎症性疾病

当有害物质（吸烟、空气污染、职业暴露等）刺激引起气道分泌物增加，炎症细胞浸润，在多种介质的介导下产生炎症反应。COPD 包括了慢性阻塞性支气管炎，同时伴有纤维化和小气道阻塞，肺气肿，肺实质的破坏，肺弹性的减退和小气道的闭塞。以吸烟为例显示了炎症产生的过程。

二、COPD 与哮喘的区别

COPD 和哮喘虽然都存在气道的炎症，但是在产生炎症的原因、参与炎症反应的细胞是不同的。

三、炎症细胞

参与 COPD 发生发展过程中的炎症细胞有中性粒细胞、巨噬细胞、T 淋巴细胞、嗜酸粒细胞、树枝状细胞和上皮细胞。

在 COPD 患者的痰和肺泡灌洗液中发现中性粒细胞增加，但是在气道和肺实质中没有明显增加，研究者认为这些细胞可能一过性地在气道和肺实质中停留，而这些中性粒细胞分泌的多种蛋白酶，包括中性蛋白酶（NE）、组织蛋白酶 G、蛋白酶-3、基质金属蛋白酶-8 和 9（MMP）导致了肺泡的毁损。在气道和肺实质的重构过程中中性粒细胞黏附上皮细胞并上调上皮细胞的水平，释放化学因子（IL-8、LB4），同时它本身又被巨噬细胞释放的细胞因子（GM-CSF、G-CSF）刺激而增加。虽然有研究提示中性粒细胞的数量与肺功能（FEV_1）的下降和 COPD 的严重性相关，但是在其他慢性肺病中也可以见到，而且在 COPD 肺实质的炎症改变中中性粒细胞不是特征性的改变，所以中性粒细胞在 COPD 中的作用还不够清楚。

巨噬细胞则不同，它在 COPD 的病理生理学中起着关键性的作用，能够说明 COPD 的大多数特征。巨噬细胞在气道、肺实质、痰和肺泡灌洗液中的数量都增加，而且与 COPD 的严重性相关。肺泡的巨噬细胞也分泌释放炎症介质，包括弹性溶解酶（MMP2、9、12）、组织蛋白酶 K、L、S。巨噬细胞在体内能够被转录因子 κB（NF-κB）激活，上调炎症蛋白，特别是在 COPD 急性加重期时明显。巨噬细胞数量增加是由于循环中的单核细胞和 T 淋巴细胞在趋化因子的作用下转变补充为巨噬细胞。由于巨噬细胞生存期长，不便于直接测定，但是在吸烟者细胞浆的抗凋亡蛋白 Bcl-XL 和 P21CIP/WAF1 表达增加提示巨噬细胞的数量可能是增加的。

T 淋巴细胞在肺实质、周围和中央气道的数量均增加，而且 $CD_8{}^+$ 细胞增加大于 $CD_4{}^+$ 细胞。T 细胞数量与肺组织毁损程度、气流受限严重程度相关。$CD_4{}^+$ 细胞的绝对值也是增加的，但是 $CD_4{}^+/CD_8{}^+$ 的比值是倒置的。T 细胞增加是以 Tc1 亚型（产生干扰素）为主还是以 Tc2 亚型（产生白介素 4）为主还不明确。但是有证据提示 COPD 患者气道中以 Tc1 亚型为主。$CD_4{}^+$ 细胞增加可能起到免疫记忆和在不吸烟者炎症反应持续存在的作用。自然杀伤细胞（NK 细胞、$CD_{56}{}^+$）是对抗病毒感染的第一线防御细胞，而在 COPD 患者循环中的 NK 细胞减少。$CD_8{}^+$ 细胞可以引起肺气肿患者肺泡细胞溶解和凋亡。

嗜酸细胞在 COPD 中的作用不肯定。虽然有报告在稳定期 COPD 气道灌洗液中未激活的嗜酸细胞数量增加，但是在气道活检和肺泡灌洗液及诱导痰中均未见增加。COPD 患者嗜酸细胞增加预示患者可能合并支气管哮喘并对糖皮质激素有良好反应。

树枝状细胞在先天和后天的免疫反应中处于中枢的位置。气道和肺内存在丰富的树状细胞的网络，它能够激活其他的炎症细胞和免疫细胞。在吸烟者的气道和肺泡壁中树状细胞是增加的。

气道上皮细胞和肺泡上皮细胞是 COPD 患者炎症介质和蛋白酶的重要来源。上皮细胞被烟草激活后产生的炎症介质包括 TNF-α、IL-1β、GM-CSF 和 IL-8。小气道的上皮细胞是 TGF-β 的主要来源。血管上皮生长因子（VEGF）维持着肺泡细胞的生存，如果阻断 VEGF 受体则诱导肺泡细胞凋亡和肺气肿样的病理改变。气道上皮也担负着气道防御的功能。杯状细胞产生黏液，捕捉细菌和吸入的颗粒。上皮细胞分泌的防御因子及其他阳离子多肽也是机体防御系统的一部分。上皮细胞还分泌抗氧化物和抗蛋白酶，像分泌型白蛋白酶抑制物、转运 IgA。在 COPD 患者气道上皮细胞经常显示出鳞状上皮化生和气道上皮细胞的增殖。吸烟者的气道上皮细胞表现上皮生长因子受体表达增加并可能有基质细胞增殖，使支气管肺癌的危险增加。

四、其他与 COPD 炎症有关的物质

脂质介质：花生四烯酸在 COPD 的病理生理过程中起到重要作用。包括前列腺素（PG）E_2、$PGF_{2\alpha}$ 和血栓烷。COPD 患者呼出气 PGE_2 和 PGF_2 增加，肺泡巨噬细胞的环氧合酶 2 的表达增加。研究者推测炎症因子 TNF-α、IL-1β 和 NF-κB 调节了环氧酶 2 的水平。炎症因子也激活了细胞膜的神经磷脂酶产生了神经酰胺，神经酰胺也上调环氧酶 2。PGE_2 是支气管扩张剂并且抑制单核细胞释放炎症因子和气道胆碱能神经释放乙酰胆碱，这对于 COPD 患者来说是有益的作用。

氧自由基：在 COPD 患者的肺泡灌洗液中的黄嘌呤/黄嘌呤氧化酶活性增加，呼出气氧自由基标志物增加，象脂质过氧化物、过氧化氢、2-异前列腺素。

一氧化氮：在 COPD 急性加重时呼出气的 NO 水平升高。NO 与超氧阴离子结合形成过氧化氮。过氧化氮在体外可引起肺血管收缩。

肽类介质有内皮素、缓激肽、速激肽、补体。

化学因子有白介素-8、生长相关癌基因 α（GROα）、源于上皮细胞的中性粒细胞激活肽 78（ENA78）、CX3C 因子（根据半胱胺酸残基的位置区分 4 个化学因子家族，分别是 CC、CXC、

Cm、CX3C)、单核细胞化学诱导蛋白 1、嗜酸细胞选择性化学因子、淋巴细胞选择性化学因子、树状细胞选择性化学因子。

细胞因子有肿瘤坏死因子、白介素-1β、白介素-6、9、10、12、13、17、粒－巨细胞生长刺激因子、干扰素 γ。

生长因子有转化生长因子、表皮生长因子、血管内皮生长因子、纤维母细胞生长因子。

蛋白酶有中性粒细胞弹性蛋白酶、其他丝氨酸蛋白酶、丙氨酸蛋白酶、基质金属蛋白酶。抗蛋白酶有 α_1 抗胰蛋白酶、分泌性白细胞蛋白酶抑制物。

在 COPD 的慢性炎症过程和结构改变中有众多的介质参与其中，它们不仅激活炎症细胞也造成了呼吸道的重构，是导致 COPD 病理生理改变的基础。

五、COPD 的病理生理改变

在 COPD 的病理和病理生理改变的过程中多种原因引起气道和肺实质的炎症而导致的气道、肺实质、肺血管的重构是病理基础，气流阻塞是病理生理改变的始动阶段。呼气阶段的气流阻塞是 COPD 的特点，以第一秒用力呼气流量减少为证据，也就是说尽管增加了呼气驱动仍然不能增加呼出气量。在 COPD 进展期肺实质毁损，终末气腔扩大，肺弹性丧失和肺的过度膨胀及肺气肿引起肺的气体交换障碍而使得病情恶化进入 COPD 的终末阶段。在这个过程中除了气道和肺实质的改变，中枢对通气的控制和呼吸肌的功能也在 COPD 的病理生理改变起重要作用。中枢驱动（控制输出）和终末输出（通气）是一个复杂的过程，包括了多个影响的因素，可以有多个测定方法，最简单的是分钟通气量（VE）和潮气量（VT），前者反映中枢驱动力的终末效应，后者反映吸气量和呼吸频率。COPD 早期是通过增加潮气量来增加分钟通气量，但是随着阻塞的恶化，潮气量逐渐下降。分钟通气量也可以用平均吸气流率来表示，也就是潮气量与吸气时间的比（VT/Ti，反映驱动力）和吸气时间与部分吸气间期的比（Ti/Ttot，反映时限）。反映中枢驱动力的另一个测定方法是测定口腔闭合压。测定的是吸气开始时 0.1 秒（$P_{0.1}$）的口腔压力。$P_{0.1}$ 与膈肌肌电图有良好的相关性，并且随疾病的恶化压力增高（正常人 $P_{0.1}=1.68\pm0.48cmH_2O$）。最重要的呼吸肌是膈肌。在吸气末和呼气末膈肌缩短可以达到 40% 以上。但是膈肌、腹肌和其他附属呼吸肌之间的高度的协调同步性也是重要的。在 COPD 患者进行上肢无支撑运动时可以观察到在肋间肌、膈肌、腹肌之间的失同步性。这就提示我们多个驱动中心的竞争性的输出信号导致呼吸节律的紊乱以及附属呼吸肌与膈肌之间的同步紊乱，此时患者会产生呼吸困难的感觉。因此无效呼吸与呼吸肌的功能紊乱有关。下肢肌肉疲劳是 COPD 患者的常见症状。Maltais 等人对重度 COPD 患者下肢运动前后的股外侧肌活检显示，在基线时，柠檬酸氧化酶和 3-羟基－酰基-CoA-氢化酶水平低于正常人，运动后这些酶在线粒体内的浓度增加。这些研究结果提示重度的 COPD 患者存在着外周肌肉功能障碍和肌病的表现。这些发现为 COPD 患者康复治疗是以运动疗法为中心的原则奠定了基础。

第三节 慢性阻塞性肺病的治疗

一、药物治疗

COPD 是慢性进展性疾病，即使在稳定期也需要进行药物治疗。

（一）支气管扩张剂

1. β_2-受体激动剂

β_2-受体激动剂此类药物有雾化吸入和口服两种剂型，由于口服药物对心血管系统影响较大临床应用以定量雾化吸入为主。

口服药物主要有沙丁胺醇，每次 2～4mg，每日 3 次。主要的副作用有头痛、头晕、心悸、手颤抖等。丙卡特罗，每次 25～50μg，每晚 1 次或早晚各 1 次。主要的副作用有心悸、头痛、眩晕、耳鸣、恶心、口渴、鼻塞、皮疹、疲倦。

吸入短效药物有沙丁胺醇、特布他林等，是短效定量雾化吸入剂，每次吸入 1～2 喷（每喷 100μg）数分钟起效，15～30 分钟达到峰值，疗效持续 4～5 小时，24 小时内不超过 8～12 喷。由于此药起效快，主要用于快速缓解症状，因此应按需使用。老年人应适当减少用量。

长效药物有沙美特罗和福莫特罗，是长效定量雾化吸入剂，每次 50μg，每日 2 次，作用持续 12 小时以上。

2. 抗胆碱能药

抗胆碱能药异丙托溴胺和噻托溴胺为 M 胆碱受体阻断剂，对支气管平滑肌有较高的选择性的强效抗胆碱药，松弛支气管平滑肌作用较强，而对呼吸道腺体和心血管系统的作用不明显。目前的研究确定 M 胆碱能受体有 M_1～M5 五种亚型，人类肺脏有 M_1、M_2、M_3 三种亚型。各亚型对乙酰胆碱（Ach）亲和力的顺序是 $M_3 > M_1 > M_2$。异丙托溴胺和噻托溴胺与三种受体的亲和力大致相等，但是噻托溴胺同 M_1 和 M_3 受体解离的时间明显大于异丙托溴胺，与 M_2 受体解离时间二者相等。因此噻托溴胺作用时间显著大于异丙托溴胺。乙酰胆碱作为神经递质与 M_3 受体结合能够刺激肺泡巨噬细胞释放炎症趋化因子，加重呼吸道炎症，使用抗胆碱能药有助于减轻炎症反应。

异丙托溴胺每次 40～80μg，开始作用时间 5 分钟，较短效 β_2-受体激动剂起效慢，但是持续时间长，在 60～90 分钟达到最大效果，持续 6～8 小时，每日 3～4 次。该药特点为副作用小，特别适合老年患者使用。由于该药起效较慢，维持时间较长，适宜每日定时使用减少发作。

长效制剂为噻托溴胺，商品名思力华。每日吸入一次，每次 18μg，作用可达到 24 小时。上市后的应用研究显示吸入该药后显著改善肺功能，缓解呼吸困难，减少急性加重的发作，提高运动耐力和改善生活质量。

3. 茶碱类药（甲基黄嘌呤类药）

茶碱类药物能松弛支气管平滑肌，减轻支气管黏膜的充血和水肿，还有一定的增强心肌收缩力增加肾血流和利尿作用。它的血药浓度与治疗作用和副作用相关，所以缓释和控释型茶碱容易获得稳定的血药浓度，对稳定期的 COPD 患者更为有益。茶碱的血药浓度大于 5mg/L 即有治疗作用；大于 15mg/L 时，副作用明显增加。口服每日剂量是 0.3～0.6g，极量 1 次 0.5g，1 日 1g。但是茶碱有可能引起中枢兴奋、失眠等副作用，并且与西咪替丁、红霉素、四环素同用时可以引起茶碱的血药浓度增高，苯妥英钠使血药浓度降低。

（二）糖皮质激素

COPD 患者长期规律使用吸入激素治疗适用于有呼吸困难症状且治疗后肺功能有改善者。长期使用的副作用尚未定论。较高剂量时可能有皮肤变薄、易擦伤等皮肤异常，也有长期应用与白内障发展相关的报告。推荐临床使用 6 周～3 个月试验治疗，根据治疗效果再确定有无长期使用的必要。口服激素主要用于院外 COPD 急性加重期患者，用来缓解呼吸困难、改善肺功能和减少治疗失败率。少数患者可以减少复发。对于那些对支气管扩张剂反应差的患者可以应用短期冲击治疗。对稳定期患者使用激素是有争议的。长期口服激素的副作用不可避免，因此无论国内、国外治疗指南均不推荐给 COPD 患者长期口服激素治疗。只有在有证据说明使用激素后生理学能够有意义地改善的患者才可以考虑使用尽可能小的剂量的长期激素治疗。

（三）抗生素

COPD 患者下气道的慢性感染是常见的，但是没有证据支持预防性地使用抗生素有益，而在急性加重期抗生素的使用是必要的。下呼吸道最常见的病原菌是肺炎链球菌、流感嗜血杆菌等，可以经验性地使用喹诺酮类、第二代头孢菌素或第三代头孢菌素、大环内酯类等抗生素，同时应及时进行气道分泌物培养有利于根据细菌学检查结果调整抗生素的使用。

（四）祛痰药（黏液溶解剂）

此类药物主要作用是分解痰液的粘性成分，如粘多糖和粘蛋白，使痰液液化，粘滞性降低，易于咳出。常用药物有盐酸氨溴索、乙酰半胱氨酸，中药鲜竹沥也是临床常用药。

（五）其他药物治疗

1. 流感疫苗

有关 COPD 的治疗指南中都推荐为 COPD 患者每年注射 2 次流感疫苗。一般在春秋季注射。定期注射流感疫苗可以减少流感的发病率和与之相关的死亡率。

2. 多价肺炎疫苗

与流感疫苗一样肺炎疫苗也被推荐给 COPD 患者使用，每 5 年注射一次。

3. α_1 抗胰蛋白酶

对确定存在 α_1 抗胰蛋白酶缺乏的肺气肿患者给以 α_1 抗胰蛋白酶治疗，静脉给药能够在血和肺泡液中产生适当的 α_1 蛋白酶抑制物。在一些非随机研究中这一治疗能够减慢 α_1 胰蛋白酶缺乏患者 FEV_1 下降的速度并改善患者生存期。

4. 血管扩张剂

严重 COPD 患者发展到肺动脉高压经常需要使用血管扩张剂，但是现有的有限的研究否定了血管扩张剂的益处。因为血管扩张剂的副作用包括收缩期低血压、低氧血症的恶化限制了它的使用。

5. 地高辛和利尿剂

地高辛常用来控制心房纤颤者的心室率，也有助于改善与左室功能衰竭有关的肺动脉高压。利尿剂用于全心衰竭。不过这些药物在使用时应密切观察血压和电解质的平衡。

6. 抗抑郁和抗焦虑剂

抑郁和焦虑是 COPD 患者的常见症状，也是与疾病本身引起的症状容易发生混淆的症状，因此它的治疗是比较复杂的和有难度的。医生需要慎重地将患者的疾病导致的症状与抑郁焦虑导致的症状区别开来再给以恰当的治疗。三环类的抗抑郁药在 COPD 的患者可以安全地使用。比较新的 5-羟色胺再摄取抑制剂虽然还没有系统的研究，但是因为副作用较小，也已经被作为一线药物使用。苯二氮䓬类药物因为有呼吸中枢抑制作用，因此在严重 COPD 患者应当慎用。

二、其他治疗

（一）营养治疗

体重减轻常见于 COPD 患者并且与呼吸肌功能减低有关，也增加死亡率。体重是预测死亡指标。但是当给低体重的 COPD 患者口服合成代谢类固醇后，虽然肌肉增加，但是运动容量并无有意义增加。使用重组人生长激素改善氮平衡在低体重 COPD 患者也可以增加肌肉强度，但是在随机对照研究中没有改善症状、肌肉强度和运动耐力。目前的研究只证明了体重在预测预后中的作用，而改善体重指数是否影响预后和生活质量尚无明确结论，需要临床进一步的研究和观察。

（二）氧疗

氧疗始终被作为 COPD 的基本治疗之一。本书有专门的章节详细叙述。需要指出的是在肺康复过程中要重视氧疗处方的内容。为了保证正确使用氧疗，医师应开出氧疗处方指导护士和患者。氧疗处方应包括的内容有：

1. 氧流量

（1）连续吸氧 L/min。

（2）非连续吸氧步行 L/min 睡眠 L/min 运动 L/min。

2. 氧气设备

（1）只用固定设备（如：夜间卧床使用）。

（2）固定和便携式（少于 2 小时/天，最少 2 小时/周）。

（3）固定和非固定的（多于 2 小时/天，最少 6 小时/周），非固定是指重量小于 10Ibs，设计为可以携带，流量为 2L/min 时至少可以使用 4 小时的装置。

（4）便携式（步行或运动时使用）。

3. 输送氧气的系统

（1）经鼻导管。

（2）经气管导管。

（3）经面罩。

（4）经储气管。

（5）其他途径。

第四节 肺康复评价

一、病史

详细了解患者 COPD 的病史和其他既往病史是正确选择适应证的基础。另外了解患者既往治疗情况和目前药物治疗、氧疗的情况有利于保证康复治疗中的安全。特别是合并糖尿病的患者要特别加以注意用药情况，是否使用胰岛素，用哪一种胰岛素，用法及用量都要详细了解，因为在此类患者运动可能导致低血糖，1 型糖尿病患者运动有导致酮症的危险。

二、全身体格检查

全面的体格检查便于医生发现患者不适于进行运动疗法的情况，例如严重的关节炎、心力衰竭等，同时对心肺功能有初步的印象评价。针对 COPD 患者检查肺部时要注意其运动学的特征，包括肺气肿的程度、横膈的活动度、呼吸方式；肺部啰音的分布、性质、强弱；以及心脏大小、心音和杂音的性质、响度；肝脏大小、有无肝－颈静脉反流征；下肢有无水肿等与心肺功能相关的体征。

三、营养评价

营养状态对于 COPD 患者来说既是判断预后的指标又是指导运动疗法的指标。最常用的指标是体重指数（body mass index，BMI）。BMI 的计算公式为体重/身高 2。BMI$<21kg/m^2$为低体重，$21<BMI<25kg/m^2$ 为正常体重，BMI$>30kg/m^2$ 为超重。

日本学者采用预后营养指数（prognosis nutrition index，PNI）来评价，其公式如下：

PNI$=158-16.6$（白蛋白 g/dl）-0.78（腕部脂肪厚度 mm）-0.2（游离铁 mg/dl）-5.8（淋巴细胞记分）

淋巴细胞记分：淋巴细胞绝对计数小于 1000 记 0 分，1000～2000 记 1 分，大于 2000 记 2 分。

还可以用肌酐/体重指数来判断营养状态，公式如下：

肌酐/身高指数（creatin height index，CHI）$=$尿肌酐（mg/24 小时尿量）/（身高-105）80％以上为体内蛋白轻度耗竭；60％～79％为中度耗竭；59％以下为重度耗竭。

无脂肪肌肉的测定可以采用生物电阻抗法。

营养状态对于进行运动疗法具有指导意义，PNI、CHI 和理想体重恶化时，应中止运动。PNI 恶化，CHI 正常应同时进行营养疗法。PNI 正常，CHI 恶化，可以继续进行运动疗法。PNI 和 CHI 都恶化时应中止运动疗法，采用营养疗法。如果体重是理想体重的 80％以下时，应尽早开始营养指导。

四、影像学评价

影像学评价在肺康复中主要起到以下作用：

（1）支持 COPD 的诊断，了解肺气肿的程度。

（2）排除不适宜进行肺康复的情况，如气胸、严重感染、严重的活动性肺结核、大量胸腔积液、心包积液、肺淤血、心肌病等。

除正侧位胸片外胸部 CT 可以从横断面观察肺、气管、纵隔情况，较之胸片更为全面和细致。

五、肺功能评价

虽然肺功能评价中最重要的是第一秒用力呼气率 $FEV_1\%$ 和 FEV_1/FVC，但是它只是决定诊断的金指标，由于循证医学的证据已经证明肺康复并不改善 $FEV_1\%$，因此这一指标不作为评价肺康复效果的指标。但是最大吸气压和最大呼气压可以反映呼吸肌的肌力，所以在有条件的单位部分患者可以作为评价的指标。

六、血液气体分析

主要评价指标是氧饱和度。如运动前氧饱和度持续低于 90％者，不宜进行运动训练，运动后氧饱和度低于 90％，应减少运动量或在吸氧状态下进行运动。

七、运动心肺功能评价

通过运动心肺功能的评价，医生可以掌握患者对不同运动量的耐受性、生理反应和代谢指数，包括心率、血压、代谢当量、无氧阈、呼吸困难指数，为制定合理的运动处方提供依据。

八、呼吸困难的评价

呼吸困难是影响 COPD 患者生活质量的最主要的因素，是肺康复评价中最有临床意义的评价内容。虽然呼吸困难与呼吸生理学异常相关，但是也受到其他因素影响，像焦虑、抑郁、癔症、悲伤、恐惧和过去急性呼吸困难发作的经历等。在肺康复中使用 2 种呼吸困难评价的方法。一是用力呼吸困难的水平，特别是在运动试验和时间步行试验时的呼吸困难；二是在日常生活中整体的呼吸困难。用力呼吸困难评价常用 Borg 刻度尺评分和视觉比较刻度尺评分（VAS）方法。日常生活活动的整体呼吸困难测定常用问卷方法，包括基线呼吸困难指数（BDI）和实时变化的呼吸困难指数（TDI）。

九、精神心理评价

慢性肺疾病患者的精神心理状态常常与他们的症状有关，所以心理干预是重要的康复手段，必要的评价为心理干预提供根据。

在肺康复中我们需要从四个方面评价患者的精神心理状态。①情绪方面，包括：抑郁心境、焦虑、愤怒、内疚、困窘、避免表达强烈的情绪。②认知方面，包括：轻度缺失、精神运动性速率损伤、解决问题的能力减弱、注意力受损。③社会方面，包括：社会活动减少、家庭角色改变、独立性降低。④行为方面，包括：ADL 受损、吸烟、营养失调、运动容量减低、不服从医疗。

以上几方面中最常见的是抑郁和焦虑。

十、健康相关生活质量（health-related quality of life，HRQL）评价

生活质量是一个模糊的概念，泛指人们认为在个人重要的生活范围的满意感和幸福感。生活质量影响的因素中不一定与健康相关，像个人对职业的满意度、居住的质量、经济保障、家庭和社会关系、精神满足等。而 HRQL 仅仅是指那些由于健康改变而影响到的生活满意度的方面。因此，HRQL 的测定必须是疾病影响了主要生活活动能力的方面和生活幸福感。改善HRQL 是肺康复的主要目的之一。生活质量是患者自己的感觉，所以只有患者自己才能回答这个问题，而不是由配偶或康复小组的其他成员来回答。理想的肺康复 HRQL 问卷应当是比较短、容易理解和回答，设计的问题应该能够区别出患者当时的状况和评价的特点。主要用于慢性肺疾病的生活质量问卷有 CRDQ、SGRQ、SF-36。

大多数问卷是由医生或助手完成，比较费时，Wiliams 等研究了 CRQ 问卷在自我报告（CRQ-SR）和面谈（CRQ-IL）之间的区别。他们一共研究了 80 名稳定期 COPD 肺康复的患者，分别在康复前和 7 周康复方案后进行了 CRQ-SR，其中 35 人间隔 1 周又进行了 CRQ-IL。结果分析发现患者经过肺康复后在呼吸困难、疲劳、心境和自控能力都有有意义的改变，$P < 0.001$。而两种方式的问卷结果没有有意义的改变，$P > 0.05$，说明了自我报告问卷的敏感性良好，但是比面谈问卷节省时间。

十一、功能状态问卷

功能状态指的是个体在没有健康问题限制时的行为和活动的范围。在一个有进展性肺疾病的患者，他的功能状态与日常生活活动能力（ADLs）相关。ADLs 是为人们对身体的、心理的、社会的和精神的需要，为完成日常的工作和维持健康、生活幸福服务的。功能状态包含4 个方面的内容：容量、能力、储备和容量利用。

功能容量指的是完成日常活动的最大潜力，相当于递增运动试验中的峰值氧耗量。

功能能力指的是实际上做的日常活动。在大多数人要低于功能容量。

功能储备反映了能力与容量之间的区别。

功能容量利用指出了在能力与容量之间密切相关的关系。

ADLs 可以分为基本的活动和需要器械辅助的活动。基本的 ADLs 包括自我照顾的内容，像吃饭、穿衣、个人卫生、大便、身体移动等。需要器械辅助的 ADLs 包括高水平的独立的工作，像做饭、购物、家务、户外活动、洗衣熨衣、驾车和做园艺等。后者需要更多的能量消耗，也更多地受到疾病的影响，主要是呼吸困难和疲劳的影响。功能状态是 HRQL 的内容之一。需要肺康复的患者都已经存在 ADLs 的损伤，可以通过 ADLs 问卷来评价损伤程度。

广泛的日常生活活动（extent ADL scale，EADL）刻度尺评分：包括 22 项全面的问卷。22 项的 ADLs 包括 4 个方面。活动性（户外步行、上楼梯、进出汽车、在不平坦的地上步行、穿越街道和使用公共运输工具）；厨房活动（吃饭、做热饮、把热饮从一个房间拿到另一个房间、洗碗、准备一份快餐）；家庭任务（存钱、洗小件衣物、家务、购物、洗熨衣物）；娱乐活动（读报纸或书、打电话、写信、去社区、做园艺、驾车）。

肺功能状况刻度尺（pulmonary functional status scale，PFSS）：包括 56 项自我评估问卷。分别是日常活动、社会活动、呼吸困难、精神心理学状态。该问卷可在 15 分钟内完成，

它与步行距离密切相关（γ＝0.76）。

肺功能状态和呼吸困难问卷（pulmonary functional status and dyspnea questionaire, PFSDQ）：包括 164 项自我填写的问卷，需要 15～20 分钟完成。包括每一种活动的能力限制和呼吸困难率。问卷的内容有自我照顾、移动、进餐、家务、社会活动、娱乐活动。总的活动性积分与 FEV₁ 有弱的相关性，与运动试验的最大氧耗量有中等程度的相关。1998 年 LareauSC.修改了 PFSDQ 成为 PFSDQ-M，把 164 项问题简化为 40 个项目，并进行了两者之间的对照研究，结果显示新的问卷患者容易阅读，仅花费 7 分钟时间，发生错误少（小于 8％），增加了疲劳的内容，具有可靠性、正确性，对呼吸困难和疲劳的评分能及时评价对肺生理学改变的反应。但是目前的这两个问卷还不能够完全显示出由于肺康复而引起的患者在活动能力上的改变。

十二、生存期预测

肺康复对生存期的影响研究很少，1995 年发表的一个纳入 119 个 COPD 患者的随机对照研究在 6 年时两组的生存期没有显著性差异。

2004 年 CeliBR 等研究并提出了 BODE 指数，该指数比 FEV₁ 能更好地预测死亡危险，而且简单易行。但是对于预测肺康复的效果还没有研究。BODE 指数是指体质指数（body-mass-index，BMI）、气流阻塞（airflowobstruction，O）、呼吸困难（dyspnea，D）、运动容量（exercisecapacity，E）。BMI＝体重÷身高 2；气流阻塞以 FEV₁ 表示；呼吸困难使用 MMRC 评分表示；运动容量以 6 分钟步行距离（6MWD）表示。

十三、健康资源利用

健康资源利用是评价患者经肺康复后是否能减少住院天数和减少住院次数。有限的数据显示住院天数虽有减少，但是无显著性差异。

关于生存期和健康资源利用并不是在肺康复评价的必要内容，所以医生可以根据情况进行选择。

第五节 COPD 肺康复方案

COPD 是慢性呼吸疾病中所占比例最大的疾病，COPD 患者是肺康复的主要对象，因此 COPD 的康复方案也是使用最广的方案。肺康复是针对这部分患者，这些患者由于支气管慢性阻塞导致一系列病理生理改变而使他们日常生活活动能力下降，社会参与能力下降，临床则表现为呼吸困难。除了呼吸困难，COPD 患者活动能力下降的主要原因是外周肌肉疲劳导致的运动耐力下降，因此 COPD 的康复方案是以运动疗法为中心的综合肺康复方案。

一、康复流程

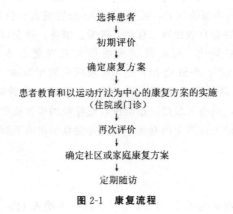

选择患者
↓
初期评价
↓
确定康复方案
↓
患者教育和以运动疗法为中心的康复方案的实施
（住院或门诊）
↓
再次评价
↓
确定社区或家庭康复方案
↓
定期随访

图 2-1　康复流程

二、康复形式

肺康复的形式有住院康复、门诊康复、家庭康复、社区康复四种形式。

住院康复的优点是可以使重症或伴随其他系统疾病患者得到在医疗监护下的肺康复，所谓重症是指那些在严重度分级处于Ⅱ级和Ⅲ级的患者。老年人特别是 70 岁以上者以住院康复更为安全。医院康复可以提供完善的医疗监护，除了心肺功能监护外还可以提供辅助通气治疗、运动中的血氧监测以及对意外事件的及时处理等。

门诊康复可以节约经费，又有医生监督和指导能够保证康复质量，对于需要长期康复的患者是十分有利的，但是对于路途较远、没有家属陪伴者是有困难的。

家庭为基础的康复的优点是节约和方便，对于自我控制力强的患者，家庭康复是延续住院康复效果的最佳选择，但是即使在密切监督下的运动疗法，家庭康复在运动耐力和生活质量上的改善都小于门诊和住院康复的改善。而且对于病情重、合并其他系统疾病患者效果不肯定，对于近期伴有严重呼吸困难的患者，家庭康复研究未能证明改善运动耐力和生活质量。韩国学者研究了一组中至重度 COPD 患者，19 名试验者，15 名对照，家庭为基础的康复计划包括吸气肌训练、上下肢的运动训练、放松技术和电话访问；对照组只进行自我管理计划的教育。结果试验组在肺功能、运动耐力、HRQOL 与对照组比较都有有意义的改善。

社区康复介于门诊康复和家庭康复之间，在有条件的社区可以取得与门诊康复同样的效果。所谓条件指的是基础设施和训练有素的医生和护士（或呼吸治疗师），有一套完整的康复流程和康复方案。一项关于 COPD 急性加重住院治疗后早期社区康复的研究纳入了 42 个患者，他们均为出院 10 天就在社区参加 8 周肺康复，结果显示早期康复与以往的常规处理比较在往返步行距离、SGRQ、CRQ 都有显著意义的改善，只有 SF-36 虽然有改善，但是无显著性差异。澳大利亚 EliottM 等对门诊和社区肺康复的有效性和社区及家庭康复方案效果的长期维持进行了研究。53 名中至重度 COPD 患者被分为 3 组，分别是 3 个月医院门诊康复，然后 9 个月家庭康复方案（医院/家庭）、3 个月门诊康复，然后 9 个月社区（医院/社区）、12 个月社区康复（社区/社区）。3 个月末时 6 分钟步行试验在医院组有显著改善（步行距离增加 81.3 ± 18.3m，P＜0.05），而社区组无改善（14.4 ± 28.5m），但是两组间没有有意义的差别

（P＝0.058）。生活质量（CRQ）医院组和社区组都有显著改善（分别是＋16.3±3.1，P＜0.01和＋10.2±4，P＜0.05），两组间没有有意义的差别。但是研究者最初设计的考察社区和家庭康复方案长期维持的计划，由于3个月后患者退出率增加，至12个月时73％的患者退出使得数据无法分析未能得出结论。

住院康复在运动耐力、生活质量等方面都显示出明显的改善，门诊康复不但是有效的，而且由于可以进行长周期康复方案（已经有3～18个月的报告）患者获益更为明显，但是对社区和家庭康复的研究还没有得出肯定的结果。

三、肺康复的适应证和禁忌证

（一）适应证

由于在肺康复中强调的是呼吸残疾和呼吸障碍，而不是肺的生理性损伤程度，因此没有特定的肺功能指标来提示是否需要康复，而且症状和功能受限与生理学损伤的程度是不成比例的，因此，对于COPD患者来说在疾病的稳定期只要存在呼吸困难、运动耐力减退、活动受限就是肺康复的适应证。

肺康复不受年龄的限制，在一组比较较老年组（65～74岁）和老年组（大于75岁）住院2周肺康复的长期随访（3、6、12个月）中发现2组在改善呼吸困难症状、运动容量和健康相关生活质量（HRQOL）上几乎是相同的。

（二）禁忌证

主要包括：①COPD的急性加重期。②近期心肌梗死和不稳定心绞痛。③进展期的关节炎使得患者活动受限。④合并其他器官功能衰竭。⑤老年痴呆症。⑥高度视力、听力障碍。⑦糖尿病酮症。⑧血氧饱和度小于90％；以上禁忌证是相对的，主要是针对运动疗法而言，其他的康复课程（戒烟、教育、心理和（或）营养干预等）上述的大多数患者仍可参与。

四、综合肺康复方案

（一）综合肺康复方案的内容

方案主要有4个内容：包括运动疗法、教育、心理社会/行为干预和效果评价。其中核心是运动疗法。

综合肺康复中最重要的是物理治疗。具体的呼吸物理治疗包括：

（1）运动疗法：①步行训练或采用功率自行车或平板运动训练。②上肢肌肉训练。③呼吸肌训练。

（2）呼吸训练：①腹式呼吸训练。②缩唇呼吸训练。

（3）体位排痰：①叩打法。②振动法。③辅助呼吸法。④催咳法。

（4）胸廓活动度训练。

五、康复运动的效果

以运动疗法为中心的肺康复的效果已经毋庸置疑，但在很多细节问题仍值得深入研究。

老年患者是否能从肺康复中得益呢？一组对59位年龄在65～74岁（平均年龄72.8岁）较老年组和年龄在75岁以上的老老年组住院肺康复2周完成10次运动课程包括下肢耐力训练和上下肢肌肉训练以及教育课程。完成康复课程后分别在3、6、12个月时进行评价。评价内容有 HRQOL 和呼吸困难。HRQOL 在 12 个月仍然有有意义的改善，6 分钟步行距离也有有意义的改善，12 个月以后步行距离有一些退步。在两组间运动容量、呼吸困难和 HRQOL 的改善没有区别，在 3 个月评价时老老年组在 6 分钟步行距离和 QOL 方面的改善要高于较老年组，前者 $P < 0.01$，后者 $P < 0.05$，由此可以看出老年人同样可以从肺康复中得益。

Mador 等研究了耐力训练组与耐力训练加强度训练组在肺康复效果上的区别，结果在强度训练组康复后股四头肌（23.6%）、背阔肌（20%）、胸大肌（17.5%）和腓肠肌（26.7%）肌力都较训练前有明显增加，耐力训练组肌力无增加。两组在 6 分钟步行距离、运动耐力试验、股四头肌疲劳度、生活质量（慢性呼吸病问卷）方面康复前后都有显著改善，但是都没有显著差别。说明耐力训练仍是肺康复的主要内容。肌肉疲劳和废用性肌肉萎缩是严重 COPD 患者的常见临床表现，大大影响患者的运动能力，对 50 名 COPD 分级在 Ⅲ～Ⅳ 级的患者，在测定了他们的无脂肪体重指数（Fat-freemass，FFM）后进行为期 8 周的综合肺康复（其中包括平板运动训练、体重训练和其他健身运动），肺康复后 FFM 增加（52.4±7.3 增加到 53.4±7.7kg，$P < 0.005$），而脂肪组织是减少了，峰工作率增加（63±29 瓦增加到 84±42 瓦，$P < 0.001$），最大耗氧量增加（1028±307mL/min 增加到 1229±421mL/min，$P < 0.001$），股四头肌强度增加（82.5±36.4 增加到 90.3±34.9 牛顿·米，$P < 0.05$），但是功能容量没有改变。研究者认为强度运动训练能够诱导正常体重者和重度 COPD 患者的合成代谢反应，运动能力和肌肉功能的改善大于 FFM 的改善。

在耐力训练和阻力训练加体操两组的对照研究中有 42 个患者完成了研究。结果耐力训练组峰值运动容量增加 7 瓦和 12 分钟步行距离增加 50m，P 值都大于 0.001，而在阻力训练加体操组都没有显著改变。但是两组的 HQOL 都没有显著意义的改变。研究者对患者进行了 1 年的随访，随访结果耐力训练组的 12 分钟步行距离恢复到康复前水平，而阻力加体操组还要低于康复前水平。GeddesEL 等复习了 19 篇有关吸气肌训练的对照研究，提示吸气肌训练在达到极限训练时，吸气强度（最大吸气压 PImax）、耐力（吸气阈值负荷 kpa）、运动容量（呼吸用力的 Borg 评分）、最大工作率（瓦，Watts）和呼吸困难（TDI）有显著改善，而没有使用极限训练时以上参数均无改善，这个结果告诉我们在进行呼吸肌训练时是否采用高强度训练是训练能否获益的关键。Puhan 等对 15 个研究结果的分析中发现力量训练比耐力训练在 HRQOL 的改善上更加明显，而间歇运动和持续运动的效果是类似的。

近来已经有专家研究多不饱和脂肪酸（polyunsaturatedfattyacid，PUFA）在改善肌肉废用和功能状况上的作用。PUFA 具有调节炎症反应和介导 COPD 患者肌肉受损的病理生理中受累及的代谢通路的作用。80 个重度 COPD 患者按照双盲随机分组，在 8 周康复方案期间分别给以每天 9gPUFA 或安慰剂，两组的体重和无脂肪体块、肌肉强度上有类似的增加而在递增运动试验峰值负荷在调整了 FFM 后 PUFA 组较安慰剂组增加了 9.7 瓦（$P = 0.009$），连续运动耐力试验增加 4.3 分钟（$P = 0.023$），说明了 PUFA 在增加 COPD 患者运动容量上的作用。

Lacasse 等人研究了 147 个 COPD 患者（FEV_1 42±15% 预计值，年龄在 65.1±9.1，男性 105 人，女性 42 人），对照组 25 个健康人（FEV_1 100±14% 预计值，年龄 61.6±4.5，男性 20 人，女性 5 人）运动试验后的心率恢复的情况。分别在峰值运动水平和运动停止后恢复 1 分钟时测定心率下降的数值。结果是 COPD 患者心率下降 11±9 跳，健康组 20±9 跳，$P < 0.0001$。随访 43.1±22.0 个月后，32 个患者死亡，提示异常的心率恢复是死亡的危险因素（调整危险

比率5.12，95％CI1.54～17.00）。运动后心率恢复延迟是心脏自律性功能不全的表现，提醒我们在进行运动训练时除要注意运动中的心率和心律外，还要注意心率恢复情况，防止出现心脏意外。

COPD 患者运动期间吸入氧气等辅助措施的干预是否能增加运动耐力和改善呼吸困难呢？Puhan 对此进行了系统复习。在系统复习中共纳入了 20 个随机对照研究。其中有 5 个关于运动期间给以辅助性氧疗的研究，结果显示运动期间氧疗有改善 HRQL 的趋势，但是吸入空气组的患者 6 分钟步行距离较吸氧组更长。有 1 个报告氧疗组提高运动强度138％，另 1 个报告虽然吸氧组运动强度较不吸氧组高，但是没有显著性差异，P＝0.12。也有研究者观察了在高流量吸氧（5L/min）时二氧化碳潴留，结果未发现有意义的二氧化碳潴留。Rooyachers 采用多普勒超声评价运动时吸氧能否预防肺动脉高压的进展，结果没有发现组间有不同。有 4 个研究是评价无创机械通气对运动的影响，其中 2 个评价了运动期间使用机械通气措施，但是结果没有发现机械通气给患者康复带来额外的益处。1 个研究训练期间夜间在家使用无创间歇正压通气治疗，有意义地改善了步行距离。1 个研究发现使用机械通气使运动强度增加。在关于机械通气的研究中都有部分患者不能坚持在运动中使用无创通气机。营养支持曾经被认为能够改善运动耐力和强度，但是随机对照研究没有发现肺康复期间营养支持的好处，有 2 个研究进行了评价，在 HRQL 和运动容量方面均未发现有意义的改善。在肺康复期间接受同化激素治疗（nandlone）与安慰剂组比较显著改善 HRQL。Casahuri 评价了男性 COPD 患者同时伴有低水平睾丸激素者应用睾丸激素和运动训练，能够更大程度的改善运动容量和肌肉强度，但是与安慰剂组比较区别没有显著性。有 4 个小的研究评价肌酐、辅酶 Q10、生长激素对肺康复的益处，结果在呼吸困难、周围肌肉功能和 HRQL 上均未见到有意义的改变。虽然没有很好的证据提示在肺康复运动训练时应该给以氧疗，但是对于这些辅助性措施尤其是氧疗和无创机械通气对运动的影响有必要进行深入的研究。

第六节　康复心理治疗

一、概述

（一）康复心理治疗的定义

心理治疗是在良好的治疗关系基础上，由经过专业训练的治疗者运用心理治疗的有关理论和技术，对患者进行帮助的过程，以消除或缓解来访者的问题或障碍，促进其人格向健康、协调的方向发展。在治疗过程中，治疗者主要是通过语言、非语言的活动（表情、举止行为以及特意安排的环境条件等），试图减轻患者的痛苦和能力损害。心理治疗的目标是缓解和消除患者的负性情绪、纠正认知错误、矫正不良行为、改善人际关系，最终达到患者能够帮助自己的目标。

（二）康复心理治疗的原则

1. 良好的医患关系

良好的医患关系是心理治疗的基础治疗人员与患者接触时，必须给患者留下好的印象，否则容易引起患者的反感，不仅治疗很难进行，而且也很难达到预期的心理治疗效果。

2．提高患者信息

治疗以增强患者信心、缓解和消除负性情绪为首要目的。心理治疗的目的是要消除或缓解患者的心理压力、矫正不良行为，最终帮助患者建立合理的应对环境的策略，学会自己帮助自己。但在治疗初期主要以增强患者战胜疾病和残疾的信心，充分发挥他们的主观能动性为主，这样才能更好地缓解患者的心理紧张和压力，保证临床治疗和康复治疗计划的顺利进行。否则，不仅达不到心理治疗目的，反而加重患者的心理负担。

3．无条件尊重治疗者

无条件的尊重治疗者应该对康复患者表示深切和真诚的关心，并认为他们是具有建设性潜力的人，不要因为他们是残疾人而忽视对他们的尊重。

4．注意为患者保密

注意保密替患者保密是每个心理医生最基本的职业道德和素质，治疗者必须预先向患者声明，并严格遵守对患者的协定，切不可失信于他们。否则不仅会加重他们的心理负担，而且会失去对治疗者的信任。

5．敏感话题巧妙回答

对于敏感问题采取灵活办法在心理治疗过程中常常会遇到一些比较敏感的话题，如患者会提到"我的病能不能好？""我的病需要多长时间恢复？"等一类问题。对于这些问题最好采取比较折衷的、灵活的办法，既让患者对疾病恢复有信心，又让其尽可能顺其自然。

（三）康复心理治疗的过程

1．问题探讨阶段

治疗者最初与患者接触时，可以通过观察、患者的主诉及心理会谈情况，了解患者的心理史、个人史、家庭史、人际关系、应激事件、以及对病情和有关问题的态度等情况，最终明确患者心理方面存在的主要问题。

2．分析解释阶段

治疗者在明确患者主要心理问题后，并进一步与患者探讨形成心理问题的主要原因，以及问题的关键。同时，运用心理学的理论对患者的心理问题，进行比较科学和合理的解释，并在此基础上制定治疗的目标，讨论并构思治疗的策略和方法。

3．康复治疗阶段

在问题澄清、目标明确、医患协作的基础上实施治疗计划。医生通过运用心理治疗的技术促进患者的领悟，认知重建或提供各种"学习"和训练方法，引导患者解决心理问题，建立积极的适应性行为方式。

4．总结结束阶段

此阶段治疗者主要是帮助患者重新回顾治疗要点，检查治疗目标实现的情况，指出他在治疗中已取得的成绩和进步，以及还需注意的问题，提出进一步训练的建议或当病情反复时的处理对策，鼓励患者在日常生活中运用已学到的应对技巧独立处理各种问题，巩固疗效。另外，治疗者还可检查一下自己发出的信息对方是否正确地接收到了。若有出入，应及时纠正。

（四）心理治疗的层次

根据临床使用的难易程度，可将心理治疗分成两个层次，即一般心理治疗和特殊心理治疗。

1. 一般心理治疗

一般心理治疗是指医务人员与患者交往过程中，通过举止、表情、态度、姿势等影响患者的感受、认知、情绪和行为过程。一般性心理治疗适用于所有患者，是医院中每个医务人员包括医生、护士及其他所有工作人员都应掌握的。因为患者到医院寻求诊治，他们对碰到的每个穿白大衣的人都怀有一种尊敬、期望、求助、甚至有点畏惧的心理，医务人员的一言一行都时刻影响着患者的心理。医务人员耐心、热情、和蔼可亲的态度，暖人心田的话语，权威性的解释等都可能对患者起着暗示、支持作用。一方面无形之中增强了患者战胜疾病的信心和勇气，其作用有时甚至可以胜过药物。另一方面，通过这些过程也密切了医患关系，为以后的治疗打下了良好的基础。

2. 特殊心理治疗

特殊心理治疗这一层的心理治疗指对某些疾病所进行的一些专业化的治疗方法。它们都是以一定的理论为指导，有一定的操作程序或技术，有时还需要特殊的仪器设备，有一定的适应证，施治疗人员需要经过专门训练。如正规的精神分析治疗、认识行为治疗、行为治疗的系统脱敏法、催眠法等都属于特殊心理治疗。

需要强调的是，无论进行哪一种特殊的心理治疗，都必须在密切医患关系的基础上进行。也就是说，第二层次心理治疗是以第一层次的心理治疗为基础的。

二、心理治疗在肺康复治疗中的作用

(一) 心理治疗有利于肺康复患者病情恢复

慢性阻塞性肺病虽然是躯体疾病，但其病因与心理社会因素也有密切的关系。因此，采取心理咨询或行为和认知治疗可以改变患者的生活方式和行为模式，从而降低症状的严重性提高治疗效果，缩短治疗的时间。

(二) 心理治疗可以及时帮助解决肺康复患者在康复过程中出现的心理问题

慢性阻塞性肺病的患者由于久治不愈，常伴有情绪和行为方面的障碍，这些心理方面的问题如不及时解决，不仅直接影响肺康复治疗计划的进行和人际交往，而且影响他们的心理健康和生存质量，甚至导致自杀。

(三) 心理治疗可以帮助肺康复患者改变生活习惯和行为方式

在肺康复治疗过程中，肺康复患者常依其个性、生活习惯、行为方式以及社会背景等，对疾病作出异常的心理和行为反应，如对患病的过分恐惧、焦虑或否认，羞怯和自卑心理，不遵守医嘱，对某一药物的依赖，不改变吸烟行为等，这些异常的心理和行为方式只有通过心理、社会的治疗技术进行干预，才能更好地加以解决。

(四) 心理治疗可以帮助肺康复患者改善和提高他们的社交技能，从而改善他们的情绪和心理生理症状

慢性阻塞性肺病患者常出现社交方面的障碍，许多患者因社会适应不良而出现各种情绪障碍（如焦虑、抑郁等）和心理生理反应。而一般医药措施只能缓解症状，并不能提高他们的人际交往能力和技巧，因此，只有通过心理治疗，才能更好地帮助他们解决社交中出现的问题，从而缓解他们的情绪和心理生理症状，提高他们的生存质量。

三、康复心理治疗的主要方法

(一) 精神分析心理治疗

精神分析心理治疗（psychoanalysis）是由著名奥地利精神病学家西蒙德·弗洛伊德所创建的一种特殊心理治疗技术，既可适用于某些精神疾病，也可帮助人们解决某些心理行为问题。它是建立在潜意识理论基础上的。精神分析治疗的原理是：发掘患者或求诊者潜意识内的矛盾冲突或致病的情结，把它们带到意识领域，使就诊者对其有所领悟，在现实原则的指导下得到纠正或消除，并建立正确的与健康的心理结构，从而使疾病获得痊愈。精神分析治疗主要采用自由联想与梦的解析等技术，具体介绍如下：

1. 自由联想法

自由联想法就是让患者自由地将所有的内心想法，包括可耻的、令人难堪的、痛苦的，非理性的，都不加审查地都说出来，不做任何隐瞒。治疗时让患者在一个比较安静与光线适当的房间内，躺在沙发床上随意进行联想。治疗医生则坐在患者身后倾听他的讲话，事前要让患者打消一切顾虑，想到什么就讲什么，医生对谈话的内容保证为他保密。鼓励患者按原始的想法讲出来，不要怕难为情或怕人们感到荒谬奇怪而有意加以修改。因为越是荒唐或不好意思讲出来的东西，却可能是有意义并对治疗方面价值最大。自由联想常与节制技术一同使用，即治疗者在向患者介绍了治疗过程之后，就应该更多地倾听患者有关内心世界的描述，尽量少发表自己的意见，这种技术就称为"节制"。也就是说，在进行自由联想时要以患者为主，医生不要随意打断他的话，当然在必要时，医生可以进行适当的引导。一般说来，医生往往鼓励患者回忆从童年起所遭遇到的一切经历或精神创伤。自由联想法最终目的，是发掘患者压抑在潜意识内的致病情结或心理矛盾冲突，把它们带到意识领域，使患者对此有所领悟，并重新建立现实性的健康心理。

2. 梦的解析法

弗洛伊德通过对梦的深入研究和自己梦的剖析，发现在梦境中可反映出压抑在潜意识内的重要内容，提出了梦的解析学说。弗洛伊德认为，梦是潜意识内容的象征性表达，具有给本我提供满足而又不至于对自我造成威胁的功能。释梦是自由联想的进一步延伸，鼓励患者说出往日所做过的梦，找出梦的"弦外"之音，深入探掘"潜台词"，以确定梦的真正含义。梦分为显梦、隐梦，我们醒来之后回忆的梦，并非梦的过程，只不过是梦的表面，梦的过程隐藏在这一表面的背后。

精神分析医生根据梦的工作的规律，进行解析，来发掘做梦者被压抑在潜意识内的那些矛盾冲突，帮助患者正确解决其致病情结，从而使其病情获得痊愈。为了得到梦的潜隐内容，治疗者仍需采用自由联想技术，要求患者对其梦中内容进行自由联想。

3. 心理病理学分析

日常生活中的心理病理学分析打开潜意识大门的另一种重要方法就是对看似偶然的失误行为（日常生活中的心理病理学）进行分析，如：口误、笔误、遗忘、失约等。

4. 阻抗

阻抗是指患者抵制痛苦的治疗过程的各种力量，其中包括：①安于现状，惧怕任何变化。②害怕引起良心上的过分谴责。③不肯放弃那些形成情感疾病的幼稚冲动。在心理治疗中，患者防御机制是造成阻抗的重要原因。弗洛伊德认识到，对潜意识内容进行解释固然重要，然而，如果患者的防御拒绝承认这些潜意识内容，这些心理冲突就不能够整合在一起，很快又会遇到同样的防御而再次进入潜意识。为此，弗洛伊德提出了一个至今在分析治疗中仍十分重要的原则，称为"先于内容解释阻抗"或"表面地解释"。也就是治疗者首先要指出患者的阻抗，让患者注意到自己的阻抗，以后，在适当的时机，再探索为什么要采取阻抗，以及想防御的是什么。

5. 移情

移情是指患者在潜意识中把分析者看成是自己过去某一重要人物（主要是父母）的再现或化身，把用于原型的情感和反应转移到分析者身上。在治疗中，移情再现的是患者以往的人际关系。患者可以对分析者表现积极的（温情的）态度，也可以表现消极的（敌对的）态度。前者被称为正移情，后者被称为负移情。

正移情会导致移情性治愈，即患者为了赢得医生的赞扬和喜爱，会做到他平时做不到的事，消除症状，而把通过自我成长，真正恢复健康、摆脱病症的理性目标置之不顾。必须防止滥用这种影响，因为进行分析治疗的任务并不是按照分析师自己的形象去塑造别人，如果这样做，就重犯了父母以自己的影响压制孩子独立性的错误，会用新的依赖性去替代患者早年的依赖性。分析师的所有治疗和教育患者的尝试都应该充分尊重其独立人格。

移情的作用有两方面，一方面它具有无可替代的治疗的价值，另一方面它又是重大危险的根源。因为，在消极移情占上风的情境中，分析师将会发现，患者在以前治疗中的进步，转眼间消失殆尽。显然，移情状态的危险性在于患者不理解移情是过去经验的反应，把移情作用当作新的现实经验，在这种情境中，分析师的任务就是坚定地使患者摆脱危险的错觉，反复向他表明他自以为是现实的经验只不过是过去生活的反应。为避免使患者陷入不接受任何证据的状态，分析师要当心不要使患者对治疗师的爱或恨达到极端。

6. 反移情

反移情是分析师对患者的移情反应，是分析师潜意识冲突的结果。在心理治疗过程中，这种"反相的移情"会扰乱分析师的判断，影响治疗的正常进行。但是，如果分析师善于处理自己的反移情，则可以把它作为治疗的最有力手段，来对患者的症状进行解释。所以，分析师必须接受精神分析和督导，因为分析师在成长中也会经历许多创伤，这些创伤会在潜意识里沉淀，精神分析和督导可以使沉淀的情感得以净化。这样，在治疗过程中，在分析师与来访者双方的移情和反移情的相互作用中，分析师才能够分辨出某种情感的来源，更清晰地了解患者潜意识里的活动及冲突。

7. 解释

解释是揭示思想和行为的潜意识含义的一种方法。更广义的讲，解释能使患者用不同的方式看待自己的思想、行为、情感以及欲望，这种方法可以使患者从旧的认知事物的框框里解脱出来，它也是带来领悟的基本方法之一。

解释的原则是：①要在患者有接受解释的准备时再进行解释。②解释要根据患者以前的评论和描述进行。③要少量地解释。

精神分析治疗可以帮助肺康复患者处理内心的人格冲突和各种心理矛盾，挖掘他们潜意识心理动力的真正原因，从而缓解和消除他们对自身疾病过分紧张、焦虑和恐惧情绪，并促进其人格、情绪和行为向健康方面发展。

（二）支持性心理治疗

支持性心理治疗是 1950 年由 Thorne 创始，它指医生用治疗性语言，如劝导、启发、鼓励、支持、解释、积极暗示、提供保证、应激、改变环境等方法，帮助患者表述自己的情感和认识问题、消除疑虑、改善心境、矫正不良行为、增加战胜疾病的信心，从而促进心身康复的过程。支持性治疗的主要方法有以下几种。

1. 指导与鼓励

指导、鼓励患者表达情感，通过交谈首先建立良好的医患关系，同时治疗者要表现出对患者的关心和理解，使他们愿意表达深层的情感体验。对不善于表达的患者应有意识地指导或示范表达；对患者的情感表达要表现出宽容、理解，并及时给予肯定、强化。通过心理要求和问题的表达，可以疏导患者情绪。

2. 耐心解释

解释就是向患者讲明道理，帮助患者解除顾虑、树立信心、加强配合，为治疗创造良好的心理条件。对患者的解释不能都一样，要根据疾病的性质和规律，注意掌握解释的方法和技巧，且不同的情况要区别对待。如对那些不了解自己的病情而又积极配合治疗的患者，可暂时实行保密，使患者安心接受治疗；对那些知道自己病情，对预后悲观失望的患者，应对他们进行科学的解释，树立其战胜疾病的信心。对那些心情稳定、开朗而又意志坚强的，可坦诚相告病情，以求最大限度地调动他们的积极性来配合治疗。

3. 鼓励与安慰

患者罹患重病后，心理反应往往很强烈，特别是在治疗一段时间后效果不明显，患者情绪波动会更大，经常表现出恐惧、忧虑、焦虑、抑郁、悲观、绝望甚至企图自杀。因此，医生应及时给予患者鼓励和安慰，使他们振作精神，增强信心。鼓励和安慰要热情中肯，根据患者的心理问题和特点有的放矢，切忌简单化和刻板化。

4. 保证

对患者的检查和治疗结果作出他们能接受的保证，以坚定其战胜疾病的信心；但是，只能根据病情作出有限的保证，切不可做出不切实际的保证。如一些患者总关心自己的病能否治好，我们要结合病情给他一个中性或在一定条件下的保证，以缓解患者的心理压力，增强患者信心。

5. 促进环境的改善

改善环境主要指改善与患者有关的人际环境。医务人员一方面要帮助患者消除人际关系中不利因素，同时又要帮助增添一些新的和有利的因素。特别要注意寻求家人和其周围人对患者心理上的支持，帮助他们与家属进行有效沟通。

支持性心理治疗是肺康复患者心理治疗中常用的方法，通过支持性心理治疗可以及时帮助患者疏导压抑的情绪，解除他们对肺康复治疗过程的担心，增强他们对肺康复治疗的信心，改善他们的人际关系，建立积极的、治疗性的医患关系。

（三）认知治疗

认知治疗是根据认知过程影响情感和行为的理论假设，通过认知行为技术来改变患者不良认知的一类心理治疗方法的总称。所谓认知，一般是指认识活动或认识过程，包括信念和信念体系、思维和想象等。认知治疗的基本观点是，认知过程是行为和情感的中介，适应不良的行为和情感与适应不良的认知有关。治疗者的任务就是与患者共同找出这些适应不良的认知，并提供"学习"或训练方法矫正这些认知，使患者的认知更接近现实和实际。

1. 认知治疗的策略

（1）教育：教育是向患者介绍有关疾病、治疗预后的知识，也包括介绍应对、社会支持、情绪状态对心理和身体的影响等知识，提供应对技能，让患者形成比较客观、正确的认识。这种干预方式对提高患者应对技能，增加有关疾病的知识，提高疾病治疗的依从性有一定作用。

（2）认知重建：认知重建主要是帮助患者改变各种不正确的认知和态度，特别是帮助矫正自我失败的消极思维，建立对抗患者具体的消极思维认知。由于旧的不良认知经常会反复出现，新建立的认知在短时间内难以巩固，因此，认知治疗往往需要多次耐心地进行。

（3）角色转换：角色转换是指站在对方的位置上，考虑对方的感受。一些患者，特别是夫妻恩爱、家庭美满的患者，因考虑治疗费用的昂贵，家庭成员照料艰辛及对他们的工作、生活的影响，常常希望早些结束生命，甚至拒绝接受任何治疗。对这一些患者的最好的办法就是角色转换，让患者考虑，如果他所爱的家人有了类似的病，他会怎样对待。通过换位思考，改变他们的认知方式。

（4）向下比较：向下比较是指将自己的病情与比自己情况更糟的患者进行比较。这一技术可以使患者比较现实，而且较为积极地评价自己的病情。通过比较患者发现自己的一些优势，会觉得自己虽然病重，但不是最不幸的人。认识到别人病情比自己重，还能心情愉快，积极配合治疗，而自己为什么总要痛苦呢？通过比较患者还可以学会思考问题的方式，使其更积极合理地应对遇到的问题。

2. 认知心理治疗的方法

认知心理治疗的方法以理性情绪疗法（rational emotive the rapy，RET）和 A.T.Beck 的认知治疗最为常用。

（1）理性情绪疗法：合理情绪疗法是认知治疗（也有学者称其为认知行为治疗）的一种，由艾利斯（A.Elis）在 20 世纪 50 年代创立的，以强烈矫正患者的不合理信念，激励适应的合理的信念产生为目标，结合行为矫正技术来改变患者的行为和认知。它的理论基础是心理功能失调的A-B-C理论，这个理论假设：心理失调并不是事件或生活境况直接引起的，而是由个体对它们的解释或评价所引起，A 代表个体在环境中所感受的刺激事件，B 代表个体认知领域的观念系统，C 代表个体在刺激作用下产生的情绪上、行为上的后果，C 并不是 A 直接导致，而是以 B 为中介所致。由于情绪来自思考，所以改变情绪或行为要从改变思考着手，既然是人们对事件的错误判断和解释造成了问题，那么人们也能够通过接受理性的思考，改变自己的不合理思考和自我挫败行为。合理情绪疗法就是促使患者认识到自己的不合理信念及这些信念的不良情绪后果，通过修正这些潜在的非理性信念，最终获得理性的生活哲学。

艾利斯将不合理信念归结为三大类：人们对自己、他人以及周围环境和事物的不合理信念。这些不合理信念具有三个特征：①要求绝对化。如"我病必须要治愈，否则，我的生活毫无价值。"②过分概括化。如在治疗过程某一治疗方法效果不理想，患者就认为病情治疗没有希望了。③糟糕透顶。当一个人做了一件没达到自己满意标准的事时，就认为会导致可怕的或灾难性的后果。如需要气管切开的患者常常会认为"气管一旦切开了，我的生命就快完了"。为了矫正患者的不合理信念，治疗者扮演一位积极的指导教师的角色，劝说、诱导患者对那些心理失调赖以存在的假设、推理、人生观进行反思。艾利斯指出，成功的治疗不仅是改变人们处理问题的思维方式，也包括转变行为方式，为此，治疗者可给患者布置家庭作业，保证患者从事一些能加强合理人生观的行动。

理性情绪疗法可以从认知和行为二个方面来帮助肺康复患者处理焦虑、抑郁、恐惧情绪，以及人际关系方面的问题。由于 RET 强调理性，故治疗对象需要有较好的学习领悟能力。文化程度低、年长者以及认知功能有障碍肺康复者不适用于本疗法。

（2）Beck 的认知治疗：Beck 的认知治疗是 20 世纪 70 年代中期出现的一种新型的心理治疗方法。Beck 认为人们早年经验形成的"功能失调性认知假设"决定着人们对事物的评价，成为支配人们行为的规则，而不为人们所察觉，即存在于潜意识界。一旦为某种严峻的生活事件所激活，则有大量"负性自动想法"在脑中出现，即存在于意识界，随情境而改变，成为情绪障碍症状的一部分。贝克在研究中发现，这类负性自动想法所蕴含的逻辑错误可概括为若干类型，如：①非黑即白的绝对性思考，表现为对客观事物或自己的行为坚持一种绝对的、僵硬的标准，达不到这种标准时则认为是失败。②主观臆断，在不有证据的情况下，武断地消极的结论。③以偏概全或选择性概括，选择局部细节作出总体的结论。④过度引申，将一个偶然的事件中得的信念不恰当引申用于其他情况。⑤夸大，对不良事件的意义作出过度估计。⑥缩小，对积极事件的意义竭力贬低。在抑郁患者中这类负性自动想法可以归结为"抑郁认知三联征"第一联为对自己的消极评价，认为自己是失败者、低劣、有缺陷等等；第二联对以往经验的消极解释，认为过去生活充满了失败，成功只是借助于侥幸；第三联未来的消极预期，认为未来没有希望，情况再也不能好转，痛苦将一直延续。负性自动想法进而导致情绪抑郁、焦虑和行为障碍。情绪和行为互相加强，形成恶性循环，遂使问题持续加重。因此，要使情绪和行为障碍好转，有两个关键。第一步通过识别和改变负性自动想法，打破恶性循环；第二步在此基础上进一步识别和改变患者潜在的功能失调性假设，从而减少情绪障碍复发的危险性。

Beck 的认知治疗方法和 Elis 的理性情绪疗法有很多相似，但更强调协同检验的过程而不是着重于教育患者采取理性思维方式，强调医患合作，将患者的负性认知当成尚待检验的假说或预测，采用类似科学实验的方式对假说或预测的真实性进行严格的检验。治疗过程用操作术语说明，强调采用可靠的客观测量评估治疗效果，具有概念清晰和操作具体的特点。Beck 为了改变患者的认知，提出了一套治疗程序和技术，其中也整合了一些行为技术。这种方法也包括医患共同讨论，运用经验证据盘诘患者的负性自动想法或信念。在认知治疗实施时，着重把握两个主要环节，首先是识别和对付负性自动想法，常可采用一些问卷、三栏作业（负性自动想法、逻辑错误、合理想法）、认知治疗每日记录（包括在什么情境下出现了什么样的情绪、这种情绪的程度有多大、认知方面的负性想法是什么、合理想法是什么等）及盘问、行为实验等方法。鼓励患者采用行动检验其负性想法具有重要的治疗意义。第二个环节则是在反复盘诘、检验负性想法、患者情绪改善之后，识别和改变其潜在的功能失调性假设，以减少复发的可能性。识别方法可以通过主题分析、逻辑、错误类型的识别和盘问追根等步骤进行，改变这种深层认知方法仍然是盘诘、行为实验等。

由于 Beck 认知治疗理论简明、有系统的定义、明确的操作步骤和技术、疗程短，故引起了心理治疗界的广泛的注意。研究表明，对中度和重度焦虑障碍、抑郁障碍、进食障碍以及自杀行为有较好的疗效。

认知心理治疗可以从更深层次的角度，帮助肺康复者消除对疾病和生活中的负性思维和认识，建立合理的、积极的认知模式和认知策略，使他们不断发现肺康复治疗和生活中的积极因素，从而缓解和消除患者康复治疗中的焦虑和抑郁情绪，树立生活的信心。

（四）行为治疗

行为治疗或条件反射治疗，是以行为学习理论为指导，按一定的治疗程序，来消除或纠正人们的异常或不良行为的一种心理治疗方法。它的主要理论基础是巴甫洛夫的经典条件反射原理和斯金纳（Skinner）操作条件反射理论（强调个体从操作活动中自己获得奖罚）。行为治疗强调，患者的症状即异常行为或生理功能，都是个体在其过去的生活历程中，通过条件反射作用即学习过程而固定下来的。因此，可以设计某些特殊的治疗程序，通过条件反射作用的方法，来消除或矫正异常的行为或生理功能。行为疗法的主要种类有六种。

1. 系统脱敏法

此法可用于治疗肺康复患者焦虑和恐惧等情绪障碍。治疗原理基于对抗条件反射。实施治疗时，首先要深入了解患者的异常行为表现（焦虑和恐惧）是由什么样的刺激情境引起的，把所有焦虑反应由弱到强按次序排列（0～10分，0表示完全平静，10表示极度焦虑）。然后教会患者一种与焦虑、恐惧相抗衡的反应方式，即放松训练，使患者感到轻松而解除焦虑。进而把放松训练技术逐步、有系统地和那些由弱到强的焦虑阶层同时配对出现，形成交互抑制情境。这样循序渐进地，有系统地把那些由于不良条件反射而形成、强弱不同的焦虑反应，由弱到强一个一个地予以消除。

2. 厌恶疗法

厌恶疗法是一种帮助患者将异常行为同某种使人厌恶的或惩罚性的刺激结合起来，通过厌恶性条件作用，从而达到戒除或减少这些异常行为出现的目的。厌恶刺激可采用疼痛刺激，如橡皮圈弹痛刺激、耳针疼痛刺激等。临床上厌恶治疗可矫正一些患者的吸烟、强迫等不良的行为。

3. 行为塑造法

行为塑造法是通过正强化而造成某种期望的良好行为的一项行为治疗技术。此法对于矫正患者的被动行为、提高注意力和行为的依从性等方面比较有效。实施时，可采用一项适中的作业让患者去完成，在患者完成作业的过程中，对患者取得的进步及时反馈并进行正强化如表扬、鼓励、奖励等。

4. 代币制疗法

代币制疗法是通过某种奖励系统，在患者做出预期的良好行为表现时，马上就能获得奖励，即可得到强化，从而使患者所表现的良好的行为得以形成和巩固，同时使其不良行为得以消退。代币作为阳性强化物，可以用不同的形式表示，如记分卡、筹码和证券等象征性的方式。

5. 暴露疗法

暴露疗法可用于治疗患者的恐惧心理的行为治疗技术。其治疗原则是让患者较长时间地想象恐怖的观念或置身于严重恐怖环境，从而达到消退恐惧的目的。此法与系统脱敏疗法有某些相似之处，如让患者接触恐惧的事物或情境。但它们的不同之处，是在暴露疗法实施过程中，首先，恐怖情境出现时无需采用松弛或其他对抗恐惧的措施；其次，暴露疗法需让患者暴露于恐惧情境的时间比较长，每次治疗时间约1～2小时；另外，系统脱敏法一般仅能对较轻的恐惧症有效，而暴露疗法则常用于治疗严重恐惧的患者。

6. 松弛反应训练

松弛反应训练主要用于治疗患者的焦虑、抑郁情绪和睡眠障碍等。松弛反应训练是一种通过自我调整训练，由身体放松进而导致整个身心放松，以对抗由于心理应激而引起交感神经兴奋的紧张反应，从而达到消除心理紧张和调节心理平衡的目的。松弛反应训练的方法使用较多的是渐进性肌肉放松，即有系统地、按照一定的顺序将全身的肌肉进行放松。放松前一定要做好心理辅导和暗示，强调心理与躯体的相互关系，同时让患者体会一下真正的放松是什么感觉。体会放松感觉时，可让患者双手紧张，然后放松，反复几次让患者比较放松与紧张的区别，最后再次体会放松的感觉。最初由治疗者口头语言暗示放松，几次后可跟随放松磁带进行练习，最终患者学会在不借助任何外界暗示的情况下自行放松训练。

渐进性肌肉放松训练的基本步骤如下：

第一，握紧拳头—放松；伸展五指—放松。

第二，收紧肱二头肌—放松；收紧肱三肌—放松。

第三，耸肩向后—放松；提肩向前—放松。

第四，保持肩部平直转头向右—放松；转头向左—放松。

第五，屈颈使下颏触到胸部—放松。

第六，尽力张大嘴—放松；闭口咬紧牙关—放松。

第七，尽可能伸舌—放松，尽可能卷舌—放松。

第八，舌头用力抵住上腭—放松；舌头用力抵住下腭—放松。

第九，用力睁大眼睛—放松；紧闭双眼—放松。

第十，尽可能深吸一口气—放松。

第十一，肩胛用力抵住椅子、拱背—放松。

第十二，收紧臀部肌肉—放松；臀肌用力抵住椅垫—放松。

第十三，伸腿并抬高 15～20cm—放松。

第十四，尽可能地"收腹"—放松；挺腹并绷紧—放松。

第十五，伸直双腿、足趾上翘背屈—放松。足趾伸直趾屈—放松。

第十六，屈趾—放松；翘趾—放松。

行为治疗主要直接应用于治疗肺康复患者的焦虑、恐惧情绪和不良行为，治疗时主要直接针对患者某一障碍的体征和症状（靶问题），帮助改善他们的心理生理和行为指标，指导他们学习应对自己不良情绪和行为的技巧，提高他们适应环境和社会交往能力。

（五）催眠治疗

催眠治疗即利用催眠的方法对患者进行心理治疗。一般意义上说，是指治疗师运用催眠手段，将患者引入催眠状态，并在这种特殊心理生理状态下，通过治疗者的特定的暗示指导语来达到治疗目的的一种心理治疗方法。催眠现象是人类一种特殊意识状态，处于催眠状态中的人暗示性会明显提高，会毫无阻抗地顺从暗示指令。根据人的这种特性，通过诱导催眠来达到治疗的目的，已经成为心理治疗中的一种有效方法。特别需要指出的是，催眠本身并非是治疗，确切地说它仅是心理治疗所借助的一种手段或技术。

自古至今，人们一直在对催眠治疗的原理和机制进行研究和探讨。例如有人从精神动力学理论来解释催眠及其作用，认为诱发催眠状态并起到治疗作用的是心理暗示作用于被试者的潜意识；还有人从生理学理论来解释催眠，认为催眠是通过与睡眠有关的刺激，使被试者大脑皮层产生有选择性的抑制，形成一种只与治疗者（催眠师）保持高度注意和接受的单线交流，而对周围（甚至自身）其他外界的注意感觉缩小或丧失的特殊意识状态；还有学者从精神病学的角度提出，催眠与癔症相似，从而得出催眠是神经病理现象的结果；等等。众说纷纭，但至今还没有一种理论能以充分科学的依据说明催眠而让人信服。

暗示是催眠的核心和基础，它贯彻于催眠治疗的整个过程中。暗示即是指含蓄的、间接的方式，对别人的心理和行为产生影响。其作用往往会使别人不自觉地按照一定的方式行动，或者不加批判地接受一定的意见或信念。暗示可分为他人暗示与自我暗示、直接暗示与间接暗示、以及反暗示等。发生暗示的过程，既是主试者对被试者实施的影响的过程，同时也是被试者接受影响的过程。所以，暗示的效果往往既取决于主试者的威望、暗示技巧以及与被试者的关系等，同时更取决于被试者接受暗示的可能性（暗示性）。所谓暗示性是指被试者接受暗示的能力。暗示性的高低因人而异。在一般人群中，大约有 $10\%\sim20\%$ 的人容易被暗示催眠，并可以进入深度的催眠状态；大约有 $5\%\sim10\%$ 的人难以或不能被催眠；而其他大部分人则程度不同地处于中间状态。

如何测定被试者催眠暗示，至今还没有一个统一的程序或标准，几乎每个催眠治疗师都有一套自己的测试方法。下面介绍几种测试被试者催眠暗示性的方法。

后倒法首先告诉被试者将要给他进行一个测验，请其合作，不用担心真的会跌倒（医生会帮助他）。之后让被试者背对施术者，双手下垂，双脚并拢站立，闭目全身放松，医生用双手轻托被试者的双肩，在医生的"你就要向后倒下"的语言暗示下，松离双手。看被试者是否向后倒，若不后倒或（因怕跌倒）双脚移动，证明其催眠的暗示性不高；反之，则说明暗示性较高。

凝视法医生面对被试者伸出示指，令其凝视片刻，观察被试者能否持久地注视手指而移动；然后手指上下移动，观察被试者眼球是否随手指移动。注意力集中者，催眠暗示性高，反之则低。

闭目放松法令被试者静坐，微闭双眼，全身放松。观察被试者的眼皮是否眨动，眼球是否频频来回移动。动者，暗示性低；平静者暗示性高。

双臂摆动法令被试者站立，双手同步前后来回摆动，在摆动数次后（当被试者手向前摆动时）立即叫停。观察被试者双臂是否固定不动，如不动则说明暗示性高；反之，被试者双手恢复到双手下垂姿势者，说明暗示性低。

躯体摆动法让被试者的双手下垂，双脚并拢站立，闭目并全身放松，让被试者想象自己站在一条小船上，小船在水中随风飘荡，自己的身体也在摆动。观察被试者躯体是否晃动，晃动较大者，暗示性高；不晃动或根本无感觉者，暗示性低。也有被试者从未乘过船，也可想象自己在荡秋千等。

上肢悬浮（沉重）法测时，让被试者静坐或站立，闭目，同时双臂平伸于前方。然后让被试者想象，在其中一手臂的手腕上拾着一只巨大的充满了氢气的气球，在另一手臂的手腕下垂吊着一个很重的铅球。并不断地暗示被试者，气球在向上拉和铅球在向下坠。观察被试者双臂的反应，出现双臂明显的飘浮（下坠）者，暗示性高；反之，则暗示性低。

催眠治疗的标准程序分五个步骤，分别是：

（1）询问解疑：了解被催眠者的动机与需求，询问他对催眠既有的看法，解答他有关催眠的疑惑，确定他知道等一下催眠时哪些事情会发生而没有不合理的期待。很多时候，催眠师可能要花点时间做个催眠简介，因为大多数人对催眠的了解很少，这很少的了解中又大部分是误解。

（2）诱导阶段：催眠师运用语言引导，让对方进入催眠状态。一般而言，常用的诱导技巧有渐进放松法、眼睛凝视法、深呼吸法、想象引导、数数法、手臂上浮法等方法。

（3）深化阶段：引导被催眠者从轻度催眠状态，进入更深的催眠状态。常用的深化技巧有手臂下降法、数数法、下楼梯法、搭电梯法、过隧道法等等，除了这些常用技巧，这个阶段常常随机应变，随时创制新招。催眠师有多少想象力，就有多少新的技巧问世。

（4）治疗阶段：视被催眠者的需求来治疗，催眠师需要相当好的心理治疗与精神病理学背景，最好在宗教、哲学层面也有所涉猎。

（5）解除催眠：让被催眠者从催眠状态回到平常的意识状态，确保他对整个治疗过程保有清楚的记忆，适时给予催眠后暗示，帮助他在结束催眠后，感觉很好，并且强化疗效，通常以数数法为主。

治疗时，房内光线要雅淡，安静，室温适中。让患者坐在舒适的沙发上。先调整呼吸，使它平静有规则，进而使全身肌肉处于放松状态。治疗者在旁实施催眠时一般采用直接或间接两种方法。直接法是凭着治疗者的威信，用简短、明确、权威性的言语或轻柔的抚摸头部即使患者进入催眠状态。间接法是借助"催眠药"如对面墙上发亮的灯光，或单调深沉的"拍节器"。一般催眠治疗多采用间接法。令患者凝视或倾听催眠物，同时治疗者给予言语暗示，用单调、低沉、肯定、柔和的言语反复暗示，患者愈来愈疲倦、眼皮紧了、变重了、睁不开了……，随即暗示其上肢、下肢、全身都松弛无力了，患者随治疗者的暗示而进入催眠状态。催眠状态的深度一般分为浅度、中度和深度三级。

浅度催眠状态表现为被试者呈舒适的安静放松状态，全身肌肉松弛、乏力、倍感沉重，双目无力睁开，四脚活动困难，呼吸缓慢平稳；被试者的意识还比较清楚，能够感受到周围外界刺激，并有记忆的能力（催眠解除后，能回忆起催眠过程中所发生的一切事情）；此时，被试者的接受暗示性不是很强，仍保持着一定的判断能力，随时可以被外界的强刺激所唤醒。

中度催眠状态表现为被试者呈嗜睡状态，全身肌肉松弛无力，自主随意运动丧失，意识近似于恍惚（下意识）状态，（在催眠师的诱导下）四肢僵直后难以弯曲，（用针刺被试皮肤时）痛感减弱或丧失；被暗示性增强，判断力减弱及消失，时间观念失真；在催眠师的诱导，可进入"梦境"幻想；催眠解除后，只能保留催眠过程中的部分记忆，并可出现后催眠效应。

深度催眠状态表现为被试者面部表情痴呆，肌肉完全松弛；呈高度被暗示性，绝对听令于催眠师，而对周围的任何外界刺激均无感受；意识及感觉完全失真（在催眠师诱导下，可出现各种被暗示性错觉和幻觉，如忘记自己的年龄和性别、嗅到强烈的花香、听到悦耳的歌声、见到久别的亲人，把白开水当作糖水饮用而产生血糖上升等；在暗示下，能使被试者全身肌肉达到高度僵直状态，并可进行梦行（在催眠师暗示下行走及动作，但行动迟缓，但不同于梦游）状态；催眠解除后对催眠状态过程中的情况全部遗忘，并可出现后催眠效应。在催眠治疗中，判断被试者当时所处的催眠状态的深度，对于治疗尤为重要。治疗中的催眠深度的测定，主要是通过催眠师观察被试的行为表现以及催眠发出指令后，被试者对其做出的反应。除上述不同的深度表现外，还可以观察被试的面部肌肉是否松弛，表情是否呆滞，眼睛是否微闭，眼皮自然下垂，无眨动或颤动（但有时深度催眠状态下，可能会下意识地眨动眼睛），眼球左右转动减少。咽喉有无吞咽动作。呼吸及脉搏是否由快变慢，平稳而均匀。四肢是否呈松弛状态，对被试者抬手或提脚时沉重而无力，将其放置在不舒服位置被试者无抵抗也不能自行调整。在感知方面，被试者是否主观上对催眠师的暗示指令的敏感程度增强，而对其他客观外界刺激敏感度下降甚至丧失。

需要指出的是被试者在催眠状态中不会总是停留在某一深度上，时常会有上下浮动。即在某一深度的催眠状态下，也会感到被试者是在深度至中度或浅度再到深度之间慢慢波动和起伏。所以，催眠治疗过程中，催眠师应随时注视被试者的催眠状态的变化，并加以暗示指令来检测。

要让被试者达到深度的催眠状态，除少数催眠暗示性极强的被试者可瞬间达到外，多数被试者是在进入浅度催眠状态的基础上，不断加深诱导暗示，逐渐达到的。加深催眠的操作有多种不同的方法，这里简单介绍几种。

连续（反复）加深诱导法即在催眠诱导过程中用同样的诱导方法反复进行催眠诱导，不断加深催眠状态的方法。例如在诱导被试者进入到浅催眠的放松状态后，继续暗示："你现在已经真正的放松了，深深地沉睡了……完全放松了，沉睡了，……你在认真地听我所说的话，……你会慢慢地体会到，你在更深的放松，深深地放松，……睡得更沉了，越来越沉，……。"

间断加深诱导法即在诱导被试者进入浅度催眠状态后，进行后催眠暗示；然后唤醒被试，再重新诱导被试者进入更加深层的催眠状态。具体操作是，先诱导被试者进入催眠状态，当被试者已呈浅度催眠状态后，进行后催眠暗示："……你已经进入催眠状态，你会感到非常舒服、放松，……我现在将把你唤醒，当你醒来时，你会感到非常舒服、轻松。之后，我会让你重新进入催眠状态，当再次进入催眠时，你会很快处于比现在更深的沉睡状态，你会感到更加的放松、舒服，更深的催眠。……"然后，唤醒被试者。稍息片刻后，开始对被试者实施第二次催眠诱导，……。

深呼吸深诱导法深呼吸法是指被试者用调节放慢自身的呼吸，达到身心完全放松的效果。深呼吸法可以和任何一种催眠诱导方法结合使用。（但是，对于有呼吸系统疾病的被试，如哮喘等病的被试患者应当避免使用。）具体做法是，在诱导被试者进入浅催眠状态后，暗示被试者："你已经进入了催眠状态，你会感到非常放松、舒服，……下面，请你按我的话去做、去体验，你会感到更加的放松、更加的舒服。请用腹式呼吸，慢慢地、深深地吸气；再慢慢地、静静地呼气；……请你认真体验每次呼吸的感受，你会感到，每一次呼吸都会使你更加放松，每一次呼吸都会使你进入到更深的催眠状态。"并不断地观察被试者的放松状态，同时也进行调整被试者的呼吸节奏，防止呼吸时间过长而引发身体的不适感。

数数加深诱导法即催眠师在数数的同时，暗示被试者将随着每一个所数的数的出现而更深一步进入催眠状态之中。具体方法为，在被试者被诱导进入催眠状态之后，暗示被试者："你已经进入催眠状态，下面我将通过数数，使你渐渐进入更深的催眠状态。我将从1数到20，每数一个数，你都会感到催眠状态在进一步加深。当我数到20时你会进入更深的催眠状态。……好，我现在开始数数，1、你的催眠状态开始加深，2、……，3、……，4，你的催眠状态正在加深，……18、19……你已经进入很深的催眠状态……"。

想象加深诱导法也称为意象法。即通过诱导被试者主观想象，使被试者催眠状态逐步加深到深度催眠。具体做法是，在催眠之前，首先了解被试者亲身感受和体验过的（可用于催眠治疗想象的）某些自然或生活的情景；然后诱导被试者进入催眠，当被试者呈现出浅度催眠状态时，引导被试者进入想象情景并加以体验，同时暗示被试者，将随着情景（想象）体验，逐步进入深度催眠状态。例如，让被试者想象在一部电梯中，电梯自高向低慢慢下降，已经走到最下层了，但它还要向下走着，……似乎走向与世隔绝的另一世界……。再如，让被试者想象自己在一条路上走着,小路一直通向很深的山洞,……你正在山洞中走着,越走越深,渐渐你开始忘掉自己,……。除此之外,还可以让被试者想象自己熟悉的草地、森林、海边等等不同的情景。

当进入催眠状态后,就可以针对患者的心理问题和情绪,用特定的积极暗示语,对其实施催眠治疗。如有一位肺康复住院患者临床检查已符合出院要求,但患者还是不想出院,后内科医生请心理科大夫会诊。心理医生对其进行了检查发现,这位患者不敢回家的原因,主要是担心自己回家后,白天子女上班,一旦发病没有人帮助。开始医生对她进行认知心理治疗,但效果不佳。于是医生对她进行了催眠暗示治疗,在催眠状态下暗示她:"你感到你的气管很通畅,……呼吸很轻松,……肺部很舒服,很温暖,你的肺现在已经和以前大不一样了,已经完全地好了,你现在就能体会到这种健康感觉,……非常神奇,肺部已经和从前大不一样了……。你现在完全可以回家了,再也不担心身边没人照顾。……即使回家发病也不会太厉害,我有能力处理好可能发生的一切,确实没有什么好担心的……"。经过几次心理和催眠治疗,患者同意出院,不再为回家过分担心了。再如,有一位刚住院不久的肺康复患者,不管白天还是夜晚,总是希望家人能陪在身边,但根据他的病情,医生不允许白天家人守候在他身边,于是患者情绪很焦虑。于是,心理医生在将患者催眠的状态下,诱导患者进入到与家人相聚的幻觉中,使其眷恋家人的焦虑情绪得到了明显的缓解。

催眠状态的解除(唤醒)是催眠治疗过程中的一个必要环节。虽然操作上一般不会有什么困难,但是如果在操作时操之过急,过于突然,有时也会给患者造成无力、眩晕、心悸等不适的感觉;反之,如果方法得当,能使患者感到身体舒服、精神放松、精力充沛、头脑清新,会起到增强治疗效果的作用。通常在治疗中常用的唤醒方法有:

数数暗示法即先暗示患者:"下面我将把你从催眠中唤醒。我将从20数到1,当我数到10时,你会慢慢苏醒,当我数时你会慢慢睁开眼睛,但这时你还未完全清醒,……当我数到1时,你已经完全清醒了。当你清醒后你会感到头脑很清新,身体非常舒服……。"之后催眠师开始数数,(声音可由慢到快,由弱到强,最后在读到5时或1时,声音可重些。)并边读数并做唤醒暗示,"……15,你开始走出催眠状态,……10,你正在苏醒,……5,你的眼睛正在慢慢睁开,……2,你就要清醒了,1,你已经完全清醒了"。

定时暗示法即在催眠治疗完成之后,暗示患者:"催眠治疗就要结束了,你现在仍然睡得很深、很沉,……再过15分钟,你自己将会从自然状态下慢慢清醒过来,当你清醒时你会睁开双眼,当你完全清醒时,你会感到头脑清新,心情舒畅……"。之后,催眠师可离开,让患者自然苏醒。

自然苏醒法与定时暗示法相似,只是将暗示语中"再过15分钟"改为"当你感到已经得到充分的休息后,你自己会……"。之后让患者自然催眠或清醒。

转入睡眠法即使者从催眠状态转入自然睡眠状态,从而解除催眠。此方法适用于自我催眠、住院病房或家庭催眠治疗,时间一般在晚上睡觉前。具体操作为,在催眠状态中暗示患者:"催眠治疗就要结束了,你会一直沉睡到早晨,当你早晨醒来时,你会感到头脑清新,心情舒畅……。现在我的声音已经离你越来越远了,……你就要听不到了,……你完全听不到了,你已经深深地沉睡了……"。当观察到患者进入自然睡眠后,治疗结束。

快速唤醒法可以有不同的方法。一种是语言暗示,即在催眠状态下暗示被试:"现在催眠治疗已经结束,我将使你立即从催眠中清醒,我将从1数到3,当我数到3时,你会猛然清醒，当你清醒时，你感到非常轻松、舒服、……"然后，大声读数，当读到"3"时，声音突然加大。另一种是抚按加语言暗示法，操作与语言暗示法相同，只是在读数的同时，催眠师用手轻按在患者头顶（百会穴）部；当读到"1"时，手轻压患者头部；读"2"时，手重压；当读"3"的同时手猛然松开。

患者唤醒后，如出现感到没有完全清醒，或感到精神恍惚，头昏等情况，可使用抚按加语言暗示的快速唤醒法再进行一次唤醒。如还不能解除，可重新再次进入催眠状态，并加清醒后感觉良好的催眠暗示语，然后再次唤醒。个别情况，可能会出现患者难以唤醒，也不要着急，这可能是患者在催眠中失去了与催眠师的感应关系，而沉睡于一般性的自然睡眠中去了，如果需要可以直接唤醒患者，但最好是让患者继续沉睡，经过一定时间，患者会自己清醒过来。这时，可配合使用定时暗示唤醒法。

催眠治疗可用于缓解和治疗肺康复患者的焦虑、恐惧、抑郁情绪，以及在康复治疗过程出现的失眠、头痛和强迫等症状。同时，也可用于帮助患者分析心理病因，矫正不良行为，以及健全人格等。如与其他心理治疗方法配合使用效果更佳。另外，如果能教会患者一些催眠的方法和技巧，让他们每日在睡眠前进行自我催眠，可大大改善患者的情绪，巩固心理治疗的效果。

四、不同心理阶段康复患者的心理治疗策略和方法

在心理康复工作中，需要对肺康复患者心理阶段进行评定，然后根据其心理特点，制定心理计划、心理治疗策略和心理治疗方法，以最大限度地消除和缓解患者的负性情绪，矫正不良行为和症状，调动他们康复治疗的积极性，使其心理方面更快、更好地过度到适应期阶段。

（一）无知期康复患者的心理治疗策略和方法

1. 建立治疗性的医患关系

心理治疗的前提是良好的医患关系，由于人交往中的首因效应的缘故，治疗者与患者的最初接触很重要，要尽可能给患者留下良好的印象，才能取得他们的信任和认同，为下一步深化心理治疗做准备。

2. 不必过早涉及真实病情

患者发病初期要承受许多身体上的痛苦，如果此时过早谈及他们的真实病情，必定会引起患者强烈的情绪反应，增加患者的心理负担，不利于临床康复各方面的治疗。所以，治疗者最初与患者进行接触时，不宜过早涉及真实病情。如果治疗过程中患者询问病情，治疗人员应巧妙回答，必要时对患者的病情做出有条件的、积极的保证。

3. 以缓解患者的负性情绪为首要目的

此阶段的心理治疗并不急于要求患者面对实际病情，而是让他们有机会谈及心理上的困惑，充分释放心理上的压力，以缓压抑的心理状况，以及紧张、焦虑和恐惧的情绪。为了更好地达到上述目的，谈话的环境也很重要，心理医生要尽可能与患者单独会谈，且尽量不让外人在场。

4. 经常与患者的家属进行沟通

家人对患者心理的状态应该是最清楚的，经常与患者的家属进行沟通，不仅更全面、更准确发现患者的心理问题，而且还能争取他们对心理工作的支持和理解。另一方面，家属一般都知道患者的真实病情，他们心理压力也很大，加上整日照顾患者很辛苦，很容易出现心理方面

的问题，并影响到与患者的交往。因此，治疗者有必要帮助家人调整好心态，指导他们如何与患者交往和沟通。

此阶段多采用支持性心理治疗、系统脱敏和放松训练治疗。

（二）震惊期康复患者的心理治疗策略和方法

1. 提供更多的关怀

由于震惊期患者情感麻木、行为反应被动，因此，提供更多的关怀，对于震惊期阶段的患者来说是最为重要的。心理治疗者应用更关切和友好的语言与患者交流，使患者心理获得更大的支持和安慰。

2. 合理运用心理防御机制

心理防御机制是指个体处在挫折与冲突紧张情境时，内心自觉和不自觉地解脱烦恼和不安，以恢复情绪平衡与稳定的一种适应倾向。心理医生可利用心理防御机制，帮助患者缓解心理压力。心理防御机制的形式很多，此阶段我们多采用否认的防御机制，即治疗人员根据具体情况，收集一些对患者病情恢复有利的信息，让他们相信疾病恢复仍有希望，以缓解患者对残疾的极度恐惧，使心理早日进入下一个阶段。

此阶段多采用支持性心理治疗的方法。

（三）否认期康复患者的心理治疗策略和方法

1. 尊重患者，避免争执

否认期患者由于害怕残疾，往往坚信自己的病能好，他们经常向治疗者表达类似的想法，并且不愿听相反的意见，因此，治疗人员要尊重患者，认真倾听他们的想法，不要批判，不要把自己的意见强加给对方，避免与他们发生争执。否则，不利于医患关系的建立和治疗顺利进行。

2. 渐进的透露

真实的病情在良好的医患关系的基础上，和患者的情绪相对平静后，心理医生应有计划、有策略地向患者渗透病情，使患者在不知不觉中，逐步接受自己的病情。根据我国的实际情况，在最初阶段，不宜采取告之真实病情的、冲击的心理治疗方法。因为，这样不仅会引起患者强烈的情绪和行为反应，而且也容易引起患者家人及有关人员的误解，和患者对心理治疗的恐惧，影响心理治疗和其他康复治疗的顺利进行。

3. 劝导患者接受康复治疗

由于患者对康复治疗不够理解，他们往往只相信或关注药物治疗、手术治疗、中医治疗以及祖传秘方等临床方法，而对现代康复治疗不理解，故治疗很被动，有的甚至拒绝治疗。因此，心理治疗者要实事求是地宣传康复知识，强调康复对其病情的重要性和意义，并让患者相信康复是帮助他们更好地恢复病情，劝导他们尽早接受康复治疗。

此阶段一般多采取支持性心理治疗、精神分析治疗、认知心理治疗、放松训练治疗和催眠治疗。

（四）抑郁期康复患者的心理治疗策略和方法

1. 主动对患者进行心理干预

由于患者情绪抑郁，行为被动，对生活绝望，多数患者往往不愿与人接触，对心理治疗比较敏感，有的甚至拒绝与心理医生接触。因此，心理医生需要主动对患者进行心理干预，及时了解患者的心理状况，帮助患者尽早渡过抑郁期。

2. 预防自杀

大部分患者在抑郁阶段会有自杀意念和自杀倾向，一些患者表面上装着什么事都没有，而内心里可能对自杀已有准备；一些患者在抑郁的心理状态下，身体上的疼痛和家庭的矛盾都可能导致情绪上的剧烈变化而出现自杀行为。因此，预防自杀应是此阶段心理治疗的重点，心理治疗人员要根据患者的情况，及时与医生、护士和患者的家人沟通，加强对患者的保护。

3. 增强患者生活的信心

抑郁期患者一般心理很自卑，看问题消极，往往看不到自己的价值，对残疾生活过分悲观。因此心理治疗必须帮助患者积极面对疾病的现实，客观合理地评价面临的残疾问题，发现存在的价值和优势，增强患者生活的信心。

4. 药物治疗

使用抗抑郁药配合治疗抑郁是由于患者受打击后，心理长时间紧张，压抑等因素所致。患者不仅在心理和精神方面出现障碍，而且伴随着还出现生理和躯体的异常反应，心理治疗可以帮助患者面对挫折和困难，缓解和消除患者的抑郁情绪，但心理治疗需要一定的时间，且治疗效果受治疗者、患者及抑郁程度的影响，因此，对于中、重度程度的患者，在进行心理治疗的同时，临床上应配合一定的抗抑郁药协助治疗。

此阶段多采用支持性心理治疗、认知心理治疗的方法、行为治疗、催眠治疗。

(五) 反对独立期康复患者的心理治疗策略和方法

1. 积极发现患者心理方面的变化

任何心理问题和障碍的治疗效果，是在心理治疗过程和患者的生活中逐步体现出来的。此阶段患者心理方面一定有某些积极的变化，因此，治疗者在与患者交往和治疗过程中，要有意识地去发现患者在认知、情绪、和行为等心理方面取得的积极的变化，并及时反馈给患者。这样不仅能强化患者好的想法，塑造正面行为，而且可以更好地巩固心理治疗关系。

2. 帮助患者建立起一个合理的认知模式

随着患者心理状态的改善，和良好的医患关系的建立，患者已经比较愿意讨论自己以后生活中面临的困难，希望有人对他提出建议。因此，必须帮助患者建立一个比较合理的认知模式，让他们学会应对各种问题的策略和方法，这样不仅有利于调整心理平衡，而且可以提高他们适应环境的能力。

3. 消除自卑和恐惧心理

经过抑郁期后，虽然患者负性情绪得到很大改善，但多数患者仍存在很强的自卑和恐惧心理，他们觉得自己的形象见不得人，整天需要别人照顾，不能回报亲人和社会，认为自己是一个没用的人，心理很内疚、自责，不愿出门，对社会很恐惧。所以，及时消除患者的自卑和恐惧心理，对于帮助他们早日适应患病后的家庭和社会生活至关重要。

此阶段多采用认知心理治疗、行为矫正治疗、催眠治疗。

(六) 适应期康复患者的心理治疗策略和方法

1. 帮助患者掌握人际交往技巧

患者需要带着伤残重新面对家庭和社会生活，许多患者在人际交往过程中，仍然不够自信，行为比较被动；有的患者自我为中心，不顾别人感受，因而影响人际关系的协调和发展，表现为常常处理不好与家人和周围人的关系，因此，要帮助患者学习一些人际交往和应对特殊情况人际关系的技巧，以便更好地适应家庭和社会生活。

2. 对回归后的生活进行指导

患者出院后需要合理的安排每天身体锻炼和日常生活，才能巩固康复治疗效果，提高生活质量。因此，需要医生从专业的角度，对患者回家庭后的生活进行必要的指导。特别是对那些生活可能不能完全自理，需要别人照顾的患者，以及一些害怕回归社会的患者，需要在出院前根据具体情况重点进行指导和治疗。

3. 鼓励患者参与社会生活

每个人都必须与社会保持一定接触，否则，自我封闭，对人会产生许多不利的影响。对于慢性肺康复患者来说，参与社会活动不仅可以发挥他们的才智和潜能，而且可以使患者心理与社会保持一种正常的联系，有益于他们的身心健康。因此，当患者的心理进入适应期阶段后，一定要帮助患者认识到参与社会的重要性，在不影响身体的情况下，鼓励他们走出家门，参与社会生活。

此阶段多采用认知心理治疗、行为治疗和催眠治疗方法。

第七节　慢性阻塞性肺病患者的家庭氧疗

呼吸衰竭对机体重要危害之一是引起缺氧，通常以动脉氧分压（PO_2）的降低作为诊断呼吸衰竭指标之一。

一、有关血氧的几项指标

（一）血氧分压

血氧分压是指物理性溶解于血中的氧达到平衡的气体的氧分压。血氧分压是决定血氧饱和度的重要因素，在呼吸系统疾病时动脉氧分压是反映肺病变程度的重要指标。

动脉氧分压正常范围约 80～100mmHg，卧位比坐位略低，随着年龄增大，氧分压逐渐下降。氧分压是决定血氧饱和度的重要因素。动脉氧分压受吸入气氧分压、通气功能和换气功能的影响。

1. 吸入气氧分压

如果常压下氧浓度降低或者处于气压低的环境下，会造成动脉氧分压的下降。

2. 通气功能

当肺泡通气量减小时，肺泡氧分压将下降，这是通气不足时引起血氧分压下降的原因。严重通气不足时，动脉氧饱和度将降至 80％左右。

3. 换气功能

在没有原发的肺泡氧分压下降的情况下，引起动脉氧分压下降的主要原因是换气障碍，其中最普遍的是通气/血流比例失调，最严重的是肺内分流量的增加。

（二）血氧饱和度（SO_2）

氧饱和度即血红蛋白含氧的百分数，氧饱和度＝血氧含量/血氧结合量×100％。血氧饱和度的多少于血氧分压和血红蛋白氧解离曲线有直接关系。

(三) 血氧含量

血氧含量即每 100mL 血液中含氧的 mL 数，是由血红蛋白及氧饱和度所决定的。

(四) 几项血氧指标的关系

综上所述，血氧的绝大部分与血红蛋白结合，物理溶解于血浆中者（氧分压）甚少，血氧含量的多少直接与血红蛋白含量有关，当血红蛋白含量不变时，血氧含量的高低决定于血红蛋白与氧结合的程度（氧饱和度），而氧饱和度又是由血氧分压所决定，表明血氧分压与氧饱和度关系的曲线即是血红蛋白氧解离曲线。

二、影响氧运输的因素

虽然通常以动脉氧分压的降低作为诊断呼吸衰竭的指标，但是由于组织氧供应是由氧运输有关的许多因素决定的，血氧分压下降不一定都表现机体缺氧，机体缺氧的情况也不都能从血氧分压得到反映，因此要结合全面情况才能对机体氧供应作出准确判断。

(一) 影响血液携氧能力的因素

1. 血红蛋白

若动脉氧分压不变，血液的携氧能力主要决定于血红蛋白的量与质。贫血时因血红蛋白数量减少而影响氧的运输。慢性缺氧性疾患如肺心病的患者，以增加红细胞数目代偿动脉氧分压的下降。

2. 氧解离曲线

P_{50} 是反映氧解离曲线位置的重要因素。P_{50} 是在 pH 为 7.40，PCO_2 为 40mmHg 的条件下，氧饱和度为 50% 时的血氧分压的数值。它表明氧解离曲线的位置，反映血液运输氧的能力和血红蛋白对氧的亲和力。它受血液化学环境、温度及红细胞 2，3-2 磷酸甘油酸含量的影响。H^+ 增加，曲线右移。P_{50} 增加，组织供氧增加。

(二) 影响氧运输的循环因素

1. 心输出量

心输出量的维持在氧运输上有特别重要作用，因呼吸和血液方面的氧运输障碍都要通过增加心输出量代偿，一旦心输出量下降，势必造成氧运输量减低的后果。

2. 局部血流

影响氧供应的循环因素除心输出量外尚需考虑局部血流因素，不同器官代谢需要不同，血流量也不同，因此各器官静脉血氧分压、动静脉氧含量差亦有很大差异。在严重缺氧和心输出量下降时，各脏器血流将重新分配，腹腔内脏、肾脏、肌肉、皮肤的血流将减少，而脑与心脏的血流将增加，以保证氧供应。此时灌注不足的局部器官由于血流量在全身所占比例相对减少，其缺氧情况不能从混合静脉血中得到充分反映。

3. 微循环

微循环从微动脉开始，是循环系统中在组织进行气体和营养物质交换的部分。氧从毛细血管到达细胞完全靠弥散作用，其弥散量取决于组织与毛细血管内氧分压的差及距离。休克时微循环内动、静脉短路的开放是造成组织缺氧原因之一。近年来发现有些疾病引起组织缺氧的原因与微循环障碍有关。

三、缺氧的类型

根据病因，缺氧分为呼吸性、淤血性（循环性）、贫血性及组织性四类。

呼吸性缺氧主要因动脉内血氧不足所致；循环性缺氧则因循环致组织氧供应不足，表现为动脉与静脉氧含量的差加大；贫血性缺氧主要因血红蛋白量减少或质的改变，虽然动脉氧分压和氧饱和度都无明显下降，但携氧有限，氧含量减少；组织性缺氧时因组织细胞代谢障碍，不能利用动脉供应的氧，故静脉氧含量增高。因此必须结合临床情况与有关血氧的其他指标作综合判断才能区分不同类型的缺氧，仅仅依靠动脉氧分压的测定是不够的。临床上以呼吸性和循环性缺氧最为常见，二者有时合并存在，我们本节主要讨论的是呼吸性缺氧。

四、缺氧的危害

缺氧对患者是严重的威胁，机体有强烈反应，且不易被药物或其他疾病因素所减弱。而低氧血症是引起机体缺氧的一个重要原因。低氧血症对机体的影响包括代偿作用与有害作用两方面，有时难于截然分开，也可能是一个过程中的两个不同阶段。

（一）对神经系统的影响

大脑皮层对缺氧特别敏感，轻度缺氧时注意力不集中，记忆力减退，定向力差。急性缺氧患者可有烦躁不安，进一步发展则意识朦胧，最后可昏迷。

低氧血症对脑组织的损害作用包括两个方面：一是缺氧时能量供应不足，引起细胞代谢障碍，钠泵失灵，导致细胞内水肿；二是严重缺氧时细胞内酸中毒，pH下降造成许多酶不能正常工作，它可能是缺氧后脑水肿的更重要的原因，对脑组织造成损害。

（二）对循环系统的影响

低氧血症通过化学感受器对交感神经强刺激，急性缺氧的早期由于血管的直接反应和通过神经反射影响，心率加快、血压升高、心输出量增加。心输出量增加是通过化学感受器的即刻反应，出现在儿茶酚胺增加之前。随着低氧血症的加重，会出现心律失常，继而血压下降，心率减慢，心输出量减少。慢性缺氧时，心输出量与周围循环变化不明显，但是肺血管阻力增加，导致右心负荷加重，长期则形成慢性肺源性心脏病。

（三）对呼吸系统的影响

当动脉氧分压降到60mmHg以下，低氧血症刺激外周感受器，通气量增加，在氧分压为30～40mmHg时达到高峰。呼吸中枢对低氧血症时通气量的反应远较二氧化碳为低，这是由于化学感受器对低氧血症的敏感性较差。慢性缺氧时通气量有所增加。当动脉氧分压明显降低时对呼吸中枢有抑制作用，严重缺氧可引起不规则呼吸和潮式呼吸。缺氧越严重，肺心病发生的就越早。长期缺氧会使机体免疫力降低，容易发生急性呼吸道感染。

（四）对肾脏的影响

低氧血症对肾功能的影响与肾血流量有关，急性低氧血症时肾血管阻力增加，肾血流量减少，若同时伴有低血压、肾脏灌注不足等因素，严重者可导致肾小管变性。

（五）对血液的影响

急性低氧血症时机体通过心输出量增加以保证氧供。慢性缺氧时红细胞增多是主要的代偿反应，同时红细胞成分也有改变，2，3-2磷酸甘油酸含量增加，P_{50}增高，有利于组织的供氧。但是由于红细胞的增多，血液黏稠度增高，造成对循环的不利影响。

（六）对消化系统的影响

肝细胞的氧供主要来自氧分压较低的门静脉，易受到缺氧的影响。低氧血症时可引起肝细胞水肿、变性、甚至坏死。若为慢性缺氧过程，则肝细胞逐渐坏死，被结缔组织取代，可形成肝硬化样的改变。同时严重的低氧血症还可以导致消化道溃疡和出血。

五、COPD 呼吸衰竭患者的氧气治疗

低氧血症是呼吸衰竭患者主要的血气改变，由此导致的组织缺氧对患者的危害极大。缺氧所导致的细胞代谢紊乱和器官功能障碍常成为威胁患者生命的重要原因。氧气治疗是改善低氧血症的主要手段，是呼吸衰竭治疗中的一个重要的方面。

当 COPD 患者发生急性呼吸衰竭的时候，此时低氧血症和二氧化碳潴留并存，为防止二氧化碳潴留加重，可采取控制性低流量给氧的方法：以 1～3L/min 的氧流量用鼻导管给氧，或者使用特制的不同型号的 Venturi 面罩，使吸入氧浓度在 24%～28%，动脉氧分压在 60mmHg 左右较为安全。由于患者对吸氧的反应很不一致，因此临床上必须根据不同的患者的表现和血气监测结果来决定给氧的方式和流量。常常是氧分压越低，越需要给氧的患者越容易有二氧化碳潴留，如果控制性给氧不能解决问题，则是应用机械通气的适应证，这在本书的其他章节中讨论，这里不再赘述，本节重点在于 COPD 患者的家庭氧疗。

近 10 年来，欧美一些国家已普遍应用长期家庭氧疗法来治疗 COPD，其指征为 COPD 患者当动脉氧分压<55mmHg 或者二氧化碳分压>50mmHg，其方法多为每天至少 15 小时低流量吸氧（1～2L/min）。

（一）长期家庭氧疗的益处

1. 提高生存率

提高生存率这是长期家庭氧疗的最主要的目的。英国医学委员会报告一组 COPD 患者（氧分压平均 50mmHg，二氧化碳分压 54mmHg）随机分为两组，试验组每天 15 小时吸氧（2L/min），随访 5 年，结果氧疗组 45% 死亡，对照组 67% 死亡，长期氧疗可提高患者的存活率，降低肺动脉压及高红细胞血症。英国的国家健康协会的另一项研究把患者分为夜间吸氧（每天 12 小时），另一组为持续吸氧（每天 19～24 小时）。26 个月后，夜间吸氧组的死亡率是持续吸氧组的 2 倍。美国医学研究委员会的研究将患者分为每天 15 小时持续吸氧组和不吸氧组，结果氧疗组患者生存得到改善，尤其在吸氧 500 天后作用更明显，研究者追踪了 8～10 年的生存率，长期家庭氧疗组仍有提高，因此从生存的角度来看，不吸氧者最差，吸氧者优于不吸氧者，持续吸氧者最佳。长期家庭氧疗改善预后的机制尚不清楚，可能的原因有：①吸氧后肺动脉压稳定，而不吸氧者肺动脉压呈不断上升的趋势。②根据氧解离曲线，在严重缺氧的时候，血氧分压略有下降，血氧饱和度即迅速下降，氧疗后使血氧分压维持在 60mmHg 以上，即可避免上述情况发生。

2. 延缓疾病进程

美国和英国的研究中都发现 COPD 患者在开始家庭持续氧疗的时候，肺动脉压逐年进行性上升，但随后的几年中，肺动脉压又逐渐恢复至入选时的水平，但未降至正常。这说明长期家庭氧疗在一定程度上能稳定肺动脉高压的发展，从而延缓了肺心病的发展。

3. 改善生活质量

氧疗后可以使：①组织氧输送增加使心肺工作效率提高。②组织氧利用增加后减少了无氧酵解，减轻了骨骼肌的疲劳。③血氧分压上升后解除了低氧张力对化学感受器的刺激，从而降低了通气的需要。④由于通气需求减少，组织氧供增加，使膈肌疲劳发生延迟。因此长期家庭氧疗可以减轻呼吸困难，提高运动耐力。NocturnalOxygenTherapyTrial 也证明长期氧疗还可

以改善 COPD 患者的运动能力，肺结构，以及精神状态等。同时可以减少患者病情加重需要住院治疗的次数和时间，减少了医疗费用。

（二）给氧的指征

1. 慢性呼吸衰竭稳定期

经过戒烟、胸部物理疗法和药物治疗后稳定状态的 COPD 患者，休息状态下存在动脉低氧血症，即呼吸室内空气时，其动脉血氧分压（PaO_2）＜7.3kPa（55mmHg）或动脉血氧饱和度（SaO_2）＜0.88。这是长期氧疗最主要的适应证。

2. COPD 患者

COPD 患者其 PaO_2 为 7.3～8.7kPa（55～65mmHg），伴有以下情况之一者，也应进行长期氧疗。①继发性红细胞增多症（血细胞比容＞0.55）。②肺心病的临床表现。③肺动脉高压。

3. 睡眠性低氧血症

根据研究发现患有 COPD 疾病者睡眠期间常发生低氧血症，特别是那些在睡前就已经发生了低氧血症的患者，白天的低氧越明显，夜间低氧也就越重。特别是伴有阻塞性睡眠呼吸暂停者，缺氧表现则更加明显。Catteral 等人的研究显示轻度低氧的 COPD 患者夜间的血氧饱和度仅下降 9.3%，而白天严重低氧者，夜间的血氧饱和度下降最大能达到 40%。已经证实醒时的血氧与睡眠时呈明显的平行关系。夜间低氧除与白天的血氧相关以外，还与白天的动脉二氧化碳分压明显相关。

造成 COPD 患者夜间缺氧的原因有以下几点：①低通气：正常人在快速眼动期睡眠（REM 期）肺泡通气量较非快速眼动期（NREM 期）睡眠下降约 40%，由于 COPD 患者的生理无效腔已有增大，浅快的呼吸导致肺泡通气比正常人明显降低；REM 期脑干功能随神经元不同时相中的活动发生改变，此期肺通气不足伴随的改变是低氧和高碳酸血症通气反应的减弱，此种改变会削弱机体对于通气不足的正常防卫；在 NREM 期基础代谢率降低失去了觉醒时的呼吸驱动力，上气道阻力增加；也有人认为与 COPD 患者在 REM 期辅助呼吸肌活动减少有关。②功能残气量减少：正常人在 REM 期功能残气量减少，COPD 患者同样如此，是造成夜间低氧的可能原因。③通气/血流比例失调：通气/血流比例失调是引起 COPD 患者 REM 期低氧的主要原因，睡眠通气不足无疑会伴有通气/血流比值改变。④合并睡眠呼吸暂停综合征：这种低氧血症不同于单纯 COPD 患者，除睡眠期下气道阻塞加重外，还有上气道阻塞，一般氧疗效果差。夜间低氧造成的后果很严重，可引起肺动脉高压、高血压、心功能障碍、红细胞增多、心律失常等多种并发症。合并夜间睡眠呼吸暂停综合征的 COPD 患者夜间死亡比白天更多见。

4. 运动性低氧血症

运动可使低氧血症加重，缺氧反过来又限制活动。由于便携式氧装置的发展和应用，为运动性低氧血症的治疗提供了条件，使这类患者亦成为长期氧疗的对象。研究结果表明，氧疗可以明显提高 COPD 患者的运动耐受性。目前认为仅在运动时出现低氧血症，而在休息状态时消失的患者，进行运动试验如 6 分钟行走距离（6MWD）测验结果发现吸氧比呼吸空气为好，因此只在运动时给予氧疗即可。

（三）给氧的方法

1. 普通给氧方法

按照给氧装置的性质可分为便携式给氧和固定式给氧；按照吸氧装置可分为①鼻导管或鼻

塞给氧：此法适用于血氧分压中度下降的患者。以橡胶导管置于鼻前庭，氧流量 $1\sim3L/min$，吸入氧浓度可达 $30\%\sim40\%$ 左右。其优点是方法简便，缺点是鼻腔阻塞、干燥和不适，习惯张口呼吸的患者经鼻给氧效果受影响。②面罩给氧：适用于病情较重，氧分压明显下降的患者。将面罩置于患者口鼻前，氧流量 $3\sim5L/min$，吸入氧浓度可达 $45\%\sim60\%$ 或更高。当患者需要氧流量增大时，经鼻导管给氧流速过大对鼻黏膜有刺激而用面罩比较舒适，而且效果也比鼻导管好。本方法优点是对病情较重患者效果较好，设备简便，缺点是为保证效果必须经常注意保持面罩的正确位置，而且给进食带来不便。

2. 氧气的来源

常用的氧气的来源包括氧立得、氧气袋、高压氧气瓶、液氧瓶、制氧机等。氧立得是通过化学制剂反应得到氧气，是利用过氧化钠（化学式为：Na_2O_2）固体压片和水在常温下反应生成氢氧化钠和氧气的原理制成的，为了控制反应速率，在过氧化钠固体压片中常添加不和水反应的辅料（如淀粉等），但是仍然只能维持很短的时间，氧气袋也受到体积的限制，不能使用很长的时间，适合于急救时候使用；高压氧气瓶和液氧瓶的贮氧的容积比氧气袋大，但是也需要定时更换；制氧机能够满足患者长时间的吸氧的要求，但是也存在一定的缺陷，例如噪音较大等。

3. 无创正压通气

机械通气是治疗 COPD 患者急性呼吸衰竭的重要的治疗手段，在过去的 10 年中，无创机械通气技术已经被成功地应用于急性呼吸衰竭的患者。在临床的实际应用中，无创通气不必气管插管，减少了传统的机械通气的并发症，缩短了患者的住院时间。同时近年来，无创正压通气被越来越多地建议应用于 COPD 患者和伴有高碳酸血症的慢性呼吸衰竭的患者。

短期的对照研究显示 COPD 患者在长期家庭氧疗的基础上使用无创正压通气，比仅使用长期家庭氧疗更能显著改善睡眠质量和日间的气体交换，这个结论已经被一项持续 24 个月的多中心的随机对照研究所证实。在这项研究中，COPD 患者接受夜间无创正压通气治疗，结果显示二氧化碳分压比长期家庭氧疗组更低；此外，在改善慢性呼吸困难、生活质量调查问卷和减少入住 ICU 的人数等方面均有显著性的提高。

近期的研究结果显示只伴有高碳酸血症和夜间肺通气不足的 COPD 患者采用无创正压通气是得益的。而且，至今仍然缺乏无创正压通气改善生存率的证据。因此虽然一些研究在长期家庭氧疗的基础上使用夜间无创正压通气来防止 COPD 患者的肺泡通气不足，但是还没有确切的证据确定这种治疗的地位。另一方面，无创通气的装置仍让患者觉得不太舒适，例如鼻黏膜充血、胃肠胀气、结膜刺激、影响睡眠等，因此应注意在使用无创正压通气时应注意患者的舒适性，面罩是否合适，是否漏气以及患者与呼吸机的同步性。

(四) 注意事项

1. 原发病的治疗

在吸氧的同时应对原发病进行全面的分析，并作出及时的处理，预防病情进行性加重。例如保持呼吸道的通畅，解除支气管的痉挛等，同时应特别注意改善患者的心血管功能，循环与呼吸密切相关，二者缺一不可。

2. 技术细节

必须使氧气流量计保持垂直，准确维持氧流量；避免管道曲折、漏气；吸氧时要使用湿化器，避免干燥的氧气对呼吸道黏膜的刺激。同时还应注意用氧的安全，避免高压气体伤人。氧能助燃，用氧时应禁用明火，严防火灾。

3. 动脉氧分压的维持范围

给氧时血氧应达到的水平应根据临床情况而设定。通常急性患者应使氧分压维持在近于正常的范围，而慢性缺氧的患者动脉氧分压能维持在 60mmHg 以上即可，循环功能不佳，一般情况差的患者应使氧分压尽量在 80mmHg 以上。

(五) 氧对人体的有害作用

1. 氧中毒

氧对机体的有害作用包括对肺脏的直接影响和对其他组织的损害两方面。用普通方法给氧，不易达到很好的吸氧浓度，但是由于呼吸机的广泛应用，使患者长时间吸入高浓度氧成为可能，因此氧中毒逐渐得到重视。

氧中毒的肺部改变是直接吸入高浓度氧的结果，其病变严重程度与吸入氧浓度及持续时间有关，与动脉氧分压无直接关系。通常吸入氧浓度在 60％以上，时间超过 1～2 天就可能对肺有不良的影响，有基础病变的肺更易受损。

氧中毒的发病机制尚未完全明确，可能是高浓度氧对细胞内的氧化作用产生对细胞代谢有害的中间产物影响了细胞的正常功能。血管内皮细胞是首先受损的部位。有动物实验发现吸入高浓度的氧使肺表面活性物质减少也是一个发病因素。急性氧中毒早期主要损伤肺毛细血管内皮，以渗出为主，以后逐渐转为增殖期。根据病理检查发现，短时间应用呼吸机者有肺泡壁充血，间质水肿，肺泡上皮细胞肿胀，肺透明膜形成等；长期应用呼吸机（1 周以上）者有肺泡壁增厚、间质水肿、炎性细胞浸润、纤维母细胞增生、透明膜形成及肺泡上皮严重增生，毛细血管上皮也有肿胀、增生。

长时间应用呼吸机吸入高浓度氧，如果呼吸困难继续恶化，虽因肺部病变增多疑为感染加重，但抗感染治疗无效，应高度怀疑存在氧中毒。

氧中毒属于医源性疾病，如能正确用氧是可以避免的，氧浓度在 50％以下长时间应用不会对患者有不良的影响。氧中毒对患者的危害是慢性的，但是缺氧对患者的危害常常是急性的，因此需掌握的要点是：高浓度氧必要时可以应用，但时间不宜太长，不宜超过 24 小时，给氧时动脉氧分压应维持在 60～100mmHg，最多不超过 160mmHg。

2. 吸收性肺不张

在呼吸道梗阻时吸入高浓度氧后可以产生肺不张，当患者呼吸空气时，滞留于梗阻远端的气体由于空气中的氮溶解度小，在肺泡内吸收缓慢，若患者吸入高浓度氧，由于肺泡内氧可很快被血液吸收，可能很快发生吸收性肺不张。

3. 二氧化碳潴留

给氧后二氧化碳潴留加重是慢性阻塞性肺病患者的特殊问题，对于 COPD 引起的Ⅱ型呼吸衰竭，无限制的或者高浓度的吸氧会产生呼吸抑制，导致二氧化碳进一步潴留。一般的看法是慢性呼吸衰竭时，呼吸中枢已适应于高碳酸血症，对长期二氧化碳潴留已不敏感，低氧血症成为驱动呼吸中枢的主要刺激，高浓度吸氧使动脉氧分压迅速增高，给氧后低氧血症的刺激减弱或消失，呼吸中枢失去刺激，导致呼吸抑制，出现中枢性通气不足。但是也有人认为高浓度吸氧导致二氧化碳潴留是继发于 Haldane 效应，即二氧化碳在血中的运输，20％依靠与血红蛋白结合，在血红蛋白氧合不足时，还原血红蛋白运载二氧化碳能力较大，而氧合血红蛋白携带二氧化碳的能力只有还原血红蛋白的 1/3，所以高浓度吸氧可导致二氧化碳潴留。法国的

Aubier 在研究了15 例COPD 患者吸入纯氧 15 分钟前后每分钟通气量，生理无效腔量和血气分析的改变后发现，吸氧后二氧化碳分压增高，主要不是由于中枢性的通气量减少，而是由于生理无效腔增大，导致通气/血流比例失调。

因而慢性呼吸衰竭的患者适合于低浓度的控制给氧，但不能因怕二氧化碳潴留而过分地限制给氧。严重缺氧可导致中枢神经系统不可逆的变化，而二氧化碳潴留产生的症状一般是可逆的。

(六) 长期家庭氧疗的疗效预计

虽然研究发现长期家庭氧疗能够影响 COPD 患者的预后，但是决定 COPD 预后的重要病理因素是肺功能下降和肺心病的发展，因此即使坚持长期家庭氧疗的患者的预后也是受多种因素的影响，判断预后是使治疗更加有的放矢，对那些可能氧疗无益的患者可选择更合适的治疗，如家庭机械通气治疗、肺移植手术等方法。

人们普遍认为肺功能对 COPD 患者的预后影响最大，FEV_1 是预后的最好的预测参数。当呼吸衰竭严重，$FEV_1 < 0.6L$ 的时候，长期家庭氧疗对患者的预后改变不大。对一组长期家庭氧疗的患者 12 年的观察发现，5 年生存率提高，而 10 年生存率与对照无差异，并与 FEV_1 是相关的。此外如果缺氧程度和气流限制程度相当，发现 CO 弥散系数严重下降者较正常者预后差。

英国国家健康协会和其他的一些研究认为基础肺动脉压与长期氧疗后的生存无明显相关，而氧疗后 6 个月肺动脉压下降者生存率高。Ashutosh 等人的研究进一步通过把患者分为氧疗反应组（持续吸入 $28\%O_2 24$ 小时，肺动脉压下降 $\geqslant 7.54mmHg$）和无反应组，然后给予持续家庭氧疗，证实氧疗反应组的 1～4 年的生存率明显高于无反应组。

多数报告认为血氧分压对家庭氧疗效果无预计作用，但是在 1 年内生存和死亡患者之间血氧分压有显著差异。血细胞比容在氧疗后下降也有意义。

综上所述，长期家庭氧疗能够延缓缺氧对死亡率的影响，但是不能逆转 COPD 基本病变。Menee 等人通过对大量 COPD 人群的分析，提出在决定实施长期家庭氧疗前应先对患者进行评价，评价内容包括：①肺动脉压。②吸空气时血氧分压。③FEV_1。那些肺动脉压 $> 42mmHg$、吸空气时血氧分压 $< 70mmHg$、$FEV_1 < 0.45/L$ 的患者疗效差。这些参数反映了 COPD 的严重程度，因此应尽量在病程的早期即开始持续家庭氧疗，以获得最大的效益。

第八节　营养指导

一、必需的营养素

人体必需的营养素包括蛋白质、脂肪、糖类、维生素、无机盐和水，共六种。

(一) 蛋白质

蛋白质是生命的基础，约占人体重量的 20%，在构成人体的物质中，若以干重计算，蛋白质的含量最高，占人体干重的 45%。从细胞组成到人体结构，从生长发育、受损组织的修复、新陈代谢、免疫抗体及各种激素、酶的构成，无一不与蛋白质有关，因此摄取蛋白质极其重要。正常成人每日蛋白质的最低生理需要量为 30～50g。

蛋白质主要由碳、氢、氧、氮四种元素构成。部分蛋白质中还含有硫、磷、铁、铜、碘等。蛋白质的基本单位是氨基酸。食物蛋白中含有 20 种氨基酸，其中 8 种因其碳链在人体内不能合成，必须从食物中摄取，以维持生理需要，叫"必需氨基酸"，能够在体内合成的氨基酸称为"非必需氨基酸"。

饮食中的蛋白质是人体蛋白质的主要来源。含全部必需氨基酸并数量充足、比例合适的蛋白质叫完全蛋白质，也称优质蛋白，如：乳、肉、蛋等。所含必需氨基酸的种类基本齐全，但比例不够适合的叫做半完全蛋白质，如麦胶蛋白，如果只摄取这类蛋白质仅能维持生命，不能促进生长发育。所含必需氨基酸种类不全的叫做不完全蛋白质，如玉米胶蛋白等，只摄取这类蛋白质既不能促进生长发育，又不能维持生命。食物中蛋白质所含氨基酸的种类和数量越接近人体需要，其生理价值就越高。

食物中的蛋白质在胃肠内经胃蛋白酶以及胰液和肠黏膜细胞分泌的多种蛋白酶及肽酶的共同作用下水解为氨基酸和寡肽，在肠道内被吸收。近年来的研究发现，肠道黏膜对寡肽的吸收在蛋白质的吸收中占有重要的地位。长期限制蛋白质的摄入可使游离氨基酸的吸收下降，但肽类的吸收仍保持不变，对于严重小肠黏膜功能障碍引起的慢性蛋白质－热量缺乏性营养不良的患者，口服寡肽制剂的效果比游离氨基酸好。

（二）脂肪

脂肪也是人体的重要组成成分，成年男子体内大约含有 13% 的脂肪，女子的脂肪含量稍高。脂肪包括甘油三酯和类脂（即磷脂类和胆固醇）。构成脂肪的脂肪酸分为饱和脂肪酸和不饱和脂肪酸，后者又叫必需脂肪酸。甘油三酯是机体储存能量的形式，可供给身体热量和必需脂肪酸；类脂是人体细胞、尤其是脑细胞和神经细胞的主要成分。脂肪还能促进脂溶性维生素的吸收，保护内脏器官，保持体温，还能增加食品的香味、促进食欲等。

（三）碳水化合物

碳水化合物也称为糖类。碳水化合物构成地球上的绝大多数生物，也是人体主要的供能物质。碳水化合物是食物中的主要成分，其每日摄入量占每日摄入热量的 50%～70%。根据文化背景以及对食物喜爱的差异，各地区食物中碳水化合物的构成也有所不同，但一般均包括淀粉、单糖、复杂的聚合物（膳食纤维）及少量其他成分。我国人民主要靠米、面、豆类、植物根茎、水果、蔬菜和食糖来获得糖类。

根据糖类的结构可分为：单糖（葡萄糖、果糖、半乳糖），双糖（蔗糖、麦芽糖、乳糖），多糖（淀粉、糊精、纤维素等）。食物中的碳水化合物主要是淀粉和少量双糖，主要在近段小肠内吸收。淀粉在淀粉酶的作用下分解为麦芽糖、麦芽三糖、含分支的异麦芽糖和 α 临界糊精，这些物质在肠黏膜细胞内进一步在酶的作用下分解为葡萄糖。葡萄糖在氧供应充足的情况下进行有氧氧化，分解为二氧化碳和水，而缺氧时则进行酵解，产生乳酸，乳酸血症是机体缺血时发生严重代谢性酸中毒的主要原因。

（四）维生素

维生素是维持机体正常代谢所必需的营养素。维生素不能在体内合成或者合成的量不足以满足机体的需要，因此必须要有外源性补充。维生素不是构成机体组织的重要原料，不能供给能量，每日需要量也很少，但是维生素在调节体内物质代谢、促进生长发育和维持机体生理功能方面却发挥着重要的作用。例如：在我们的体内每时每刻都在进行着无数的化学反应，这些化学反应又都是在催化剂——酶的参与下进行的，维生素就是这些酶或是辅酶的重要成分。维生素的种类繁多，通常按其溶解性可分为脂溶性维生素（维生素 A，D，E，K）和水溶性维生素（维生素 B 族，C，生物素等）。

（五）无机盐和水

人体内约有 50 多种无机盐，约占成年人体重的 4%，有的无机盐是构成人体组织的原料，如钙、磷等；有的是维持酶和激素活性不可缺少的成分，如镁、锌、碘等；而钾、钠、氯等物质参与维持体内酸碱度、渗透压以及细胞代谢的平衡。

水是维持生命的重要营养物质之一。水有调节体温，促进物质代谢等作用。如果体内的水分损失 20%，氧化、还原、分解、合成等正常的生理活动便无法正常进行。正常人每天需要经饮食补充水分约 2200mL，体内物质代谢产生的内生水约 300mL，每日经肾脏、肺、皮肤和粪便排出相等数量的水。

二、营养评估

人类生存所需的能量的唯一来源是食物。正常情况下机体将食物中所含的能量转化为机体生命活动所需的能量或转化为能量的储存形式。人体的能量（热量）是从食物中的蛋白质、脂肪和碳水化合物获得的。营养物质经过一系列的反应被分解为二氧化碳和水，以及其他一些化学物质。每种营养素所产生的能量为：1g 蛋白质——17.1kJ；1g 碳水化合物——17.1kJ；1g 脂肪——38.9kJ。在正常情况下，人体基础代谢所消耗的热量大约是每公斤体重每小时 4kJ。从事不同工作的人每日所需热量也不同。

如果营养摄入不足则会出现一系列临床症状，称作营养不良。判断患者有无营养不良，首先应对其营养状况进行全面评价，可分为轻、中、重三种程度。

营养不良又可分为以下三种类型：

（一）蛋白质缺乏性营养不良

见于病前营养状况良好而突发严重疾病者，患者的分解代谢明显增加而营养素摄入相对不足，导致血浆白蛋白、转铁蛋白降低，同时伴有机体免疫功能下降。但体重、三头肌皮褶厚度等正常，临床上容易被忽视。

（二）蛋白质—热量缺乏性营养不良

由于较长时间的蛋白质—热量摄入不足而逐渐消耗机体的肌肉组织和脂肪，是住院患者中常见的类型。特点为体重显著降低，而血浆蛋白尚可维持正常。

（三）混合性营养不良

由于长期营养不良而表现有上述两种营养不良的特点。骨骼肌和内脏的蛋白质均有显著下降，内源性脂肪和蛋白质储备减少，并伴有多种器官功能受损，是一种严重的营养不良状态。

三、COPD 患者的营养治疗

呼吸系统是人体重要的器官系统，其生理功能为通气和换气，提供机体各脏器、组织、细胞代谢所需的氧和排除代谢产物——二氧化碳。营养与呼吸系统密切相关。经过气体交换，人体可将吸入的氧气提供给全身各器官、组织、细胞，满足各种营养素代谢的需要；同时摄入以及储存的各种营养素可满足肺脏、呼吸肌的作功和新陈代谢、组织修复以及改善呼吸肌疲劳的作用。

（一）营养不良与 COPD

国内外研究提示呼吸功能不全患者常伴有营养不良，而且越来越多的证据表明营养不良能对呼吸功能不全的患者产生有害的影响。营养不良常见于有基础肺脏疾病的患者，特别是 COPD 的患者。国外报道 COPD 营养不良的发病率为 27%～71%。呼吸衰竭的患者营养不良更为常见，需要机械通气的患者营养不良的发病率进一步提高。国内外的研究均显示，COPD 患者的体重、血清白蛋白、血红蛋白等指标均明显低于健康人，说明 COPD 患者往往存在消瘦、贫血、低蛋白血症等情况，属于蛋白质－热量缺乏性营养不良。而且 COPD 患者的甘油三酯水平和淋巴细胞总数均显著降低，长期营养不良导致肌蛋白分解和脂肪储存过度消耗，同时机体的免疫功能和修复能力受损，表现为容易发生反复气道感染，肺功能逐渐恶化。有报道认为，COPD 患者的营养状况和气道阻塞的严重程度成正相关，因此临床上正确评价 COPD 患者的营养状况，给予合理的营养支持治疗，改善呼吸功能，提高肺的防御机制，对于 COPD 患者是非常重要的。

1. COPD 患者营养不良评价

营养状态应根据患者情况采用不同的测量方法和指标。对于稳定期的患者三头肌皮褶厚度等人体测量指标能较准确地评价患者的营养状态，但是急性期的严重呼吸衰竭的患者由于体液潴留或者脱水的原因常常影响人体测量的结果。实验室评价营养状态的方法包括血清蛋白质（白蛋白、转铁蛋白、前白蛋白、视黄醇结合蛋白）的测量和肌酐－身高指数测定。血清白蛋白反应蛋白质的合成，能够初步评价营养状态。白蛋白初次测定数值低于 25g/L 提示预后不良。但由于白蛋白半衰期较长，不能用于连续监测，而前白蛋白和视黄醇结合蛋白的半衰期短，对于营养状态的评估或营养治疗的疗效评价较好。肌酐－身高指数随摄入的蛋白质水平变化而变化，只要每日蛋白质的摄取量稳定，可用于监测营养状况。评价营养状态中的免疫功能指标包括淋巴细胞总数及迟发型超敏反应。近年来，临床上采用多营养参数评价危重患者的状态，能够比较真实地反映患者的营养状态。Buzby 提出了预后营养指数，包括血清白蛋白、三头肌皮褶厚度、血清转铁蛋白和迟发型皮肤超敏反应。

近年来，也有人提出用肌肉重量这个指标来评价 COPD 患者的营养状况比体重等指标更为合适，例如对于肥胖的 COPD 患者的评价。大多数 COPD 患者最显著的症状是呼吸困难和运动能力下降。在过去的 10 年中，越来越多的研究显示骨骼肌无力是除了气道阻塞和肺泡结构损伤之外导致患者症状的重要因素。近期的研究结果显示 COPD 患者的骨骼肌重量是外周骨骼肌功能障碍的决定因素。Marquis 等人利用计算机断层扫描的方法测定了 142 位 COPD 患者的肌肉重量，并与体重指数进行了对比，在观测期间，有 25 位患者死亡，这些患者的体重指数正常，而肌肉重量明显下降，并且与 FEV_1 显著相关。

体重，特别是除去脂肪的重量（fat-freemass，FFM）也是运动能力和运动反应的重要决定性因素。FFM 低的患者与 FFM 正常的患者相比氧耗量峰值更低，酸中毒出现也更早。FFM 降低不仅出现在低体重的患者中，在正常体重的患者中也可以看到。FFM 低的患者与那些 FFM 相对正常的人相比，健康状态和生活质量下降更明显。常用的指标为最近 6 个月内体重下降超过 10% 或者在 1 个月内体重下降超过 5%。

一些研究发现体重指数（BMI）和体重的降低与死亡率的升高相关。超重的中至重度的 COPD 患者的死亡率比正常体重的患者死亡率要低。在校正了年龄、性别、肺功能、吸烟等条件后，发现 BMI 小于 $25kg/m^2$ 的患者死亡率升高，这可能与 FFM 和体重下降有关。近期的体重下降是病情急性恶化需要入院治疗和机械通气的重要预测因素。

2. COPD 患者营养不良发生的原因

COPD 患者发生营养不良的原因在于能量供求失衡。在 COPD 的初始阶段，营养状况尚能保持平衡，但随着气道阻塞进一步加重，营养状况逐渐下降。国内外的报道均显示，慢性支气管炎患者的营养状况并无明显低下，但肺气肿患者比慢性支气管炎患者更易处于低营养状态，Leban 等报道呼吸衰竭患者的营养不良发生率为 60%，需要机械通气的患者的营养不良的发生率显著增高，达到 74%。

根据 COPD 患者的病理生理特点，营养不良发生的原因可有以下几点：

(1) 摄入不足：由于贫血、呼吸困难、进食过程中血氧饱和度下降等因素均可导致能量摄入不足。气管切开、气管插管等操作妨碍患者正常进食，营养物质摄入不足。COPD 患者常并发不同程度的胃肠功能障碍，特别是危重患者发生右心功能不全、上消化道出血时，由于胃肠道淤血、水肿、出血常导致食物摄入、消化及吸收功能障碍。

(2) 呼吸功增加、氧耗增多：肺气肿的患者由于肺过度充气、肺顺应性下降导致气道阻力负荷增加、呼吸功率下降、呼吸肌氧耗增加。如果给予 COPD 患者不恰当的营养治疗，碳水化合物过量，体内 CO_2 产生增多，呼吸功及氧耗也显著增加，导致机体慢性消耗增加。

(3) 应激状态：炎症、发热、低氧血症、躁动、以及与呼吸机抵抗等因素均可使患者处于高代谢状态，氧耗增加。

(4) 适应性体重下降：COPD 患者心、肺、胃肠功能减弱，其所供应的氧和营养物质不能满足人体的需要，减轻体重是机体采取一种适应性反应。

3. 营养不良的损害

COPD 患者常发生营养不良，但是营养不良对人体多方面的损害作用不受其是否存在基础肺部疾病的影响。不适当的热量摄入及随后发生的营养不良可在以下方面损害肺功能：

(1) 呼吸中枢的通气驱动：人体的代谢率与呼吸中枢的通气驱动呈正相关，增加代谢率可增加通气驱动。而营养状态、营养素的摄入影响患者的代谢功能。有研究表明，正常人一次摄入 4184kJ 的碳水化合物后 2~3 小时，通气驱动力明显增加，如果每日摄入热量不足，分钟通气量、平均吸气流速等指标均有减少。对于 COPD 患者，通气驱动增强可减少体内二氧化碳潴留，但同时也可增加呼吸功，易加重呼吸肌疲劳。

(2) 呼吸肌结构和功能：呼吸肌的力量和耐力主要依赖呼吸肌纤维的构成。骨骼肌在结构、生化、血管分布等方面为适应外界环境的变化而发生改变。通过动物实验及尸体解剖发现营养不良可导致骨骼肌显著耗竭，表现为肌纤维体积减少，但数量维持不变。营养不良的患者膈肌纤维减少，膈肌的厚度和面积也减少。

许多电解质的缺乏也能影响骨骼肌的功能。严重的低磷血症能严重损害膈肌的收缩能力，有许多研究证实，充分补充营养物质，特别是含磷的营养物质能改善膈肌收缩和提高 ATP 含量，改善呼吸肌疲劳，提高呼吸肌力量。镁、钙、钾等物质的缺乏均可导致显著的骨骼肌无力。因此，评价营养不良的患者的呼吸肌无力时不应忽视电解质和矿物质对呼吸肌的影响。

(3) 肺脏防御功能：人体的营养状况与免疫功能密切相关，营养状态能直接影响机体的免疫应答反应。良好的营养状况是机体免疫系统发挥正常功能的重要条件。营养不良是最常见的继发性免疫缺陷的原因，严重营养不良将会导致免疫器官萎缩，细胞和体液免疫功能、特异性和非特异性免疫功能受损，细胞免疫、吞噬细胞的功能和补体系统受营养状态的影响尤为明显。人体营养不良时，机体免疫功能下降，使机体易发生感染，而感染又可使机体分解代谢增强，从而进一步加重营养不良，使免疫功能损害更为严重，形成恶性循环。

肺的防御机制主要依赖于机体免疫功能的健全和呼吸道上皮细胞的完整。营养不良时呼吸道内的 SIgA 减少，可增加气道内细菌的黏附，使得 COPD 患者的感染几率增加。营养不良可损害呼吸道上皮细胞的再生、肺脏表面活性物质减少，易发生肺脏的萎缩、肺不张，损害气道对病原微生物的清除能力，导致肺部感染的机会增加。

（4）肺结构和功能：慢性营养不良能影响肺实质的结构和功能。动物实验显示饥饿的大鼠肺脏出现弹性纤维重构、肺泡腔扩大、肺泡壁表面积的减少。

（二）COPD 的营养治疗

用于营养治疗的主要营养素包括碳水化合物、蛋白质、脂肪、电解质、维生素、水等。营养治疗应采取个体化原则。

1. 营养物质对 COPD 患者的影响

（1）碳水化合物：1g 葡萄糖完全氧化可产生 17.1kJ（4.1kcal）的能量，呼吸商为 1.0，但是营养不良患者在给予过多碳水化合物后，二氧化碳的产量与氧耗量不成比例，呼吸商大于 1，提示过度利用碳水化合物，存在脂肪合成。为排除体内过多的二氧化碳，代谢率增加，导致潮气量和呼吸频率增加。COPD 患者在碳水化合物过多时易加重呼吸肌疲劳，使呼吸功能恶化。聂秀红等人的研究证实，随着碳水化合物热卡摄入比例大的增加，动脉血的二氧化碳分压水平趋于上升，呼吸商也有上升趋势。

（2）蛋白质：Morrison 等人发现在低体重的 COPD 患者中蛋白质的分解率正常，但是肌肉蛋白的合成率下降，患者处于负氮平衡。蛋白质的摄入是维持氮平衡的决定因素，输注氨基酸后机体蛋白合成增加而内源性蛋白质分解减少，其程度与所输注的氨基酸浓度呈正相关。外源性蛋白质和氨基酸的摄入，其抑制蛋白质分解作用强于促进蛋白质合成。给营养不良的患者输注氨基酸可增加分钟通气量及对二氧化碳的通气反应，上述作用于输注支链氨基酸时更为明显，可能与支链氨基酸与色氨酸竞争通过血脑屏障，降低大脑中色氨酸及其代谢产物 5-羟色胺的浓度，而 5-羟色胺能够抑制通气和对二氧化碳的通气反应。对于呼吸功能低下的呼吸衰竭患者，特别是机械通气的患者，达到氮平衡所需的蛋白质为 1.5～2.0g/kg·d。

（3）脂肪：脂肪同碳水化合物一样能够提供大量的热量，具有节氮的作用，1g 脂肪完全氧化能够产生 38.9kJ 的热量，呼吸商为 0.7。脂肪乳剂提供高热量的能量和防止必需脂肪酸缺乏，并能降低 COPD 患者的二氧化碳产生量。由于脂肪乳剂可提供大量的热量以满足机体的需要，并能降低使用大量碳水化合物所致的加重呼吸负荷的负重，特别适合于危重的 COPD 患者。有研究表明，输注脂肪乳剂可抑制肌肉的氨基酸的释放。由于在病理状态下常伴有严重的蛋白质分解，此时含脂肪的肠外营养治疗常可明显改善机体氮平衡。COPD 呼吸衰竭的患者糖利用能力下降，葡萄糖的节氮作用远不如正常人，此时脂肪氧化成为能量的主要来源，因此这类患者有必要采用高脂、低糖饮食。但是过高的脂肪饮食也会出现腹泻等不耐受的情况。

通过饮食中脂肪酸结构的改变，可以有效地转变炎症细胞和免疫细胞中的脂肪酸的组成。通常人体的炎症细胞主要包含 n-6 多不饱和脂肪酸。如果给予富含 n-3 多不饱和脂肪酸的食物，单核细胞和中性粒细胞化学趋化性减低，炎性因子的释放也减少。

（4）电解质：电解质的作用在于维持组织渗透压和离子平衡。电解质的变化与营养不良程度和营养治疗密切相关，因电解质的需要量个体差异很大，需要监测血清含量并给予及时补充。

（5）微量营养素：包括维生素和微量元素，参与调节蛋白质、碳水化合物和脂肪的代谢过程。已有研究证明铁、锌、铜、碘等微量元素在改善营养不良引起的免疫功能低下，减少下呼吸道感染的发生机会方面起重要的作用。

2. COPD患者的营养治疗方案

（1）一般原则：营养治疗的目的首先在于减少患者的体重下降及机体蛋白质分解，最后达到增加体重和机体蛋白质的目的。对于慢性呼吸功能不全的患者，其营养治疗的目的在于逐步纠正患者的营养不良及负氮平衡，增加体重，改善肌肉蛋白质合成，有助于减轻或纠正呼吸肌疲劳。

患者每日的能量消耗（energy expenditure，EE）指机体在24小时内消耗的热量，包括静息能量消耗（resting energy expenditure，REE）、食物的特殊动力学效应及活动消耗的能量。呼吸衰竭的患者每日的能量消耗因发热、吸痰以及与呼吸机抵抗等因素而与静息能量消耗有明显的差异。同时食物的特殊动力作用对能量消耗也有较大的影响，此时的食物的特殊动力作用多见于因摄入较多的碳水化合物导致体内二氧化碳产生过多而出现的呼吸肌氧耗、呼吸功增加。鉴于以上原因，引入应激指数这一校正系数来评价COPD患者的实际能量消耗。应激指数的估计值来源于对危重外科患者间接测热法的研究结果。

$$REE=[3.9(VO_2)+1.1(VCO_2)]\times 1440 \quad EE=REE\times 应激指数$$

其中VO_2为氧耗量（L/min），VCO_2为二氧化碳产生量（L/min），可通过非侵入性的间接测热法进行测定。应激指数的大小取决于患者的体温、活动及烦躁程度等，一般为1.4～2.0，对于绝大多数具有慢性基础肺脏疾病的呼吸衰竭患者，应激指数不应太高。

当所需的总能量确定后，尚需确定每日供给的蛋白质、脂肪、碳水化合物占总能量的比例及能量供给量。对于呼吸功能不全的患者，蛋白质的供给量应为1～1.5g/kg，危重患者应增加至1.5～2.0g/kg。非蛋白质热量所提供的能量可防止蛋白质分解，碳水化合物的节氮作用虽然强于脂肪，但产生大量二氧化碳将显著增加呼吸负荷，导致二氧化碳潴留。在COPD等营养不良的慢性肺脏疾病的患者中，碳水化合物的用量要比营养正常者少，但每日最少应摄入100g的碳水化合物以避免患者发生酮症。脂肪乳剂能提供大量的非蛋白质热量，产生较少的二氧化碳，不影响患者的呼吸负荷，而且具有节氮的作用。因此对于大部分使用机械通气的呼吸衰竭患者，建议营养治疗的总原则为：①采用高蛋白质、高脂肪、低碳水化合物的膳食或胃肠外营养。②蛋白质、脂肪、碳水化合物的热量比为20%、20%～30%、50%～60%。③每日摄入蛋白质量为1.5～2.0g/（kg·d）。④每日适量补充各种维生素及微量元素，依据临床情况调整电解质用量，特别注意补充影响呼吸肌功能的钾、镁、磷等元素。

一些研究显示通过营养干预，部分患者体重增加，根据EVA等人的研究显示，患者对营养治疗的反应与全身的炎症情况、年龄、食欲状况等均有关系。

（2）机械通气的COPD患者的营养治疗：COPD的患者常常在合并严重感染后使用机械通气，这时的患者由于机体的应激反应，处于高分解代谢状态，合成代谢受限，免疫功能低下，加之摄入热量及蛋白质量不足，机体就会出现营养不良状态或者原有的营养不良加重。此时如果营养补充不能及时、充分，就会出现不同程度的蛋白质消耗，影响器官的结构和功能，死亡率增加。

接受机械通气的 COPD 患者可以经过肠外营养或肠内营养进行代谢支持治疗。如果肠道结构和功能完整，应该首选并尽量利用肠内营养。因为食物刺激胃肠道，能够激活肠道神经内分泌免疫轴，有助于维持肠道免疫功能，预防细菌易位和内毒素吸收所导致的肠源性感染。由于气管插管后不能进食，可以通过胃管进食。如果能够使用胃管泵均匀持续输注，胃肠道不良反应较少。肠内营养制剂种类众多，临床上常用的包括：①要素型肠内营养制剂：临床目前常用的包括百普素、能全力等；这类营养素营养全面，基本可直接接收。但此类制剂口感差，以管饲为佳。②非要素型肠内营养制剂：例如匀浆膳等。其成分需经过肠道消化才能吸收利用，适用于肠道功能正常的患者。③特殊应用型肠内营养制剂：肺病疾患有其专用的肠内营养制剂，其特点是脂肪含量高，糖类含量低，以减少二氧化碳的产生。

如果重症的 COPD 患者合并消化道出血等并发症，则不宜选用肠内营养，此时应采取完全胃肠外营养，应该增加脂肪和氨基酸负荷，减少糖的摄入。甄享凡等人的研究发现，中长链脂肪乳比长链脂肪乳更能进一步改善氮平衡，促进蛋白合成，对脂代谢以及肝肾功能没有影响，能为 COPD 接受机械通气的患者提供更好的营养治疗。补充足够的能量能有效地阻止蛋白质的分解，但是并不能纠正负氮平衡，因此供给热量的同时必须供给氮源。补充的蛋白质一般都以氨基酸的形式摄入，氨基酸溶液可供静脉输入，多数实验均证明支链氨基酸溶液可以改善患者的氮平衡，促进白蛋白、免疫球蛋白的合成。葡萄糖是常用的能量物质，但是高浓度的葡萄糖会造成二氧化碳增多，呼吸通气负担加重、呼吸衰竭加重因此目前认为高代谢危重患者输注的葡萄糖每分钟应不超过 5mg/kg，其余热量可由脂肪来供应。杨玉敏等人的研究发现，肠内营养与肠外营养相比对于营养的支持改善无明显差异，但是 2 周的脱机率明显升高，而且费用花费更低。

近年来许多研究证实适当应用重组人生长激素（rhGH）能够逆转和改善危重患者机体的高代谢状态，促进脂肪分解和糖异生，促进蛋白质的合成，减少蛋白质分解，对预后产生积极的作用。两项无对照的研究报告了关于营养不良的 COPD 患者应用 rhGH 的结果，在应用 8 天后，呼吸肌和外周骨骼肌的力量无改善，但是，应用 3 周后，呼吸肌的力量和无脂肪体重增加。

（3）肺康复期的 COPD 患者的饮食：进入肺康复的 COPD 患者多为稳定期的门诊患者，因此他们的营养治疗应该是在康复医师和营养师的指导下进行自我管理。这也给实际操作带来了一定的困难。康复医师根据患者的 BMI 数值先对患者进行初步营养评价，如果 BMI<21kg/m^2，营养补充是必需的，应由营养师为其制定合理的营养补充方案。国外有多项研究结果显示，此时可给予高热量的食物（在基础量上每日增加 2092~3138kJ 的热量。如果 BMI 在 25kg/m^2 以下，可以不作干预，继续观察、评价，以发现是否营养状况进行性恶化，同时可以根据肌肉重量来决定营养干预的时机。

Ferreira 等人进行的荟萃分析则显示：稳定的 COPD 患者进行营养支持，对于各种人体测量值、肺功能或运动能力并没有改善。

（4）肥胖的 COPD 患者：并不是所有的 COPD 患者都是消瘦的，尤其在西方国家更是如此。体重指数和气道阻塞性疾病（哮喘、慢性气管炎、肺气肿）之间的关系已经明确。例如气道阻塞性疾病的患者有时会发生在运动减少、超重的人群中。如果这个假设成立，肥胖就是气道阻塞性疾病的病因，而不是结果。有人发现那些 BMI 小于 20 的男性和 BMI 大于 28 的女性中 COPD 的发病率升高。StefanoGuerra 等人的研究显示，BMI≥28 的患者哮喘和慢性支气管炎的发病率较对照组均有明显升高，尤其是在女性患者中。而且 BMI 与 COPD 患者夜间通气障碍严重程度相关，缺氧和二氧化碳潴留更明显。肥胖患者由于胸壁运动受限可以影响气道管径；而狭窄的气道又和支气管高反应性相关；同时肥胖的患者有较高的胃食管反流性疾病的发病率。

至于肥胖的 COPD 患者如何调整饮食目前还没有定论，但是如前所述，肌肉重量可能是一个比体重更好的预测 COPD 患者预后的指标，即使体重正常，可能也存在肌肉重量的下降，肺康复的指南建议此类患者可继续随访，暂不进行营养补充治疗。

（5）合并糖尿病的 COPD 患者：近年来老年 COPD 患者合并 2 型糖尿病的患者逐渐增多。由于糖尿病患者存在胰岛素生物活性作用绝对或相对不足，葡萄糖进入细胞后磷酸化减少，能量供给减少，糖原合成减少，肝糖输出增加；脂肪和蛋白质合成减弱，分解代谢增加，导致患者组织修复能力和抵抗力降低，感染反复发生且不易痊愈。而有些糖尿病患者本身存在或者是由于严重感染而出现了胰岛素抵抗的情况，这时葡萄糖的利用受限，胰岛素水平的升高阻止了脂肪的分解，进一步减少了能量的供给。在应激状态下为适应能量的需要，机体的蛋白质分解，抵抗力进一步下降。

Framingham 心脏研究发现，2 型糖尿病患者的 IL-1，IL-6，肿瘤坏死因子等炎性标志物水平升高，而这些也是 COPD 的发病机制。较差的血糖控制是导致通气功能受损的独立因素。有研究证实，糖尿病患者的 FEV_1 和 FVC 的值均有下降。血糖水平越高，FEV_1/FVC 的比值越低。因此控制血糖是治疗过程中不可缺少的一部分。

与不合并 COPD 的糖尿病患者不同，由于 COPD 患者反复发生感染，消耗增加，极易出现营养不良的状况。因此对于营养不良的 COPD 患者可在营养补充的基础上给予胰岛素治疗，以促进合成代谢。但是对于存在胰岛素抵抗的患者多为肥胖人群，应用胰岛素可能会增加体重，加重通气障碍，因此对这些患者个体化的治疗方案是重要的。

第三章 其他肺疾病的康复治疗

临床上除 COPD 以外的其他肺部疾病，如支气管哮喘、肺结核、支气管扩张、肺间质纤维化、肺部肿瘤、成人呼吸窘迫综合征、胸壁和神经肌肉障碍、囊性纤维化、呼吸衰竭、肺炎后状态、尘肺等疾病仍然会导致严重的呼吸功能障碍。本章主要介绍一些较为常见的疾病的康复治疗。

肺康复训练发展到今天已经有 100 多年的历史了，临床上最早开展肺康复的对象是 COPD 患者，但它也同样成功地应用于其他慢性肺疾病，诸如支气管哮喘、间质性肺疾病、纤维性囊肿、支气管扩张症、胸廓畸形、神经肌肉疾病，以及作为肺外科手术，如肺移植、肺段或肺叶切除等的术前准备或术后康复治疗。肺康复适用于所有呼吸系统疾病或病变趋向稳定的患者。即使患者病情严重，只要选择方法合适，制定恰当的目标，均能从康复中受益。

第一节 支气管哮喘

一、概述

支气管哮喘是一种严重危害人群健康的疾病，据估计，全球现有 1.6 亿不同年龄，不同种族的人患有哮喘，其中儿童和妇女占有重要比例。我国患病率接近 1%，半数在 12 岁以前发病，成人男、女患病率大致相同，约 20% 的患者有家族史。

近 10 年里，儿童和成人哮喘在全球越来越常见。哮喘患病率的增长与气道特应性增加有关，而且与其他变应性疾病如湿疹、鼻炎的增多平行。

随着工业化进程和环境污染的加剧，哮喘的发病率和并发症几率有上升趋势。社区生活方式西方化及城市化导致哮喘病的增多。到 2025 年，世界人口显著增多，城市人口比例将从 45% 增长到 59%，在未来的 20 年里，世界范围内哮喘患病率会有显著增加。据预测，至 2025 年，全世界哮喘患者将会再增加 1 亿人。

全球由于哮喘丧失的伤残调整生命年（disability adjusted life years，DALYs）数目估计每年达到 1500 万，约占总 DALYs 的 1%，这反映了哮喘较高的发病情况和严重程度。由于哮喘而丧失的 DALYs 数目与糖尿病、肝硬化和精神分裂症相似。

据估计，哮喘病死率为 1/250。很多死亡是可以避免的，主要归因于不恰当的长期治疗和哮喘发作时没有得到及时救治。

哮喘已成为严重的社会问题引起世界各国的重视。该疾病对政府、卫生保健系统、家庭及患者造成的负担与日俱增。自上个世纪 80 年代末，许多国家和地区都已十分重视哮喘的教育和管理工作，认为这是哮喘防治工作中的一个重要环节和重要组成部分。他们从促进医务人员与哮喘患者的联系及对哮喘患者的教育入手，采用家庭访视、组织哮喘俱乐部、哮喘学校等形式贯彻哮喘防治方案，并收到良好效果。

二、支气管哮喘的定义及诊断

支气管哮喘是气道的慢性非特异性炎症，主要的炎症细胞有嗜酸性粒细胞、肥大细胞、T淋巴细胞、嗜中性粒细胞、气道上皮细胞等。临床表现为反复发作的喘息、气急、胸闷或咳嗽等症状。常在清晨和（或）夜间发作、加重，多有两肺呼气相哮鸣音，具有气道高反应性和气流受限可逆性的特征。其发作多有诱因：如接触过敏原、冷空气或化学性刺激、上呼吸道感染、运动等。根据以上临床表现大多数患者都能正确诊断，但对于症状不典型者或病史不清者，则要注意排除以下疾病：急性细支气管炎（感染因素，化学因素）、异物吸入、支气管狭窄、心力衰竭、肺嗜酸粒细胞浸润症、肿块阻塞气道、肺栓塞、囊性纤维化等。

三、支气管哮喘的康复

Cambach 和 R.V.M.等研究者同时对支气管哮喘和 COPD 患者做了一个为期 6 个月的多中心研究，一组前 3 个月进行康复训练和药物治疗，后 3 个月单纯药物控制；另一组前 3 个月使用单纯的药物治疗，后 3 个月则进行康复训练联合药物治疗。哮喘和 COPD 患者接受了相同的康复训练项目，包括：呼吸技术的再训练，排痰，上下肢训练，患者教育，放松技术，娱乐活动。训练内容为每周 2 次的功率自行车、划船机和蹬梯练习。在整个的训练过程中，在以下情况使用功率自行车训练：①训练强度逐渐增加，运动量由最大摄氧量的 60% 增加至 75%。②持续时间由 3 分钟增加到 12 分钟。目标是在物理治疗医师的指导下"划船"、"上下楼梯"的动作，其强度达到或超过最大心率的 60%。后面的这些运动持续时间从第 1 周的 3 分钟增加到第 12 周的 5 分钟，每周指导一次娱乐活动，时间是 45 分钟，娱乐活动的目的是指导患者进行有规律的体力活动，这是保持康复训练的效果所必须的，因此这些活动一般会选择能使患者最感兴趣的，如游泳、骑自行车、曲棍球等，其目的是使这些娱乐活动强度达到最大心率60% 以上的运动量，并且至少持续 30 分钟以上。患者的教育和放松课程由社区护士负责，每周 45 分钟。为了保证康复训练的质量，所有的物理治疗师都要从头至尾参加整个肺康复方案的全过程。其结果显示社区康复训练联合药物治疗使严重的哮喘或 COPD 患者的运动耐力及生活质量都比单纯的药物治疗有显著的改善，而且哮喘患者和 COPD 患者在康复训练后运动时间和距离的延长几乎是相同的。

MargaretaEmtner 和他的同事对中度哮喘患者进行了一项高强度的康复训练研究，在研究中他们选择了一组年龄在 23~58 岁的中度哮喘患者进行了为期 10 周的康复训练，至少从训练前 2 周开始，所有患者都开始吸入 β_2-受体激动剂。所有患者均进行次极量的 6 分钟踏车测试、12 分钟步行距离测试、肺活量测定和激发试验测试，训练开始的最初 2 周，患者是在医院内完成，训练包括在 33℃水温的室内游泳池游泳及健康教育，每周 5 次，患者在训练前均吸入β_2-受体激动剂，训练分 4 个节段：①前 12 分钟进行上肢和下肢的热身运动。②接着是 5 个小节包含 2 分钟高强度和 2 分钟中等强度的交替训练，总共约 16 分钟。③然后是 7 分钟的冷却训练。④最后是 10 分钟的延伸训练，这样总共在游泳池里训练 45 分钟。整个训练过程中伴随着激昂的音乐，最大心率定为靶心率的 80%～90%，同时在训练过程中监测心率。患者在每一个节段根据 BorgScale 表评估他们的感觉，同时在每一个节段检测最大呼气中期流速（PE-FR），并在训练后 5 个小时再记录一次 PEFR。院外的 8 周这些患者每周训练 2 次，并尽量鼓励他们，使他们的训练水平至少达到 BorgScale 的 7～8 级。结果显示：在开始的 2 周患者都耐受了高强度的训练，而且没有哮喘发作的症状，也没有人出现害怕哮喘发作的恐惧；在第①②③节段平均最大心率分别达到了靶心率的 69%，93%，68%，而 BorgScale 等级分别是 3，8，3；患者在训练过程中显示了显著的支气管舒张表现，PEFR 在运动后 3 小时才开始下降；没有人出现运动后的迟发哮喘；患者出院后的 8 周仍坚持每周 2 次高强度训练，BorgScale 在 7～10 之间，虽然有些患者在训练前有些喘，但是仍然坚持训练，而且训练没有使哮喘加重；10 周后心血管的改善表现在次极量蹬车试验和 12 分钟步行试验方面，蹬车试验的平均最大心率由训练前的 167 次/分减少到 10 周后的 155 次/分（P<0.05），运动中的 5，15，30 分钟的心率 10 周后也比康复训练开始时显著下降（P<0.05）；步行距离从 0 周的 1350m 增加到 6 周的 1468m；肺功能 FEV_1，FEF25，FEF75 均有显著的改善，但弥散功能没有改变，呼吸频率在运动前后也没有变化。呼吸困难指数（BorgScale）在康复训练前后亦有显著变化。康复训练前，步行试验的呼吸频率由静息状态下的 19 次/分迅速增加到步行试验结束时的 27 次/分，BorgScale 升至 5；而经过 10 周的康复训练以后，患者对呼吸困难的耐受程度明显增加。经过一段时间的康复训练这些哮喘患者在次极量运动试验结束时平均心率下降，平均行走距离增加，这些均提示了患者体质的增强。

Halstrand 等人研究了轻症哮喘患者对有氧运动的适应性以及他们肺功能的变化。在他们的研究中，所有哮喘患者和对照组均经过每周 3 次，连续 10 周的有氧运动训练，训练强度为达到 70% 的靶心率并保持 30 分钟，结果显示哮喘患者和对照组的最大耗氧量和无氧阈都显著增加，尽管 FEV_1 没有明显变化，但是哮喘患者的 MVV 有显著增加，而对照组没有变化，在运动过程中，哮喘组的 VE 有明显下降，对照组的 VE 没有变化，而且额外的好处是可以提高哮喘患者的通气量，减少运动中喘息的发生。

在 COPD 患者的康复方案中，教育对患者的运动耐力和生活质量带来的益处并没有显示出显著性差异，而哮喘的康复方案则不同，对患者的教育有着积极的意义，其中包括了营养支持、吸入药物装置的使用等。

由此可见，我们应该让所有的无论是急性发作期还是稳定期的哮喘患者都意识到规律的体育锻炼的益处。医生应指导稳定期的哮喘患者如何进行运动训练，鼓励他们经常参加运动，这对于延缓运动耐力下降来说非常重要。

四、康复护理

(一) 康复护理目标

(1) 呼吸困难症状减轻呼吸形态、深度、节律、频率正常，动脉血气分析值正常。

(2) 能进行有效呼吸掌握呼吸功能锻炼的方法，能自行坚持有效锻炼。

(3) 能进行有效咳嗽掌握有效咳嗽的方法，排出痰液。

(4) 能够自觉正确使用雾化吸入剂。

（二）康复护理

1. 环境与体位

有明确过敏原者，应尽快脱离。提供安静、舒适、温湿度适宜的环境，保持室内清洁、空气流通。根据病情给予舒适体位，如为端坐呼吸者提供床旁桌以支撑，减少体力消耗。病室、家庭不宜摆放花草，避免使用皮毛、羽绒或蚕丝织物。保持病室内空气新鲜，每日通风1～2次，每次15～30分钟，室内保持适宜的温度和湿度。温度为20～22℃，湿度为50％～70％。

2. 缓解紧张情绪

哮喘新近发生和重症发作的患者，通常会情绪紧张，甚至惊恐不安，应多巡视患者尽量陪伴患者，使患者平静，以减轻精神紧张。耐心解释病情和治疗措施，给以心理疏导和安慰，消除过度紧张情绪，这对减轻哮喘发作的症状和病情的控制有重要意义。

3. 氧疗护理

重症哮喘患者常伴有不同程度的低氧血症，应给以鼻导管或面罩吸氧，氧流量为1～3L/分钟。吸入的氧浓度不超过40％。吸入的氧气应尽量温暖湿润，以避免气道干燥和寒冷气流的刺激而导致气道痉挛。给氧的过程中，监测动脉血气分析。如哮喘严重发作，经一般药物治疗无效，或患者出现神志改变，PaO_2 小于60mmHg，$PaCO_2$ 大于50mmHg时，准备进行机械通气。

4. 饮食护理

大约20％的成年患者和50％的患儿可以因为不适当饮食诱发或加重哮喘。应提供清淡、易消化、足够热量的饮食，避免进食硬、冷、油煎的食物。尽量避免食用鱼、虾、蟹、蛋类及牛奶等可能导致哮喘发作的食物。某些食物添加剂如酒石黄、亚硝酸盐亦可诱发哮喘发作，应当引起注意。同时戒烟戒酒。

5. 口腔与皮肤护理

哮喘发作时，患者常会大量出汗，应每天用温水擦浴，勤换衣服和床单，保持皮肤清洁、干燥和舒适。鼓励并协助患者咳嗽后用温开水漱口，保持口腔清洁。

6. 用药护理

（1）β_2 受体激动剂：指导患者按医嘱用药，不宜长期、规律、单一、大量使用。因为长期应用可引起 β_2 受体功能下降和气道反应性增高，出现耐药性；指导患者正确使用雾化吸入剂，保证药物疗效；静脉滴注沙丁胺醇时注意控制滴速（2～4μg/min）。用药过程中观察有无心悸、骨骼肌震颤、低血钾等不良反应。

（2）糖皮质激素：吸入药物治疗，全身不良反应少，少数患者可出现口腔念珠菌感染、声音嘶哑或呼吸道不适，指导患者喷药后2～3分钟用清水漱口以减轻局部反应和胃肠道吸收。口服宜在饭后服用，以减少对胃肠道黏膜的刺激。气雾吸入糖皮质激素可减少其口服量，当用气雾剂替代口服剂时，通常同时使用两周后再逐步减少口服量，指导患者不得自行减量或停药。

（3）茶碱类：静脉注射时浓度不宜过高，速度不宜过快，注射时间宜在10分钟以上，以防中毒症状发生。其不良反应有恶心、呕吐等胃肠道症状；有心律失常、血压下降和兴奋呼吸中枢作用，严重可致抽搐甚至死亡。用药时监测血药浓度，安全浓度为6～16μg/mL。发热、妊娠、小儿或老年有心、肝、肾功能障碍及甲状腺功能亢进者不良反应增加。合用西咪替丁、喹诺酮类、大环内酯类药物等可影响茶碱代谢而使排泄减慢，应该加强观察。茶碱缓释片有控释材料，不能嚼服，必须整片吞服。

（4）其他：色甘酸钠及奈多罗米钠，少数患者吸入后可有咽干不适、胸闷、偶见皮疹，孕妇慎用。抗胆碱药吸入后，少数患者有口苦或口干感。酮替芬有镇静、头晕、口干、嗜睡等不良反应，对高空作业人员、驾驶员、操纵精密仪器者应予以强调。白三烯调节剂的主要不良反应是较轻微的胃肠道症状，少数有皮疹、血管性水肿、转氨酶升高，停药后可恢复。

（三）康复健康教育与管理

哮喘患者的教育和管理是提高疗效、减少复发、提高患者生活质量的重要措施。根据不同的对象和具体情况，采用适当的、灵活多样的、为患者及其家属乐意接受的方式对他们进行系统教育，提高积极治疗的主动性，提高用药的依从性，才能保证疗效。哮喘患者通过规范治疗可以达到长期控制，保证良好的生活质量。在急性发作期，患者由于各种不适症状明显，甚至影响正常生活，所以治疗依从性较好。但是，在慢性持续期和缓解期，由于症状减轻甚至没有症状，很多患者就放松了警惕，甚至开始怀疑医生的诊断，擅自停药或减量，从而使症状加重或急性发作。与患者共同制订长期管理、防止复发的计划，对患者进行长期系统管理是非常必要的。对哮喘患者进行长期系统管理，包括以下相关的内容：

1. 指导用药，记录病情

根据哮喘的严重程度，在医生的指导下制订长期治疗方案。护士指导患者每天作好哮喘日记，记录哮喘症状和出现的频次以及 PEF 值，判定哮喘控制的效果。通常达到哮喘控制并至少维持 3 个月，可试用降级治疗，最终达到使用最少药物维持症状控制的目的。

（1）通过规律的肺功能监测（PEF）客观地评价哮喘发作的程度。

（2）避免和控制哮喘促（诱）发因素，减少复发。

（3）制订哮喘长期管理的用药计划。

2. 康复健康教育

（1）提供有关哮喘防治的科普书籍和科普文章供患者和家属翻阅；向患者和家属发放防治哮喘的宣传手册；组织哮喘患者座谈，交流防治经验和体会；责任护士对住院患者进行针对性的宣教。

（2）教育患者了解支气管哮喘目前并没有特效的治疗方法，治疗的目标是：控制症状，维持最轻的症状甚至无症状；防止病情恶化；尽可能保持肺功能正常或接近正常水平；维持正常活动（包括运动）能力；减轻（避免）哮喘药物的不良反应；防止发生不可逆气道阻塞；避免哮喘死亡，降低哮喘死亡率。

（3）教育患者了解哮喘控制的标准：①最少慢性症状，包括夜间症状。②哮喘发作次数减至最少。③无需因哮喘而急诊。④最少按需使用 β_2 受体激动剂。⑤没有活动限制。⑥PEF 昼夜变异率＜20%。PEF 正常或接近正常。

（4）教育患者了解导致哮喘发病有关原因和诱发因素，使患者能够避免触发因素。①变应原，如花粉类、尘螨、屋尘和粉尘、真菌、蟑螂、纤维（丝、麻、木棉、棕等）、食物（米面类、鱼肉类、乳类、蛋类、蔬菜类、水果类、调味食品类、硬壳干果等）、动物皮毛、化妆品等。②烟草烟雾：油烟、煤烟、蚊香烟雾。③刺激性或有害气体，如油漆、杀虫剂、发胶、香水、煤气或天然气燃烧所产生的二氧化硫等。④职业性因素。⑤呼吸道感染，气候因素，气压的变化。⑥运动和过度通气。⑦过度的情感变化和精神因素。

（四）并发症的防治

1. 下呼吸道和肺部感染

在哮喘患者缓解期应提高免疫功能，保持气道通畅，清除气道内分泌物，保持室内清洁，预防感冒，以减少感染机会；一旦有感染先兆，应尽早经验性应用抗生素治疗，进一步根据药敏试验选用敏感抗生素治疗。

2. 水电解质和酸碱失衡

及时检测血电解质和动脉血气分析，及时发现异常并及时处理。除此，对于心功能较好的患者，应注意积极补液，在维持水、电解质平衡的基础上，也利于患者痰液的引流。

3. 气胸和纵隔气肿

当哮喘患者出现下列情况时应警惕并发气胸的可能：

（1）病情加重发生于剧烈咳嗽等促使肺内压升高的动作之后。

（2）出现原发病无法解释的严重呼吸困难伴刺激性干咳。

（3）哮喘加重并出现发绀、突发昏迷、休克。

哮喘合并气胸治疗的关键在于尽早行胸膜腔穿刺或引流排气，加速肺复张，同时配合抗感染、支气管扩张剂和糖皮质激素等治疗。对于张力性气胸则应尽早采取胸腔闭式引流，特别是合并肺气肿的哮喘患者。对于张力性气胸和反复发作的气胸，可考虑行外科手术治疗。

哮喘并发纵隔气肿是哮喘急性加重、危及生命的重要原因之一。哮喘急性发作可造成肺泡破裂，气体进入间质，沿气管、血管末梢移行至肺门进入纵隔引起纵隔气肿。

4. 呼吸衰竭

一旦出现呼吸衰竭，由于严重缺氧、二氧化碳潴留和酸中毒，哮喘治疗更加困难。要尽量消除和减少诱因，预防呼吸衰竭的发生。应注意观察患者治疗后的反应及监测动脉血气分析的变化。如症状持续不缓解，血气分析 pH 和 $PaCO_2$ 值进行性升高，应考虑及早机械通气治疗。

5. 致命的心律失常

如并发心力衰竭时应用洋地黄制剂，为使支气管舒张频繁应用 β 受体激动剂、茶碱制剂等。如果静脉注射氨茶碱，血浓度＞30mg/L 时，可以诱发快速性心律失常。在治疗早期，应积极纠正离子紊乱，保持酸碱平衡。目前，临床上常用多索茶碱替代普通的氨茶碱治疗，可有效地避免由氨茶碱引起的不良反应。雾化吸入 $β_2$ 受体激动剂也能有效地减低心动过速的发生。

6. 黏液栓阻塞与肺不张

积极、有效地控制支气管哮喘，注意出入水量的平衡，防止脱水的发生，尽快地采取呼吸道引流和积极的体位引流及叩击背部等护理措施。经上述处理，约 75% 的患者可在 4 周内恢复，如果效果不佳，尽快应用纤维支气管镜支气管冲洗吸出黏液栓。

7. 闭锁肺综合征

一旦发生闭锁肺综合征，提示预后不好，抢救不及时，常有生命危险。因此，在重症哮喘患者治疗中，应早期应用糖皮质激素和平喘药物，保持出入水量平衡，尽量避免其发生。

8. 肺气肿与肺动脉高压和慢性肺源性心脏病

加强哮喘患者的教育，指导早期规律用药，避免气道发生不可逆的阻塞。

五、社区家庭康复指导

(一) 鼓励哮喘患者与医护人员建立伙伴关系

为患者建立个体化的控制哮喘加重的治疗计划和定期随访。建立哮喘患者档案,安排专职护士跟踪管理,定期或根据患者病情对患者进行电话随访,及时解答患者的疑问,指导患者正确地监测病情和使用药物,使患者症状得到控制,维持最轻的症状甚至无症状,减少哮喘发作,维持长期稳定,提高生活质量。

(二) 建立哮喘患者联盟,定期举行哮喘患者联谊会

在会上通过科学讲座、哮喘患者经验交流、哮喘知识竞赛、哮喘患者座谈等形式,最大限度调动起哮喘患者及家属防治哮喘的积极性,提高哮喘患者防病治病水平。强调吸入疗法的重要性及使用要点,介绍监测风流速的意义和风流速仪的使用方法。

(三) 减少螨虫孳生

引起过敏的主要是尘螨,生长于居室的皮毛制品或其他柔软的物品中,如地毯、皮毛玩具和床垫,一个床垫中的螨虫数量可有 200 万只之多。在卧具的安排与保洁上:被褥不要用羽绒被和丝绵被,不用动物皮毛制成的被褥。定期烫洗、日晒被罩、枕套、床罩等物品。卧具应经常暴晒和拍打。室内避免用呢绒制成的沙发、软椅、窗帘和坐垫。地面最好采用水泥或木地板,以便擦洗,勿使用地毯。小儿患者不要玩呢绒或动物皮毛制成的松软玩具,要定期(如每周一次)把此类玩具放入冰箱的冷冻室内 12 小时以冻死螨虫。

(四) 减少室内其他产生异体蛋白的来源

室内要避免潮湿、阴暗,减少真菌的孳生;避免种植一些有花植物;特别是当春季等花粉飘扬高峰季节宜关闭门窗。室内不要喂养各种宠物,因猫、狗、鸟类等宠物的皮毛、皮屑、分泌物及排泄物均有可能作为过敏原而导致哮喘发作,狗、猫等宠物的皮屑、皮毛具有更强的致敏作用。陈旧的羽毛和羊毛也常引起过敏。一些昆虫(主要是蟑螂)的排泄物也可引起哮喘发作,对以上过敏原都要尽量避免。

(五) 减少室内灰尘

室内灰尘可以作为载体诱发哮喘。如尘螨及其排泄物、真菌及其孢子、花粉等。这些物质大多数属于过敏性物质,当患者吸入这些灰尘后,有可能会导致哮喘发作,室内灰尘愈陈旧其致敏性就愈强。因此应定期清除尘土,最好由患者家属处理(避免患者吸入灰尘)。 般每 1~2 日简单清扫一次,大清扫每月一次。室内家具应简单洁净,表面易于清扫。

(六) 减少室内气体污染

居住环境最好避免空气污染,这样可以减少不必要的刺激因素。切勿使用各种喷雾杀虫剂,避免樟脑、香水、化妆品等刺激性气味。室内不要吸烟,要采用适当方法减少煤气和油烟的污染。室内注意通风。每天至少通风 2 次,每次根据季节通风 10~30 分钟(室外空气污染较重时或花粉飘扬高峰季节除外),必要时可采用室内空气净化装置来维持室内空气清洁。

(七) 正确地使用吸入剂

治疗支气管哮喘常用的是支气管扩张剂,学会发现先兆表现:如眼和结膜的卡他症状:鼻痒、打喷嚏、流涕、眼痒、流泪和干咳等;还可有胸部发紧、喉部发痒、胸闷、呼吸不畅、精神紧张等应立即服用平喘药,如沙丁胺醇、氨茶碱等,避免症状加重。教会患者正确使用喷雾剂以及使用后的注意事项,当哮喘袭来时,正确地使用吸入剂,可迅速地减轻病情。教育患者

对付哮喘病的最佳方式，愈早行动，病情愈轻微。

（八）控制呼吸道感染

呼吸道感染与支气管哮喘发作直接相关，因此支气管哮喘患者在流感、副流感等呼吸系统传染病流行时应尽量避免去公共场所，家人有呼吸道感染时也应注意。平时注意保暖，起居有节，避免过度劳累、淋雨等。

（九）学会发现哮喘的早期征兆

及时发现体内的警示信息，发现在明显症状之开始，就要求患者及家属必须能够识别早期征兆：如咳嗽加重，活动能力下降，乏力、胸闷等，立即采取行动，以避免哮喘发作。学会应急，支气管哮喘发作时，应采取舒适的半卧位或坐位。以帮助排痰吸氧，并找医生。病情缓解时，可做预防性治疗。支气管哮喘一年四季都可以发病，其中春秋季或遇寒时支气管哮喘症状会加重。因此患者要避免受凉引起疾病的发生。

（十）支气管哮喘的饮食指导

支气管哮喘患者的饮食应遵循以下原则：饮食宜清淡，忌肥腻；宜温热，忌过冷过热；宜少量多餐细嚼慢咽，不宜过饱；忌过咸过甜；不喝冷饮及人工配制的含气饮料；避免吃刺激性食物和产气食物。哮喘患者忌吃（或少吃）食物有鸡蛋黄、公鸡、肥猪肉、羊肉、狗肉、海鱼、蛤类、蟹、虾、木瓜、韭菜、金针菜、笋（或笋干）、花生、咸菜、辣椒、胡椒、糖精、香精、色素、巧克力、雪糕等冷饮、汽水等碳酸饮料、酒、咖啡、浓茶等。

（十一）心理指导

指导患者要保持精神愉快、乐观开朗、心境平和是防止哮喘复发的重要措施。首先应了解哮喘病的有关知识，树立战胜哮喘的信心，消除紧张情绪，减轻压力，患者家属在这方面应对患者进行鼓励和开导，协助患者克服恐惧、抑郁、自卑、依赖等心理。要多培养一些兴趣爱好比如听音乐等方式来陶冶情操，进行放松训练等心理调控方法，来使自己保持一个良好的心境。

（十二）定期去医院随访

运动及外出时随身携带急救卡及气雾剂等急救药。

第二节　支气管扩张

一、概述

支气管扩张症是常见的慢性支气管化脓性疾病，大多数继发于呼吸道感染和支气管阻塞，尤其是儿童和青年时期麻疹、百日咳后的支气管肺炎，由于破坏支气管管壁，形成管腔扩张和变形。临床表现为慢性咳嗽伴大量脓痰和反复咯血。

二、定义

支气管扩张是指直径大于 2mm 中等大小的近端支气管由于管壁的肌肉和弹性组织破坏引

起的异常扩张。

三、病因及分型

目前对支气管扩张的发病原因知之甚少。以往认为支气管扩张的主要发病因素为支气管—肺组织的感染及支气管阻塞、支气管先天性发育障碍和遗传因素，以及全身性疾病，如类风湿关节炎、溃疡性结肠炎、系统性红斑狼疮等的肺部表现。最近研究表明，支气管扩张有3种不同的、彼此相关的病因成分，即气道感染、炎症和酶的活化。最近，人们提出支气管扩张的临床表现共有4种类型，分别是迅速进展型、缓慢进展型、顽固型和以咯血为主型，这4种类型彼此不是孤立和截然可分的。

四、病理改变

支气管扩张发生在有软骨的支气管近端分支，发生扩张的主要原因是炎症，感染引起管腔黏膜的充血、水肿，使管腔狭小，分泌物易阻塞管腔，导致引流不畅而加重感染；支气管阻塞引流不畅会诱发肺部感染。故两者互相影响，促使支气管扩张的发生和发展。支气管扩张可为单侧或双侧，大多数位于下叶，左侧多于右侧，也常发生于右肺中叶和左上肺舌叶。

五、病理生理

支气管扩张可以引起以下病理生理改变：

(1) 气道动力学改变由于扩张的支气管壁较薄弱，咳嗽时可引起该支气管陷闭和下游支气管阻塞，使咳嗽效能降低，分泌物潴留在支气管腔内不易排出，炎症因而进一步加重。

(2) 支气管黏膜的纤毛运载系统功能降低。

(3) 大部分患者呈阻塞性肺功能异常，弥散障碍，造成患者低氧血症，导致肺动脉高压和肺心病。

六、临床表现

(一) 症状

1. 咳嗽咳痰

慢性咳嗽、大量咳痰且与体位改变有关其严重程度可用痰量估计：轻度<10mL/d，中度10~150mL/d，重度>150mL/d。感染时收集痰液于玻璃瓶中静置后出现分层的特征：上层为泡沫，下悬脓性成分，中层为混浊黏液，下层为坏死组织沉淀物。

2. 反复咯血

50%~70%的患者出现不同程度的咯血，有部分患者以反复咯血为唯一特征，临床上称为"干性支气管扩张"，其病变部位多位于引流较好的上叶支气管。

3. 反复肺部感染

反复肺部感染的特点是同一肺段反复发生肺部感染而且迁延不愈。

4. 慢性感染

慢性感染时出现中毒症状发热、乏力、食欲减退、贫血、消瘦等。

(二) 体征

早期可无体征，下胸部、背部固定而持久的局限性湿啰音是支气管扩张的典型特征，部分慢性患者可并发杵状指，出现肺气肿、肺心病等并发症。

（三）辅助检查

胸部 X 线，CT 检查均有特征性改变，高分辨 CT（HRCT）对支气管扩张的诊断已取代了支气管造影。

七、治疗

（一）病因治疗

不少支气管扩张患者合并有慢性鼻窦炎、慢性齿龈炎、齿龈溢脓、慢性扁桃体炎等，经常会有脓液或分泌物流到支气管，使支气管反复感染，因此必须根治这些疾患。

（二）加强支气管引流

一般祛痰剂的效果欠佳，良好的体位引流甚为重要，原则上应使患肺位置抬高，引流支气管开口朝下，必要时可先行雾化吸入，引流时辅以拍背，以提高引流效果。体位引流无效时可使用支气管镜吸痰。

（三）控制感染

急性感染发作期应积极应用抗生素控制感染，根据痰菌药物敏感试验选用抗生素，一般治疗时间 1～3 周。

（四）一般支持疗法

包括加强营养、纠正贫血和脱水等，以及戒烟，每年注射流感疫苗，缺氧患者应吸氧治疗。

（五）手术治疗的适应证

（1）症状明显，病变仅限于一叶或一侧肺组织，而无手术禁忌证者。

（2）虽为双侧支气管扩张，但主要病变集中在一个肺叶，周身状况和心肺功能良好者。

（3）反复大咯血者应待咯血稳定后明确诊断和病变部位，及时手术；大咯血进行保守治疗无效而危及生命者，可进行紧急手术治疗。

（六）康复治疗

对于支气管扩张患者的康复，物理治疗极为重要，应在物理治疗师的指导下学习体位引流的方法，这样可以有效地减少疾病复发或加重。但是我们也应该注意到在咯血的急性期，应避免局部剧烈振动。

当支气管扩张患者并存运动耐力下降和合并 COPD 的时候，肺康复的方案应以运动训练为中心。有研究表明，对支气管扩张患者行康复训练，并设对照组比较，结果显示实验组较对照组的六分钟步行距离增加 124.5m，实验组的耐久性运动能力为对照组的 205.7%，而且实验组的运动能力能够持续到训练后的 3 个月。肺康复训练可以有效地提高支气管扩张患者的运动耐力，但是同时进行的吸气肌训练对支气管扩张患者没有显示出任何附加的益处。然而，人们仍然认为吸气肌训练可能在整个康复训练中起着很重要的作用，这些需要进一步的临床研究证据。

目前对于单纯支气管扩张患者的康复疗效证据还有限，还有待于进一步的研究。

第三节　肺间质纤维化

特发性肺间质纤维化（idiopathic pulmonary fibrosis，IPF）是指原因不明的、以弥漫性肺泡炎和肺泡结构紊乱并最终导致肺间质纤维化为特征的疾病，为一种比较常见的肺疾病。可发生于任何年龄，患者以中、老年较多，多见于 40～60 岁之间。临床特征是出现进行性呼吸困难，X 线显示两肺弥漫性网状结节状阴影，肺功能检查表明有限制性通气功能障碍、弥散功能障碍和肺的顺应性降低。病变特征是，早期表现为脱屑性间质性肺炎，晚期呈现不同程度的间质纤维化和蜂窝肺。多数患者呈慢性经过，但本病预后不佳，病死率甚高，常因肺功能不全和心力衰竭而死亡。发病率约为 5/10 万，近年来有增高趋势。统计资料显示其 5 年生存率低于 50%，平均生存期为 5～6 年，也有存活 10 年以上者。少数急性型病例进展急剧，多在 6 个月内死亡。年龄愈小者，病程愈短。IPF 患者经常会因为继发性感染、肺栓塞、气胸和心力衰竭而使病情急剧恶化，这个急剧恶化的过程没有典型的临床特征，且预后极差。现有的治疗手段并没有使患者的生存率有所改善。

一、病因及发病机制

本病的直接致病因子尚不清楚，约 65% 的间质性肺病病因未明，迄今尚缺乏特异性病因分类和诊断方法。病因学为多源性，发病学有异质性。炎性和免疫过程参与 IPF 的发病机制。现已有一些关于家族性肺纤维化的报道，因此遗传因素或先天易感因子的存在可能与本病的发病有关，尤其是第 14 对染色体上的特异基因可能是 IPF 的高危因素。此外，病毒感染或某些有毒物质是否与本病的发病有关，或许是诱因尚待进一步研究。

IPF 与异常损伤愈合的关系比炎症的关系更密切。炎症过程是存在的，但尚并不足以引起IPF。微环境的改变和上皮细胞/间质细胞的相互作用更有助于慢性进展性疾病的发生。

P63 基因是 P53 基因家族的成员，在人支气管和细支气管细胞中均有表达。P63 基因的截状异构体 ΔN-P63 蛋白能对抗 DNA 损伤后凋亡和 P53 对细胞周期的抑制作用，在层状细胞组织的分层中发挥核心作用。Chilosi 发现 IPF 普通型的肺组织异常增生的细支气管—上皮连接处 ΔN-P63 表达明显增加。在其他肺纤维化和正常的肺组织中没有发现相似的变化。这表明，普通型 IPF 的发展过程，涉及间质细胞/上皮细胞相关作用无规律的发展，细胞损伤后细支气—上皮连接处上皮细胞发生过度增生。一方面，细胞损伤后肺泡组织的进行性丧失和肺重塑，继之肺泡上皮的丢失和肺泡萎陷，另一方面又引起细支气管的进行性增生和结构的破坏。

IPF 的发病过程可以概括为肺泡炎、肺实质损伤和修复（或纤维化）几个环节，而慢性炎症则是基本的病理基础。大量聚集到肺泡的各种炎症细胞引起肺泡免疫性炎症反应，炎症细胞释放的毒性氧化物、蛋白酶类、细胞黏附分子及细胞毒等造成广泛的肺损伤。与肺损伤的同时，复杂的修复和纤维化过程也在进行，正常的肺泡毁损，形成大片瘢痕组织，最终形成蜂窝肺。

二、组织病理学分型

自上个世纪 60 年代以后，开胸肺活检技术使医学界对 IPF 的病理学改变有了更深入的了解。Liebow 于 1975 年首次对 IPF 进行组织形态学分类，共分 5 个类型，即普通型（usual interstitial pneumonia，UIP），脱屑型（desquamative interstitial pneumonia，DIP），闭塞性细支气管炎伴间质性肺炎（bronchiolitisobliterans with interstitial pneumonia，BIP），淋巴样型（lymphoid interstitial pneumonia，LIP），巨细胞型（giant-cel interstitial pneumonia，GIP）。1998 年 Katzenstein 和 Myers 提出了新的 IPF 分类方法，包括 4 个病理学分型，UIP、DIP、急性间质性肺炎（acute interstitial pneumonia，AIP）、非特异性间质性肺炎（nonspecific interstitial pneumonia，NIP），其中最常见的是普通型。

三、临床表现

发病年龄多在 50～70 岁，男女比接近 2∶1。起病隐袭，进行性呼吸困难是最突出的症状，尤其是活动后呼吸困难更为明显，干咳，病程数月甚至数年。可以伴有全身不适、乏力和体重减轻等症状，但很少发热。在肺底部可闻及吸气末细小爆裂音或 Velcro 啰音和杵状指或趾。晚期可见明显发绀、肺动脉高压和右心功能不全征象。

四、辅助检查

（一）胸部 X 线检查

典型 X 线征象是以两肺基底部和外带为主的弥漫性网状或网结节样间质渗出，蜂窝肺和肺容积减少。5％～10％的 IPF 患者在首次就诊时的 X 线胸片表现正常。

（二）胸部 CT

胸部 CT 尤其是高分辨率 CT（HRCT）在评价肺实质异常的程度和性质方面较传统的 X 线胸片更敏感。HRCT 显示以胸膜下和两肺基底部分布为主的网状影和蜂窝肺，伴牵引性支气管扩张。间或可见到灶性磨玻璃样变，胸水或纵隔淋巴结肿大罕见。

（三）肺功能

表现为肺容量或肺活量减小，弥散量（DLco）减低或 DLco/肺泡通气量（VA）降低，以及低氧血症。

（四）支气管肺泡灌洗（BAL）和经支气管肺活检（TBLB）

BAL 检查显示中性粒细胞和（或）嗜酸粒细胞增加，而淋巴细胞增加不明显。TBLB 因为取材太小，不可能做出 UIP 的病理诊断。因此 BAL 或 TBLB 主要的意义在于除外其他疾病，缩小鉴别诊断范围。

（五）血液化验检查

缺乏特异性诊断指标。可见血沉增快，丙种球蛋白、乳酸脱氢酶（LDH）水平升高。抗核抗体或类风湿因子阳性。IPF 和 NIP 患者血中抗 Vimentin 抗体均明显升高，提示抗vimentin 抗体可能参与 IPF 和 NSIP 的损伤过程。Greene 发现表面蛋白 A 和 D（SP-A、SP-D）在 IPF 患者中明显升高，SP-D 水平与 X 线胸片的异常明显相关。SP-A 和 SP-D 对预测患者的存活有重要价值，是有用的生物学指标。

（六）外科肺活检（开胸或经胸腔镜）

外科肺活检是 IPF 的确诊手段，对于诊断不清楚，没有手术禁忌证的患者应该考虑外科肺活检。确定病理类型。

五、诊断

进行性呼吸困难和干咳是本病的重要症状，双肺的 Velcro 啰音是特征性体征。但是 IPF 的这些表现也可见于其他间质性肺疾病。因此，必须首先通过全面详细的病史、体格检查和相应的实验室检查，以除外其他原因引起的间质性肺疾病。

诊断 IPF 标准可分为有外科（开胸/胸腔镜）肺活检资料和无外科肺活检资料。

（一）有外科肺活检资料

（1）肺组织病理学表现为普通型或其他类型特点。

（2）除外其他已知病因所致的间质性肺疾病，如药物、环境因素和风湿性疾病等所致的肺纤维化。

（3）肺功能异常，表现为限制性通气功能障碍和（或）气体交换障碍。

（4）胸片和 HRCT 可见典型的异常影像。

（二）无外科肺活检资料（临床诊断）

缺乏肺活检资料原则上不能确诊 IPF，但如患者免疫功能正常，且符合以下所有的主要诊断条件和至少 3/4 的次要诊断条件，可临床诊断 IPF。

1．主要诊断条件

（1）除外已知原因的间质性肺病，如某些药物毒性作用、职业环境接触史和风湿性疾病等。

（2）肺功能表现异常：包括限制性通气功能障碍（VC 减少，而 FEV_1/FVC 正常或增加）和（或）气体交换障碍 [静态/运动时 $P_{(A-a)}O_2$ 增加或 DLco 降低]。

（3）胸部 HRCT 表现为双肺网状改变，晚期出现蜂窝肺，可伴有极少量磨玻璃影。

（4）经支气管肺活检（TBLB）或支气管灌洗液（BALF）检查不支持其他疾病的诊断。

2．次要诊断条件

（1）年龄＞50 岁。

（2）隐匿起病或无明确原因进行性呼吸困难。

（3）病程≥3 个月。

（4）双肺听诊可闻及吸气性 Velcro 啰音。

（三）IPF 确定诊断标准包括如下 4 条

（1）外科肺活检示 UIP。

（2）排除其他原因的 ILD。

（3）限制性肺功能与气体交换障碍。

（4）特征性胸部 X 线照像和（或）HRCT 改变。

如果同时满足 4 个主要标准和 3 个次要标准，临床 IPF 诊断的准确率大于 90%。

六、治疗

(一) 药物治疗

不同病理类型的 IPF 对糖皮质激素治疗的反应和预后是有差异的。DIP 预后较好，22% 的患者未经治疗而改善，在接受治疗的患者中 60% 患者对激素治疗有良好反应。NIP 一般预后也较好。

UIP 是 IPF 最常见的类型，我们所讨论的 IPF 的治疗主要是指 UIP 的治疗。IPF 的首选治疗方案是糖皮质激素与细胞毒性制剂的联合应用。但是，这种治疗方案不适用于年龄＞70岁、极度肥胖、伴随心脏病、糖尿病和骨质疏松症的患者。

1. 联合治疗方案

(1) 糖皮质激素＋硫唑嘌呤。

(2) 糖皮质激素＋环磷酰胺。

如果没有严重并发症或副反应，联合治疗时间不应短于 6 个月。治疗 6～12 个月后，如果病情改善或稳定，则继续联合治疗。如果病情加重，应该停药或改变治疗方案。治疗满 18 个月后，是否继续治疗需根据临床反应和患者的耐受性而做决定。

2. 影响胶原合成和纤维化的药物

(1) 秋水仙碱：可抑制胶原合成和调节细胞外基质，起到抗纤维化作用。剂量 0.6mg/次，每天服用 1～2 次，耐受性良好。对于糖皮质激素不能耐受或治疗无效者可以考虑使用。但也有研究表明，秋水仙碱不能改善肺纤维化的预后。

(2) 青霉胺：在博莱霉素和放射诱发的肺炎动物模型中可减少胶原沉积，对类风湿性关节炎等风湿性疾病有效。但对 IPF 的疗效尚缺乏有效的临床资料，加之毒副作用明显，故其作为 IPF 治疗的价值甚小。

3. 疗效尚不能肯定，正处于研究观察阶段的药物

(1) N-乙酰半胱氨酸（NAC）和超氧化物歧化酶（SOD）能清除体内氧自由基，作为抗氧化剂用于肺纤维化治疗。NAC 推荐大剂量 1.8g/d 口服。

(2) γ 干扰素、甲苯吡啶酮、前列腺素 E_2 以及转化生长因子等细胞因子拮抗剂，对胶原合成有抑制作用。

(3) 红霉素具有抗炎和免疫调节功能，对肺纤维化治疗作用是通过抑制中性粒细胞功能来实现的。主张小剂量（0.25g/d）长期口服。

4. 疗程

一般治疗 3 个月后观察疗效，如果患者耐受好，未出现并发症和副作用，可继续治疗 6 个月以上。6 个月后，根据疗效，可停用或改用其他药物。满 12 个月，若病情恶化也应停止或改用其他药物治疗。

近来日本学者 Azuma 采用双盲、随机、对照实验，前瞻性评价了一种新的化合物 pirfenidone 在 107 例 IPF 患者中的疗效。结果表明，6 个月和 9 个月后，pirfenidone 治疗组脉搏氧饱和度（SpO_2）和 6 分钟步行试验均有明显改善，9 个月时的肺容量（VC）也有明显好转，急性发作次数明显减轻，无严重不良反应。但长期疗效尚需进一步观察。

据最近一组国际 Meta 分析显示，在三组研究中有 390 例患者用 IFN-γ1b 治疗，1 年、1 年半和 2 年时的死亡率均明显降低。

（二）对症治疗

氧疗对 IPF 本身是否有效，目前尚无定论，但是因为患者就诊时一般都表现为血氧饱和度降低，因此长期氧疗又是首选的治疗。肺部感染是导致疾病加重引起呼吸衰竭的主要原因，一旦出现应及时治疗。IPF 晚期可并发肺动脉高压，但是应用血管扩张剂并没有显示出益处，而且还会引起体循环低血压等副作用。

（三）肺移植

单肺移植对于药物治疗无效的终末期的肺纤维化患者是一个积极的治疗方法，目前肺移植的 5 年成活率达 50％～60％。如果经过适当的治疗，病情仍然进行性加重，而且符合肺移植的条件，年龄小于 60 岁，社会心理状态稳定，且无明显的肺外病变者均应行肺移植手术。

（四）肺康复治疗

本病与慢性阻塞性肺病一样目前药物治疗不能阻止病变的进展，一部分患者只有当肺功能受损，临床出现呼吸困难症状时才就医或明确诊断，因此肺康复对于改善呼吸困难症状和提高生活质量来说则是一个积极的手段。有研究表明 IPF 患者的生活质量严重受限，最近的一项系统性研究发现 IPF 患者无论在体格健康、一般健康、精力、呼吸道症状和独立生活能力都明显减弱。

Qsamu 等人在对 41 例 IPF 患者进行了肺功能检查、外周肌力、运动能力、以及呼吸肌力测试，发现虽然一些 IPF 患者的肺功能损伤并不严重，但是他们的最大氧耗量却明显下降；外周肌力的训练，尤其是远端肢体的训练，能够提高 IPF 患者的运动耐力。虽然针对 IPF 患者的肺康复研究还很少，还没有显示出很好的效果，但是在 Qsamu 的研究中已经可以看出肺康复对 IPF 患者可能是有效的。IPF 患者的肺康复方案可以参照 COPD 患者的方案，仍应以运动疗法为主，由于 IPF 在运动前已经表现为低氧血症，因此不能使用 COPD 患者肺康复的标准，即运动中血氧饱和度＜85％者应停止运动。对于 IPF 的患者，在运动中应监测血氧，如果没有进一步的下将则应该继续运动。运动中吸氧对延长运动时间可能有益，但是适宜的运动持续时间和运动强度、运动的频率等运动处方的内容还没有定论。除了上下肢运动训练外，呼吸保持技术训练对于保持日常生活活动能力也是有效的。为了减轻呼吸困难，应该指导患者学习放松技术。

患者的健康教育包括对本病的认识、防止和早期发现感染迹象、戒烟教育、营养支持等内容。如果把这些 IPF 患者及其亲属组织起来，让他们分享彼此的治疗经验，提出问题大家共同讨论，这样做能够减轻他们的心理压力，克服抑郁焦虑情绪，以积极的态度来共同面对疾病。

第四节　尘肺病

一、概述

尘肺病（肺尘埃沉着症）是指在职业活动中长期吸入生产性粉尘并在肺内潴留而引起的以

肺组织弥漫性纤维化为主的全身性疾病。

自上世纪 50 年代以来，尘肺病成为中国危害最严重的职业病。我国做了很大的努力预防和控制粉尘的生产和扩散，取得了令人瞩目的成绩。在国有企业粉尘浓度明显降低，尘肺病发病率高的趋势得到了有效的控制，《中华人民共和国职业病防治法》于 2002 年 5 月 1 日起正式实施，强调职业病是人为的疾病，预防和控制病因及其危险因素可以有效地降低发病率。将职业病防治工作纳入法制化管理的轨道，进一步加大了粉尘防控的监控力度。但中国仍面临着尘肺病的严重危害，特别是随着经济领域工业化的迅速发展，大量的中、小企业和私有企业的出现，大量流动工人的涌现，接触粉尘的职业增加、接触粉尘的工人数量也在增加，尘肺病的发病情况不容乐观。由于对尘肺病的防治到目前为止尚缺乏可靠、有效的方法，因此，尘肺病仍为危害劳动者健康的重要职业病。

尘肺病是我国发病最多的一种职业病，每年新发病例占各类职业病总病例数的 70% 左右。国家公布：2003 年报告新发尘肺病 8364 例，占本年度职业病报告病例总数的 79.9%，尘肺病的发病年龄、发病工龄有不同程度的缩短（以煤工尘肺为例平均发病工龄 21.27 年和平均发病年龄 52.12 岁，与 1985～1986 年的 24.72 年和 50.50 年相比分别缩短了 3.45 年和 1.62 年）。2003 统计年，全国尘肺病累计病例 589741 例，现存活病例 446374 例。从这些数据我们可以看出，我国尘肺病发病患患者数多，发病年龄呈年轻化趋势，表明尘肺病的防治任务仍十分艰巨。

尘肺病的诊断标准在我国只适用于我国法定的职业病名单中的十二种尘肺包括：矽肺、煤工尘肺、石墨尘肺、炭黑尘肺、石棉肺、滑石尘肺、水泥尘肺、云母尘肺、陶工尘肺、铝尘肺、电焊工尘肺、铸工尘肺。换言之，尘肺病是由于吸入不同的生产性矿物性粉尘而引起的职业性肺病。接触生产性粉尘的行业主要有矿山开采；金属冶炼业中的矿石粉碎等；机械制造业中的配砂、造型等；建筑材料行业如耐火材料的开采等；公路、铁路、水利、水电建设中的开凿隧道、爆破等。由于粉尘的理化特性不同、吸入量不同，其致病能力及其所致的肺组织的病理学改变也不同，但其基本特征是肺组织弥漫性纤维化。根据矿物性粉尘的性质，尘肺病可分为：由含游离二氧化硅为主的粉尘引起的矽肺；由矽酸盐为主的粉尘引起的矽酸盐矽肺包括石棉肺、滑石尘肺、水泥尘肺、云母尘肺、陶工尘肺等；有煤尘及含碳为主的粉尘引起的煤肺和炭素尘肺，包括煤工尘肺、石墨尘肺、炭黑尘肺；由金属粉尘引起金属尘肺，如铝尘肺。

二、发病机制

影响粉尘致病作用的因素主要有：粉尘的化学性质、分散度、浓度、个体因素等。粉尘的致纤维化作用是粉尘对人体健康危害最大的生物学作用。而接触粉尘中大量的游离 SiO_2 是导致肺部纤维化的主要物质。新鲜的游离 SiO_2 是一种四面体的石英粒子，表面存在自由基，且石英越纯，自由基越多。目前的研究报道自由基构成尘粒表面的功能部位，并与肺泡巨噬细胞代谢发生催化反应，使成纤维细胞异常增生终致发生纤维化，这是急性发病的机制。当 SiO_2 进入肺泡后被肺泡巨噬细胞吞噬，由于吞噬体内溶酶体的释放，导致肺泡巨噬细胞崩解和死亡，使粉尘粒子再释放，再次被肺泡巨噬细胞吞噬，形成无休止的循环。所以，即使脱离粉尘接触后，肺纤维化发展仍在继续。这就解释了脱离粉尘作业后许多年而出现尘肺的原因。

生产性粉尘进入机体的途径主要为呼吸道。粉尘作为一种异物，首先引起呼吸道一系列清除机制的反应，使大部分粉尘排出体外，只有少量的粉尘吸入并滞留在肺内。长期吸入高浓度的可吸入粉尘，在肺内达到一定的蓄积量时，可以产生致病作用，即有明确的剂量—反应关系。吸入生产性粉尘是否引起尘肺病，除决定于生产环境中粉尘的性质、粉尘浓度、暴露的时间、累积接触剂量等也存在个体差异。

吸入的粉尘首先进入呼吸道刺激呼吸道黏膜，使黏膜毛细血管扩张，黏液分泌增加，以加强对粉尘的阻滞作用；久之导致黏膜肥大、萎缩。粉尘颗粒还可以直接损伤黏膜细胞引起鼻炎、咽炎、喉炎。粉尘可阻塞皮脂腺，使皮肤干燥，或继发感染形成粉刺、毛囊炎等。长期吸入生产性矿物性粉尘可引起肺组织弥漫性、进行性纤维组织增生，使呼吸功能受损。尘肺病仍被认为是可防不可治的疾病。能导致劳动能力下降或丧失并可造成终生残疾。

三、尘肺病临床表现

尘肺病的临床表现是非特异的。主要有呼吸系统症状和一般全身症状。早期往往不明显，甚至无自觉症状，症状出现的早晚和轻重程度与尘肺种类、病变程度及有无并发症等有密切关系。随病情的进展，逐渐可出现不同程度的咳嗽、咳痰、胸痛、胸闷、气短。咳嗽主要在清晨，有时日夜间断发生。晚期患者可有持续咳嗽和顽固性呛咳，可能由于纵隔膈淋巴结肿大硬化压迫、刺激气管、支气管内神经感受器所致。若支气管反复感染可出现大量脓性痰。晚期患者可呼吸困难很明显，常需要持续吸氧。尘肺病的病程可长达20～30年，在临床监护好的情况下，许多尘肺患者的寿命甚至可以达到社会人群的平均水平。但急进型的尘肺病可表现为高热不退，进行性呼吸困难，晚期端坐呼吸，发绀，杵状指，一般1～2年可死于心肺功能衰竭或合并症。

早期一般无明显体征。如合并肺感染可出现干、湿啰音，晚期可有肺气肿、肺动脉高压、呼吸衰竭、循环淤血等相应的体征。

胸部X线检查是确诊尘肺病的重要依据。肺功能检查有助于了解患者肺功能下降的程度。

尘肺病常见的并发症有肺部感染、肺结核、COPD、支气管扩张、自发性气胸、肺源性心脏病、肺癌等。另外，尘肺病合并食道肿瘤也时有报道。尘肺病的并发症发生率因尘肺病种不同而有很大差异。

有报道，尘肺是结核的高发人群，其发病率随期别晋升而增加。据我国十大矿务局统计Ⅰ期煤工尘肺合并肺结核为16.5%，Ⅱ期为25.2%，Ⅲ期为51.1%。来自韩国作者报告，对2000年1月1日至2003年8月31日住院的234例煤工尘肺患者进行病因调查发现合并肺炎为99.6%，慢性支气管炎为76.1%，肺气肿为65.6%，活动性肺结核为47.0%，肺源性心脏病为31.6%，胸膜炎为29.0%，早期肺癌23.9%，气胸为18.8%，支气管扩张症为5.6%。认为肺炎是煤工尘肺患者常见且严重的并发症，需要主要治疗。影响尘肺病患者生存质量的主要原因为尘肺及合并症导致肺功能损害，呼吸系统并发症是其死亡的主要原因。随着社会的发展，人类的疾病谱也在变化，尘肺病、糖尿病、结核病相互促进发展，心、脑血管疾病不断增加，这些都严重的影响尘肺病患者的生存质量，成为威胁患者生命的重要因素。

四、治疗与康复

在职业卫生领域里，可以在全球范围内被彻底消除的危险因素及其所造成的健康损害几乎没有。矽肺病是个特例。矽肺病是几个世纪以来人们早已知道的一种疾病。然而，今天仍有数以千万计的人死于这种病。全球每年还有很多新的病例出现。在一些国家采取适宜措施后，矽肺病的发病率有明显降低，主要措施还是集中在预防工作。国际劳工组织/WTO 已经制定了 2030 年全球消灭矽肺病的计划，并已开展大量合作项目，以期共同战胜矽肺病。而尘肺病的最终消灭重在预防。与此同时，对于大量已患尘肺的患者，他们的健康问题仍需要我们给予足够的关注。在我国接触粉尘的职业工人往往来自经济不发达地区，他们在家庭中既是重要的劳动力、又是主要的经济来源，很多人文化水平很低。随着尘肺病的发生、进展，合并症的出现，相当一部分患者肺功能不断恶化，丧失劳动能力，严重影响患者生活质量，家庭生活水平往往明显下降。伴随难以解决的家庭矛盾和疾病带来的痛苦造成很多人出现心理障碍。尤其迟迟未被确诊为尘肺病的患者。针对大量已患病的患者如何有效地实施康复治疗，对于提高尘肺患者的生活质量、改善预后、维持家庭的稳定是非常重要的。

（一）病因治疗

1. 肺灌洗

1965 年 Ramirez 首次成功地将支气管肺泡灌洗用于临床治疗肺泡蛋白质沉积症获得成功后，在尘肺病的治疗研究上又开辟了一条新的途径。Mason 认为无机粉尘对肺的损伤是产生一种炎症，而后导致纤维组织增生，如果在病变还未发展到不可逆的程度时，设法使粉尘排出，则可避免酿成慢性进展的后果。王炳森等认为灌洗可以将大部分附着在气道及肺泡壁上的粉尘和尘细胞排出，进而改善患者通气及弥散功能；同时，大量巨噬细胞、白细胞等被洗出以及附着巨噬细胞表面的纤维连接蛋白的丧失，有助于阻抑尘肺纤维化的进展；但对已形成的尘性病变（如纤维性尘灶及肺气肿等继发病变）无效。大容量肺灌洗术（whole-lung lavage, WLL）治疗尘肺病，近 20 年逐步成熟并规范化。王鹏等对 35 例煤工尘肺患者进行全肺灌洗，结果表明患者的临床症状明显好转，肺通气功能有一定改善，但灌洗后 10 天、3 个月及 6 个月胸部 X 线检查与灌洗前比较，类圆形小阴影及不规则小阴影的大小、形态、分布情况均无明显改变，肺纹理也无明显变化。陈志远等采用大容量肺灌洗术治疗尘肺病患者 2490 例次，取得了许多成功的经验。认为 WLL 具有药物不可替代，病因、对症同时治疗，疗效确切、安全等优势。但 WLL 的远期疗效及对尘肺患者的肺呼吸功能如免疫功能、代谢功能等的影响还需要进一步研究。WLL 尚未能广泛应用于临床。

2. 药物治疗

药物对尘肺病能否治疗的问题一直存在争议。到目前为止，很多药物仍处在临床研究中，未能被广泛应用于临床。薛秀英报道抗氧化剂的使用，葡萄糖酸锌、亚硒酸钠、维生素 C 和 E 对矽肺患者的胶原代谢有一定的抑制作用，可缓和减轻肺纤维化进展，是对矽肺患者治疗的一种新疗法。同时，国内外也有不少学者认为，经过多年的研究，尘肺仍无特殊的治疗方法，各种治疗方法都不能阻止病情的发展或不能使尘肺消散。对尘肺病的合并症进行治疗是有积极的意义的，但不主张作尘肺病的病因学治疗。

（二）并发症的治疗与康复

尘肺病患者常存在呼吸系统感染、结核、肺心病、心律失常等等并发症，为尘肺患者住院的主要原因。也是临床医生能帮助尘肺病患者解决的主要问题。尘肺病患者预后的好坏除取决于生产环境中粉尘的性质、粉尘浓度、暴露的时间、累积接触剂量及个体差异外，也与患者生活习性（如是否吸烟）、营养状态、家庭环境、就医条件、心理素质甚至文化水平等等因素密切关系。除随时求助医生解决如肺部感染、肺结核等急性并发症外，在漫长的疾病发展过程中，在医生的指导下适当调整自己的生活状态去掉不良习惯、接受健康指导及康复训练、在医生和亲属的帮助下调试好自己的心理状态应该是尘肺病患者延年益寿的必备环节。

1. 防治呼吸道感染

煤工尘肺患者普遍存在免疫功能低下，呼吸道防御功能减弱，在寒冷季节及季节交换时候尤为明显，易反复发生肺部感染，合并 COPD，逐渐诱发呼吸衰竭导致死亡，所以以预防肺部感染尤为重要。

（1）预防为主：首先注意保暖、避免受寒；长期坚持适度的体育锻炼，如坚持冷水洗脸、慢走、做呼吸操等；保持呼吸道通畅，适当应用解痉、排痰、平喘及提高免疫力的药物；按时注射肺炎疫苗和流感疫苗。不断提高机体的抵抗力，尽量避免呼吸道感染的发生。

（2）戒烟：有研究表明职业接触粉尘和吸烟均可引致肺癌和非恶性肿瘤的呼吸系统疾病死亡增加，两者存在协同作用。职业粉尘接触和吸烟均可导致减寿，且可能存在协同作用。四川大学公共卫生学院王培席等人对 60 例矽肺患者肺功能 10 年跟踪研究发现矽肺患者肺功能的损伤逐年加重，通气功能障碍类型也发生变化，既有通气功能正常，也有阻塞性通气功能障碍向限制性与混合性通气功能障碍转变。长期吸烟可使矽肺患者肺功能进一步损害。戒烟对于减少许多继发性并发症如 COPD 有很大益处。被广泛认可的戒烟指南由美国卫生与公众服务部于2000 年公布，是以循证医学为基础的指南。由此可见，尘肺患者积极戒烟，仍可以减少对呼吸道黏膜的刺激、减缓肺功能的恶化。

（3）控制肺部感染：一旦继发感染，应根据痰细菌培养及药敏试验，选用敏感的抗生素进行有效的抗感染治疗，疗程要适当延长。在病原菌未确定之前应先经验性治疗，主要侧重革兰阴性菌。确定致病菌后，根据药物敏感试验结果，选择高敏感度的抗生素。不宜将抗菌药物作为预防性药物长期应用。

2. 积极地防治结核

应对尘肺患者定期拍摄胸片复查，以便早期发现结核，及时处理；提倡矽肺、结核的专业化治疗；实行化疗全程归口管理，减少不规则治疗，提高对初治病例的治疗效果。对复治患者应反复查痰找结核菌，必要时进行药敏试验，调整治疗方案。

3. 治疗并发症

慢性阻塞性肺病（COPD）是尘肺病患者常见并发症，是导致患者肺功能恶化甚至死亡的重要原因。重视对患者的康复治疗常常可以有效的减轻症状、减少急性发作次数、提高生活质量、延缓病情恶化、改善患者的预后。有症状的患者均应该接受药物治疗。药物治疗可以减少或者消除患者症状、提高活动耐力、减少急性发作的次数和严重程度以及改善健康状态，但目前没有药物能够延缓肺功能下降的速度。临床常用的有三类：β 受体激动剂、抗胆碱能药物和甲基黄嘌呤。在吸入和口服治疗中，吸入治疗为首选，因为吸入治疗的药物剂量更小，可以有与口服治疗相同或者更大的效果，并且副作用更小。必须教育患者正确使用各种吸入器，相当数量的患者使用定量雾化吸入器（MDI）时不能有效地配合呼吸，可以使用干粉吸入器（DPI）或者储雾器。向患者解释治疗的目的和效果有助于患者坚持治疗。吸入长效 β 受体激动剂和糖皮质激素的混合制剂是一种方便的治疗手段，在 $FEV_1 < 50\%$ 预计值的患者中，联合用药改善急性发作和健康状态的效果明显优于单一用药。临床工作中我们发现联合用药对于改善单纯尘肺病伴发的呼吸困难同样有效，但尚缺乏大规模临床观察的进一步证实。

4. 氧疗

氧疗在尘肺病治疗中的康复作用是显而易见的。对于出现低氧血症的尘肺患者给予合理的氧疗可以延缓病情的发展。近年来大量的研究表明，长期氧疗（LTOT）可以提高患者生存率，改善活动能力、睡眠和认知能力。氧疗指征：动脉氧分压 $PaO_2 < 7.3kPa$（55mmHg）。治疗目标是在休息、睡眠和活动过程中维持 $SpO_2 > 90\%$，LTOT 在尘肺病治疗中同样具有重要意义。符合氧疗指征的患者因 PaO_2 改善而停止吸氧可能是有害的。氧疗时间至少需要每天 $>$ 15 小时。教育患者在家庭中也要坚持合理应用 LTOT，可以减轻临床症状、改善肺功能、增加运动耐力、减少住院次数、提高生活质量，是重要的康复治疗手段。

5. 辅助通气

我们曾开展无创正压通气治疗对煤工尘肺患者稳定期的康复作用的研究，就是通过应用 BiPAP 呼吸机辅助通气进行早期呼吸干预治疗，在吸气相提供一个相对较高的压力，在呼气相提供一个相对较低的压力，机械性扩张气道，帮助患者克服气道阻力，对抗内源性 PEEP，增加肺泡通气量，改善气体在肺泡的分布，同时持续气道内正压可促使肺泡中的氧向血液弥散纠正低氧血症。对缓解呼吸困难、增加运动耐力有一定的效果。但对肺功能的改善不明显。无创正压通气（NPPV）辅助治疗对尘肺病患者的康复作用需要进一步的临床研究。而急性加重的患者在经过最佳药物治疗和氧疗后，有呼吸性酸中毒和（或）严重呼吸困难持续存在者，应使用 NPPV 治疗。联合使用持续气道正压（CPAP，$4\sim8cmH_2O$ 水平）和压力支持通气（PSV，$10\sim15cmH_2O$ 水平）是治疗 COPD 最有效的 NPPV 模式，适用于尘肺病患者的通气的模式选择仍需大样本的临床观察。如患者符合 NPPV 排除标准，应考虑立即插管。

6. 手术治疗

胸腔镜下胸膜粘连、肺大泡切除术在临床的应用逐渐增多，对尘肺病合并顽固性胸水以及气胸的患者都有比较好的疗效。随着肺减容和肺移植等手术治疗日趋成熟，手术治疗可能会成为改善尘肺病患者健康相关生活质量、提高生存率的一种手段。但需要严格限定治疗指征和严格选择患者，并要充分估计到手术的危险性。目前为止，究竟患者会从手术中获得多少益处仍在临床研究中。

7. 肺功能康复

在英国开展的肺功能康复项目（PRPS）是一个最初只针对 COPD 患者及其家庭/照顾者的结合多学科知识的锻炼和教育项目，从生理和心理两方面实施康复训练，取得了很好的效果。理想的 PRPS 的疗程为 6~8 周，患者每周参加 2 次有辅导的锻炼课程和教育课程，并进行一次家庭锻炼项目，该周其余时间应增加活动量。锻炼内容根据患者需要"量身定做"，重点放在可以改善心血管系统功能的有氧锻炼上，包括步行、骑自行车或爬楼梯。健康教育内容必须是综合性的、多学科的，强调根据患者的需要来改变其生活方式，患者的家庭/照顾者也要参与。PRPS 结束后效果可维持长达 2 年的时间，从而健康状态的改善成为持久的变化。此项目已进入临床指南。越来越多的证据认为所有慢性呼吸系统疾病的患者都应该进行肺康复，尤其适用于做过手术的慢性肺疾病（如肺减容手术、或肺移植）以及其他慢性肺病（如哮喘或肺纤维化）患者，结合 LTOT 能够在很大程度上提高这些患者的生活质量，节约国家医疗费用。对我国尘肺病的康复有很大的借鉴意义。我国尘肺病患者多达数十万人，可以根据我们的国情因地制宜地开展肺功能康复训练，让更多的患者有一个持久的健康状态的改善、减少患者再住院率、节约国家医疗费用。

8. 营养支持

近年来，营养支持在慢性呼吸系统疾病防治和康复方面的重要性日益受到重视。营养不良对呼吸系统最显著的影响是减少维持正常通气的动力。患者营养不良时，使呼吸肌储备力量下降及呼吸肌容易发生疲劳，导致肺通气功能降低，同时还可严重损害患者的免疫功能。患者可出现体重减轻和无脂体重（FFM）下降，两者与气流受限的程度无关，但与死亡危险增加相关。尘肺病患者发生营养不良主要与胃肠功能紊乱；摄入不足；应激反应有关。此外，氮随痰液的大量丢失对加剧营养不良也不容忽视。营养不良是尘肺病患者常见的合并症。

营养干预本身应着重于早期预防和早期治疗体重下降，以防止能量失衡。建议当患者符合以下一种或多种情况时，应考虑营养治疗：BMI<21kg/m^2、体重减轻（6个月内体重下降>10%或者1个月内下降>5%）、FFM下降（男性FFM指数<16kg/m^2，女性<15kg/m^2）。营养治疗最初应该是改变患者的饮食习惯，然后再使用高能量营养品，并且应该在1天之中分数次给予，以避免食欲下降和高热量负荷所致的通气需要增加。

9. 心理治疗

尘肺病病程可长达20~30年，患者长期被疾病困扰，有时甚至是痛不欲生，加之家庭、社会的矛盾（如担心家庭经济负担受到影响、牵挂老人的赡养子女的教育），使患者产生紧张、自卑、孤独、失落等不良情绪。这些负面情绪如长期得不到消除可对机体免疫系统产生抑制作用，使机体抵抗力降低易引起肺部感染，同时也消弱了脏器的整体功能，直接影响治疗和康复的效果。徐茜等对58例矽肺患者心理状态分析后发现均有不同程度的心理问题，结合临床实际情况采取了心理指导和监护取得很好的效果。随着医学的发展，心理健康问题也越来越多地受到综合医院的临床医生的重视。尽管抑郁症等精神疾病在尘肺病患者中的发病率目前尚未见报道。从90年代在我院住院救治的尘肺病患者连续4年出现跳楼自杀事件，到近年来伴有心理问题（表现为情绪抑郁或不稳、焦虑、失眠、烦躁、易激惹甚至有自杀倾向等）的尘肺病患者在我院住院治疗的患者中屡见不鲜，说明在尘肺病患者这一人群中心理疾患的发病率并不低，对于患者心理问题的关注和干预已经不是可有可无的了。抑郁症是其中比较严重的情况，因为患者可以采取自杀的方式解除自己的痛苦。一般认为，在临床各科疾病的发生发展过程中又出现抑郁状态称继发性抑郁症，其病程和预后一般随原发病的好转、痊愈而好转、痊愈，抗抑郁治疗效果好。了解继发性抑郁症这一发病特点，在尘肺病患者病情加重时尤其要密切关注患者的心理变化，主动接近患者，引导患者倾诉心中的郁闷、烦恼和痛苦；鼓励患者树立信心；努力帮助解决一些实际问题；有计划的进行健康知识的宣传教育；增加患者对医生、护士的信任感；必要时积极地给予药物干预，以度过危险期，避免悲剧发生。对于稳定期的尘肺病患者很多长年住院治疗，远离家庭和亲人。由于身体状况较差，参与家庭、社会活动减少，被家人关注也减少，因此，在这一群体中积极开展心理健康指导和推广家庭病房，鼓励患者回归家庭，回归社会将有利于患者的康复，应该是一个发展方向。

第四章 呼吸内科疾病的护理

第一节 急性上呼吸道感染

急性呼吸道感染是具有一定传染性的呼吸系统疾病，本病重点要求同学了解其发病的常见诱因，能识别出急性上呼吸道感染和急性气管-支气管炎的临床表现；能找出主要的护理诊断及医护合作性问题并能采取有效的护理措施对患者进行护理。

急性呼吸道感染（acute respiratory tract infection）通常包括急性上呼吸道感染和急性气管－支气管炎。急性上呼吸道感染是鼻腔、咽或喉部急性炎症的总称。常见病原体为病毒，仅有少数由细菌引起。本病全年皆可发病，但冬春季节多发，具有一定的传染性，有时引起严重的并发症，应积极防治。急性气管－支气管炎（acute tracheo-bronchitis）是指感染、物理、化学、过敏等因素引起的气管－支气管黏膜的急性炎症。可由急性上呼吸道感染蔓延而来。多见于寒冷季节或气候多变时。或气候突变时多发。

一、护理评估

（一）病因及发病机制

1. 急性上呼吸道感染

急性上呼吸道感染约有 70％～80％由病毒引起。其中主要包括流感病毒、副流感病毒、呼吸道合胞病毒、腺病毒、鼻病毒等。由于感染病毒类型较多，又无交叉免疫，人体产生的免疫力较弱且短暂，同时在健康人群中有病毒携带者，故一个人可有多次发病。细菌感染约占20％～30％，可直接或继病毒感染之后发生，以溶血性链球菌最为多见，其次为流感嗜血杆菌、肺炎球菌和葡萄球菌等。偶见革兰阴性杆菌。当全身或呼吸道局部防御功能降低时，尤其是年老体弱或有慢性呼吸道疾病者更易患病，原先存在于上呼吸道或外界侵入的病毒和细菌迅速繁殖，引起本病。通过含有病毒的飞沫或被污染的用具传播，引起发病。

2. 急性气管－支气管炎

（1）感染：由病毒、细菌直接感染，或急性上呼吸道病毒（如腺病毒、流感病毒）、细菌（如流感嗜血杆菌、肺炎链球菌）感染迁延而来，也可在病毒感染后继发细菌感染。亦可为衣原体和支原体感染。

（2）物理、化学性因素：过冷空气、粉尘、刺激性气体或烟雾的吸入使气管－支气管黏膜受到急性刺激和损伤，引起本病。

（3）变态反应：花粉、有机粉尘、真菌孢子等的吸入以及对细菌蛋白质过敏等，均可引起气管－支气管的变态反应。寄生虫（如钩虫、蛔虫的幼虫）移行至肺，也可致病。

（二）健康史

有无受凉、淋雨、过度疲劳等使机体抵抗力降低等情况，应注意询问本次起病情况，既往健康情况，有无呼吸道慢性疾病史等。

（三）身体状况

1. 急性上呼吸道感染

急性上呼吸道感染主要症状和体征个体差异大，根据病因不同可有不同类型，各型症状、体征之间无明显界定，也可互相转化。

（1）普通感冒：又称急性鼻炎或上呼吸道卡他，以鼻咽部卡他症状为主要表现，俗称"伤风"。成人多为鼻病毒所致，起病较急，初期有咽干、咽痒或咽痛，同时或数小时后有打喷嚏、鼻塞、流清水样鼻涕，2～3日后分泌物变稠，伴咽鼓管炎可引起听力减退，伴流泪、味觉迟钝、声嘶、少量咳嗽、低热不适、轻度畏寒和头痛。检查可见鼻腔黏膜充血、水肿、有分泌物，咽部轻度充血。如无并发症，一般经5～7日痊愈。

流行性感冒（简称流感）则由流感病毒引起，起病急，鼻咽部症状较轻，但全身症状较重，伴高热、全身酸痛和眼结膜炎症状。而且常有较大或大范围的流行。

流行性感冒应及早应用抗流感病毒药物：起病1～2天内应用抗流感病毒药物治疗，才能取得最佳疗效。目前抗流感病毒药物包括离子通道 M_2 阻滞剂和神经氨酸酶抑制剂两类。离子通道 M_2 阻滞剂：包括金刚烷胺和金刚乙胺，主要对甲型流感病毒有效。金刚烷胺类药物是治疗甲型流感的首选药物，有效率达 $70\%\sim90\%$。金刚烷胺的不良反应有神经质、焦虑、注意力不集中和轻微头痛等中枢神经系统副作用，一般在用药后几小时出现，金刚乙胺的毒副作用较小。胃肠道反应主要为恶心和呕吐，停药后可迅速消失。肾功能不全的患者需要调整金刚烷胺的剂量，对于老年人或肾功能不全者需要密切监测副作用。神经氨酸酶抑制剂：奥司他韦（商品名达菲），作用机制是通过干扰病毒神经氨酸酶保守的唾液酸结合位点，从而抑制病毒的复制，对 A（包括 H5N1）和 B 不同亚型流感病毒均有效。奥司他韦成人每次口服 75 mg，每天 2 次，连服 5 天，但须在症状出现 2 天内开始用药。奥司他韦不良反应少，一般为恶心、呕吐等消化道症状，也有腹痛、头痛、头晕、失眠、咳嗽、乏力等不良反应的报道。

（2）病毒性咽炎和喉炎：临床特征为咽部发痒、不适和灼热感、声嘶、讲话困难、咳嗽、咳嗽时咽喉疼痛，无痰或痰呈黏液性，有发热和乏力，伴有咽下疼痛时，常提示有链球菌感染，体检发现咽部明显充血和水肿、局部淋巴结肿大且触痛，提示流感病毒和腺病毒感染，腺病毒咽炎可伴有眼结合膜炎。

（3）疱疹性咽峡炎：主要由柯萨奇病毒 A 引起，夏季好发。有明显咽痛、常伴有发热，病程约一周。体检可见咽充血，软腭、腭垂、咽和扁桃体表面有灰白色疱疹及浅表溃疡，周围有红晕。多见儿童，偶见于成人。

（4）咽结膜热：常为柯萨奇病毒、腺病毒等引起。夏季好发，游泳传播为主，儿童多见。表现为发热、咽痛、畏光、流泪、咽及结膜明显充血。病程约 4～6 日。

（5）细菌性咽-扁桃体炎多由溶血性链球菌感染所致，其次为流感嗜血杆菌、肺炎球菌、葡萄球菌等引起。起病急，咽痛明显、伴畏寒、发热，体温超过 39 ℃。检查可见咽部明显充血，扁桃体充血肿大，其表面有黄色点状渗出物，颌下淋巴结肿大伴压痛，肺部无异常体征。

本病如不及时治疗可并发急性鼻窦炎、中耳炎、急性气管-支气管炎。部分患者可继发病毒性心肌炎、肾炎、风湿热等。

2. 急性气管－支气管炎

急性气管－支气管炎起病较急，常先有急性上呼吸道感染的症状，继之出现干咳或少量黏液性痰，随后可转为黏液脓性或脓性痰液，痰量增多，咳嗽加剧，偶可痰中带血。全身症状一般较轻，可有发热，38 ℃左右，多于 3～5 日后消退。咳嗽、咳痰为最常见的症状，常为阵发性咳嗽，咳嗽、咳痰可延续 2～3 周才消失，如迁延不愈，则可演变为慢性支气管炎。呼吸音常正常或增粗，两肺可听到散在干、湿性啰音。

(四) 实验室及其他检查

1. 血常规

病毒感染者白细胞正常或偏低，淋巴细胞比例升高；细菌感染者白细胞计数和中性粒细胞增高，可有核左移现象。

2. 病原学检查

可做病毒分离和病毒抗原的血清学检查，确定病毒类型，以区别病毒和细菌感染。细菌培养及药物敏感试验，可判断细菌类型，并可指导临床用药。

3. X 线检查

胸部 X 线多无异常改变。

二、主要护理诊断及医护合作性问题

(一) 舒适的改变

鼻塞、流涕、咽痛、头痛与病毒和（或）细菌感染有关。

(二) 潜在并发症

鼻窦炎、中耳炎、心肌炎、肾炎、风湿性关节炎。

三、护理目标

患者躯体不适缓解，日常生活不受影响；体温恢复正常；呼吸道通畅；睡眠改善；无并发症发生或并发症被及时控制。

四、护理措施

(一) 一般护理

注意隔离患者，减少探视，避免交叉感染。患者咳嗽或打喷嚏时应避免对着他人。患者使用的餐具、痰盂等用具应按规定消毒，或用一次性器具，回收后焚烧弃去。多饮水，补充足够的热量，给予清淡易消化、高热量、丰富维生素、富含营养的食物。避免刺激性食物，戒烟、酒。患者以休息为主，特别是在发热期间。部分患者往往因剧烈咳嗽而影响正常的睡眠，可给患者提供容易入睡的休息环境，保持病室适宜温度、湿度和空气流通。保证周围环境安静，关闭门窗。指导患者运用促进睡眠的方式，如睡前泡脚、听音乐等。必要时可遵医嘱给予镇咳、祛痰或镇静药物。

(二) 病情观察

关注疾病流行情况、鼻咽部发生的症状、体征及血常规和 X 线胸片改变。注意并发症，如耳痛、耳鸣、听力减退、外耳道流脓等提示中耳炎；如头痛剧烈、发热、伴脓涕、鼻窦有压痛等提示鼻窦炎；如在恢复期出现胸闷、心悸、眼睑水肿、腰酸和关节痛等提示心肌炎、肾炎或风湿性关节炎，应及时就诊。

（三）对症护理

1. 高热护理

体温超过 37.5 ℃，应每 4 小时测体温 1 次，观察体温过高的早期症状和体征，体温突然升高或骤降时，应随时测量和记录，并及时报告医师。体温＞39 ℃时，要采取物理降温。降温效果不好可遵照医嘱选用适当的解热剂进行降温。患者出汗后应及时处理，保持皮肤的清洁和干燥，并注意保暖。鼓励多饮水。

2. 保持呼吸道通畅

清除气管、支气管内分泌物，减少痰液在气管、支气管内的聚积。指导患者采取舒适的体位进行有效咳嗽。观察咳痰情况，如痰液较多且黏稠，可嘱患者多饮水，或遵照医嘱给予雾化吸入治疗，以湿润气道、利于痰液排出。

（四）用药护理

1. 对症治疗

选用抗感冒复合剂或中成药减轻发热、头痛，减少鼻、咽充血和分泌物，如对乙酰氨基酚（扑热息痛）、银翘解毒片等。干咳者可选用右美沙芬、喷托维林（咳必清）等；咳嗽有痰可选用复方氯化铵合剂、溴己新（必嗽平），或雾化祛痰。咽痛者可含服喉片或草珊瑚片等。气喘者可用平喘药，如特布他林、氨茶碱等。

2. 抗病毒药物

早期应用抗病毒药有一定疗效，可选用利巴韦林、奥司他韦、金刚烷胺、吗啉胍和抗病毒中成药等。

3. 抗菌药物

如有细菌感染，最好根据药物敏感试验选择有效抗菌药物治疗，常可选用大环内酯类、青霉素类、氟喹诺酮类及头孢菌素类。

根据医嘱选用药物，告知患者药物的作用、可能发生的副作用和服药的注意事项，如按时服药；应用抗生素者，注意观察有无迟发过敏反应发生；对于应用解热镇痛药者注意避免大量出汗引起虚脱等。发现异常及时就诊等。

（五）心理护理

急性呼吸道感染预后良好，多数患者于一周内康复，仅少数患者可因咳嗽迁延不愈而发展为慢性支气管炎，患者一般无明显心理负担。但如果咳嗽较剧烈，加之伴有发热，可能会影响患者的休息、睡眠，进而影响工作和学习，个别患者产生急于缓解咳嗽等症状的焦虑情绪。护理人员应与患者进行耐心、细致的沟通，通过对病情的客观评价，解除患者的心理顾虑，建立治疗疾病的信心。

（六）健康指导

1. 疾病知识指导

帮助患者和家属掌握急性呼吸道感染的诱发因素及本病的相关知识，避免受凉、过度疲劳，注意保暖；外出时可戴口罩，避免寒冷空气对气管、支气管的刺激。积极预防和治疗上呼吸道感染，症状改变或加重时应及时就诊。

2. 生活指导

平时应加强耐寒锻炼，增强体质，提高机体免疫力。有规律生活，避免过度劳累。室内空气保持新鲜、阳光充足。少去人群密集的公共场所。戒烟、酒。

五、护理评价

患者舒适度改善；睡眠质量提高；未发生并发症或发生后被及时控制。

第二节 急性气管－支气管炎

急性气管－支气管炎是由生物、物理、化学刺激或过敏等因素引起的气管－支气管黏膜的急性炎症。临床主要症状有咳嗽和咳痰。本病常见于寒冷季节或气候突变时，可以由病毒、细菌直接感染，也可由病毒或细菌引发的急性上呼吸道感染慢性迁延不愈所致。

一、病因

（一）生物性因素

急性气管－支气管炎生物性病因中最重要的是病毒感染，包括腺病毒、冠状病毒、流感病毒甲和乙、副流感病毒、呼吸道合胞病毒、柯萨奇病毒 A21、鼻病毒等。肺炎支原体、肺炎衣原体和百日咳杆菌，也可以是本病的病原体，常见于年轻人。呼吸道感染的常见病原菌有肺炎球菌、流感嗜血杆菌，金黄色葡萄球菌和卡他莫拉菌也常怀疑为本病的致病菌，但除新生儿、人工气道或免疫抑制患者外，至今没有"细菌性支气管炎"的确切证据。

（二）非生物性因素

非生物性致病因子有矿、植物粉尘，刺激性气体（强酸、氨、某些挥发性溶液、氯、硫化氢、二氧化硫和溴化物等），环境刺激物包括臭氧、二氧化氮、香烟和烟雾等。

二、诊断要点

（1）常见症状有鼻塞、流涕、咽痛、畏寒、发热、声嘶和肌肉酸痛等。

（2）咳嗽为主要症状。开始为干咳、胸骨下刺痒或闷痛感。1～2 日后有白色黏痰，以后可变脓性，甚至伴血丝。

（3）胸部听诊呼吸音粗糙，并有干、湿性啰音。用力咳嗽后，啰音性质可改变或消失。

（4）外周血常规正常或偏低，细菌感染时外周血白细胞升高。痰培养如检出病原菌，则可确诊病因。

（5）X线胸部检查正常或仅有肺纹理增粗。

三、鉴别要点

（1）流行性感冒：起病急骤，发热较高，有全身酸痛、头痛、乏力的全身中毒症状，有流行病史。

（2）急性上呼吸道感染：一般鼻部症状明显，无咳嗽、咳痰。肺部无异常体征。

（3）其他：如支气管肺炎、肺结核、肺癌、肺脓肿、麻疹、百日咳等多种肺部疾病可伴有急性支气管的症状，通过详细询问病史、体格检查，多能做出诊断。

四、治疗

（一）一般治疗

休息、保暖、多饮水、补充足够的热量。

（二）对症治疗

一般可根据患者的症状予以对症治疗。

1. 干咳无痰者

可用喷托维林（咳必清）25 mg，每日 3 次，口服；或可待因 15～30 mg，每日 3 次，口服。

2. 咳嗽有痰不易咳出者

可选用氨溴素 30 mg，每日 3 次，口服；也可服用棕色合剂 10 mL，每日 3 次，口服。

3. 伴喘息发生支气管痉挛

可用平喘药如氨茶碱 100 mg 或沙丁胺醇 2～4 mg，每日 3 次，口服。

4. 发热

可用解热镇痛药，如复方阿司匹林片，每次 1 片，每日 3～4 次。口服。

（三）抗感染治疗

根据感染的病原体及药物敏感试验选择抗菌药物治疗。如有明显发热或痰转为脓性者，应选用适当抗生素治疗。常用青霉素 80 万 U，每日 2 次，肌内注射，或酌情选用大环内酯类及头孢类抗生素。退热 1～3 日后即可停药。

五、护理措施

（一）保持心身舒适

（1）保持室内空气新鲜，通风 1～2 次/天，室内湿度在 60%～65%，温度在 20℃～25 ℃。

（2）鼓励患者多饮水，高热时每日摄入量应为 3 000～4 000 mL，心、肾功能障碍时，每天饮水量应在 1 500～2 000 mL。

（3）指导患者选择高维生素、清淡易消化的食物，如瘦肉、豆腐、蛋、鱼、水果、新鲜蔬菜等。

（4）急性期应绝对卧床休息，治疗和护理操作尽量集中在同一时间内，使患者有充足的时间休息。

（二）病情观察

（1）观察咳嗽、咳痰、喘息的症状及诱发因素，尤其是痰液的性质和量。

（2）有无胸闷、发绀、呼吸困难等症状。

（三）保持呼吸道通畅

（1）对痰多黏稠、较难咳出的患者，指导采取有效的咳嗽方式，协助翻身、叩背和体位引流，嘱其多饮水，遵医嘱雾化吸入。

（2）根据患者的缺氧程度、血气分析结果调节氧流量。

第三节 支气管肺炎

一、概述

肺炎（pneumonia）是指终末气道、肺泡和肺间质的炎症，可由病原微生物、理化因素、免疫损伤、过敏及药物所致。细菌性肺炎是最常见的肺炎。也是最常见的感染性疾病之一。尽管新的强效抗生素不断投入应用，但其发病率和病死率仍很高，其原因可能有社会人口老龄化、吸烟人群的低龄化、伴有基础疾病、免疫功能低下，加之病原体变迁、医院获得性肺炎发病率增加、病原学诊断困难、抗生素的不合理使用导致细菌耐药性增加和部分人群贫困化加剧等因素有关。

（一）分类

肺炎可按解剖、病因或患病环境加以分类。

1. 解剖分类

（1）大叶性（肺泡性）肺炎：为肺实质炎症，通常并不累及支气管。病原体先在肺泡引起炎症，经肺泡间孔（Cohn）向其他肺泡扩散，导致部分或整个肺段、肺叶发生炎症改变。致病菌多为肺炎链球菌。

（2）小叶性（支气管）肺炎：指病原体经支气管入侵，引起细支气管、终末细支气管和肺泡的炎症。病原体有肺炎链球菌、葡萄球菌、病毒、肺炎支原体以及军团菌等。常继发于其他疾病，如支气管炎、支气管扩张、上呼吸道病毒感染以及长期卧床的危重患者。

（3）间质性肺炎：以肺间质炎症为主，病变累及支气管壁及其周围组织，有肺泡壁增生及间质水肿。可由细菌、支原体、衣原体、病毒或肺孢子菌等引起。

2. 病因分类

（1）细菌性肺炎：如肺炎链球菌、金黄色葡萄球菌、甲型溶血性链球菌、肺炎克雷伯杆菌、流感嗜血杆菌、铜绿假单胞菌、棒状杆菌、梭形杆菌等引起的肺炎。

（2）非典型病原体所致肺炎：如支原体、军团菌和衣原体等。

（3）病毒性肺炎：如冠状病毒、腺病毒、呼吸道合胞病毒、流感病毒、麻疹病毒、巨细胞病毒、单纯疱疹病毒等。

（4）真菌性肺炎：如白念珠菌、曲霉、放射菌等。

（5）其他病原体所致的肺炎：如立克次体（如 Q 热立克次体）、弓形虫（如鼠弓形虫）、寄生虫（如肺包虫、肺吸虫、肺血吸虫）等。

（6）理化因素所致的肺炎：如放射性损伤引起的放射性肺炎、胃酸吸入、药物等引起的化学性肺炎等。

3. 患病环境分类

由于病原学检查阳性率低，培养结果滞后，病因分类在临床上应用较为困难，目前多按肺炎的获得环境分成两类，有利于指导经验治疗。

（1）社区获得性肺炎（community acquired pneumonia，CAP）是指在医院外罹患的感染

性肺实质炎症，也称院外肺炎，包括具有明确潜伏期的病原体感染而在入院后平均潜伏期内发病的肺炎。常见致病菌为肺炎链球菌、流感嗜血杆菌、卡他莫拉菌和非典型病原体。

（2）医院获得性肺炎（hospital acquired pneumonia，HAP）简称医院内肺炎，是指患者入院时既不存在、也不处于潜伏期，而于入院 48 小时后在医院（包括老年护理院、康复院等）内发生的肺炎，也包括出院后 48 小时内发生的肺炎。无感染高危因素患者的常见病原体依次为肺炎链球菌、流感嗜血杆菌、金黄色葡萄球菌、铜绿假单胞菌、大肠杆菌、肺炎克雷伯杆菌等；有感染高危因素患者的常见病原体依次为金黄色葡萄球菌、铜绿假单胞菌、肠杆菌属、肺炎克雷伯杆菌等。

（二）病因及发病机制

正常的呼吸道免疫防御机制（支气管内黏液－纤毛运载系统、肺泡巨噬细胞防御的完整性等）使气管隆凸以下的呼吸道保持无菌。肺炎的发生主要由病原体和宿主两个因素决定。如果病原体数量多、毒力强和（或）宿主呼吸道局部和全身免疫防御系统损害，即可发生肺炎。病原体可通过空气吸入、血行播散、邻近感染部位蔓延、上呼吸道定植菌的误吸引起社区获得性肺炎。医院获得性肺炎还可通过误吸胃肠道的定植菌（胃食管反流）和通过人工气道吸入环境中的致病菌引起。

二、肺炎链球菌肺炎

肺炎链球菌肺炎（streptoccus pneumonia）或称肺炎球菌肺炎（pneummococcal pneumonia），是由肺炎链球菌或称肺炎球菌所引起的肺炎，约占社区获得性肺炎的半数以上。通常急骤起病，以高热、寒战、咳嗽、血痰及胸痛为特征。X 线胸片呈肺段或肺叶急性炎性实变，近年来因抗菌药物的广泛使用，致使本病的起病方式、症状及 X 线改变均不典型。

肺炎链球菌为革兰染色阳性球菌，多成双排列或短链排列。有荚膜，其毒力大小与荚膜中的多糖结构及含量有关。根据荚膜多糖的抗原特性，肺炎链球菌可分为 86 个血清型。成人致病菌多属 1～9 及 12 型，以第 3 型毒力最强，儿童则多为 6、14、19 及 23 型。肺炎链球菌在干燥痰中能存活数月，但在阳光直射 1 小时，或加热至 52 ℃ 10 分钟即可杀灭，对石炭酸等消毒剂亦甚敏感。机体免疫功能正常时，肺炎链球菌是寄居在口腔及鼻咽部的一种正常菌群，其带菌率常随年龄、季节及免疫状态的变化而有差异。机体免疫功能受损时，有毒力的肺炎链球菌入侵人体而致病。肺炎链球菌除引起肺炎外，少数可发生菌血症或感染性休克，老年人及婴幼儿的病情尤为严重。

本病以冬季与初春多见，常与呼吸道病毒感染相伴行。患者常为原先健康的青壮年或老年与婴幼儿，男性较多见。吸烟者、痴呆者、慢性支气管炎、支气管扩张、充血性心力衰竭、慢性病患者以及免疫抑制宿主均易受肺炎链球菌侵袭。肺炎链球菌不产生毒素，不引起原发性组织坏死或形成空洞。其致病力是由于有高分子多糖体的荚膜对组织的侵袭作用，首先引起肺泡壁水肿，出现白细胞与红细胞渗出，含菌的渗出液经肺泡间孔（Cohn）向肺的中央部分扩展，甚至累及几个肺段或整个肺叶，因病变开始于肺的外周，故叶间分界清楚，易累及胸膜，引起渗出性胸膜炎。

病理改变有充血期、红肝变期、灰肝变期及消散期。表现为肺组织充血水肿，肺泡内浆液渗出及红、白细胞浸润，白细胞吞噬细菌，继而纤维蛋白渗出物溶解、吸收、肺泡重新充气。在肝变期病理阶段实际上并无确切分界，经早期应用抗菌药物治疗，此种典型的病理分期已很少见。病变消散后肺组织结构多无损坏，不留纤维瘢痕。极个别患者肺泡内纤维蛋白吸收不完全，甚至有成纤维细胞形成，形成机化性肺炎。老年人及婴幼儿感染可沿支气管分布（支气管肺炎）。若未及时使用抗菌药物，5%～10%的患者可并发脓胸，10%～20%的患者因细菌经淋巴管、胸导管进入血循环，可引起脑膜炎、心包炎、心内膜炎、关节炎和中耳炎等肺外感染。

（一）护理评估

1. 健康史

肺炎的发生与细菌的侵入和机体防御能力的下降有关。吸入口咽部的分泌物或空气中的细菌、周围组织感染的直接蔓延、菌血症等均可成为细菌入侵的途径；吸烟、酗酒、年老体弱、长期卧床、意识不清、吞咽和咳嗽反射障碍、慢性或重症患者、长期使用糖皮质激素或免疫抑制剂、接受机械通气及大手术者均可因机体防御机制降低而继发肺炎。注意询问患者起病前是否存在机体抵抗力下降、呼吸道防御功能受损的因素，了解患者既往的健康状况。

2. 身体状况

发病前常有受凉、淋雨、疲劳、醉酒、病毒感染史，多有上呼吸道感染的前驱症状。

（1）主要症状：起病多急骤，高热、寒战，全身肌肉酸痛，体温通常在数小时内升至39 ℃～40 ℃，高峰在下午或傍晚，或呈稽留热，脉率随之增速。可有患侧胸部疼痛，放射到肩部或腹部，咳嗽或深呼吸时加剧。痰少，可带血或呈铁锈色，食欲锐减，偶有恶心、呕吐、腹痛或腹泻，易被误诊为急腹症。

（2）护理体检：患者呈急性病容，面颊绯红，鼻翼扇动，皮肤灼热、干燥，口角及鼻周有单纯疱疹；病变广泛时可出现发绀。有败血症者，可出现皮肤、黏膜出血点，巩膜黄染。早期肺部体征无明显异常，仅有胸廓呼吸运动幅度减小，叩诊稍浊，听诊可有呼吸音减低及胸膜摩擦音。肺实变时叩诊浊音、触觉语颤增强并可闻及支气管呼吸音。消散期可闻及湿啰音。心率增快，有时心律不齐。重症患者有肠胀气，上腹部压痛多与炎症累及膈胸膜有关。重症感染时可伴休克、急性呼吸窘迫综合征及神经精神症状，表现为神志模糊、烦躁、呼吸困难、嗜睡、谵妄、昏迷等。累及脑膜时有颈抵抗及出现病理性反射。

本病自然程程大致1～2周。发病5～10天，体温可自行骤降或逐渐消退；使用有效的抗菌药物后可使体温在1～3天内恢复正常。患者的其他症状与体征亦随之逐渐消失。

（3）并发症：肺炎链球菌肺炎的并发症近年来已很少见。严重败血症或毒血症患者易发生感染性休克，尤其是老年人。表现为血压降低、四肢厥冷、多汗、发绀、心动过速、心律失常等，而高热、胸痛、咳嗽等症状并不突出。其他并发症有胸膜炎、脓胸、心包炎、脑膜炎和关节炎等。

3. 实验室及其他检查

（1）血常规检查：血白细胞计数（10～20）×10^9/L，中性粒细胞多在80%以上，并有核左移，细胞内可见中毒颗粒。年老体弱、酗酒、免疫功能低下者的白细胞计数可不增高，但中性粒细胞的百分比仍增高。

（2）痰直接涂片作革兰染色及荚膜染色镜检：发现典型的革兰染色阳性、带荚膜的双球菌或链球菌，即可初步作出病原诊断。

（3）痰培养：24～48小时可以确定病原体。痰标本送检应注意器皿洁净无菌，在抗菌药物应用之前漱口后采集，取深部咳出的脓性或铁锈色痰。

（4）聚合酶链反应（PCR）检测及荧光标记抗体检测：可提高病原学诊断率。

（5）血培养：约 $10\%\sim20\%$ 患者合并菌血症，故重症肺炎应做血培养。

（6）细菌培养：如合并胸腔积液，应积极抽取积液进行细菌培养。

（7）X 线检查：早期仅见肺纹理增粗，或受累的肺段、肺叶稍模糊。随着病情进展，肺泡内充满炎性渗出物，表现为大片炎症浸润阴影或实变影，在实变阴影中可见支气管充气征，肋膈角可有少量胸腔积液。在消散期，X 线显示炎性浸润逐渐吸收，可有片状区域吸收较快，呈现"假空洞"征，多数病例在起病3～4周后才完全消散。老年患者肺炎病灶消散较慢，容易出现吸收不完全而成为机化性肺炎。

4.心理－社会评估

肺炎起病多急骤，短期内病情严重，加之高热和全身中毒症状明显，患者及家属常深感不安。当出现严重并发症时，患者会表现出忧虑和恐惧。

（二）主要护理诊断及医护合作性问题

1.体温过高

与肺部感染有关。

2.气体交换受损

与肺部炎症、痰液黏稠等引起呼吸面积减少有关。

3.清理呼吸道无效

与胸痛、气管、支气管分泌物增多、黏稠及疲乏有关。

4.疼痛

胸痛与肺部炎症累及胸膜有关。

5.潜在并发症

感染性休克。

（三）护理目标

体温恢复正常范围；患者呼吸平稳，发绀消失；症状减轻呼吸道通畅；疼痛减轻，感染控制未发生休克。

（四）护理措施

1.一般护理

（1）休息与环境：保持室内空气清新，病室保持适宜的温、湿度，环境安静、清沽、舒适。限制患者活动，限制探视，避免因谈话过多影响体力。要集中安排治疗和护理活动，保证足够的休息，减少氧耗量，缓解头痛、肌肉酸痛、胸痛等症状。

（2）体位：协助或指导患者采取合适的体位。对有意识障碍患者，如病情允许可取半卧位，增加肺通气量；或侧卧位，以预防或减少分泌物吸入肺内。为促进肺扩张，每 2 小时变换体位 1 次，减少分泌物淤积在肺部而引起并发症。

（3）饮食与补充水分：给予高热量、高蛋白质、高维生素、易消化的流质或半流质饮食，以补充高热引起的营养物质消耗。宜少食多餐，避免压迫膈肌。若有明显麻痹性肠梗阻或胃扩张，应暂时禁食，遵医嘱给予胃肠减压，直至肠蠕动恢复。鼓励患者多饮水（1～2 L/天），来补充发热、出汗和呼吸急促所丢失的水分，并利于痰液排出。轻症者无需静脉补液，脱水严重者可遵医嘱补液，补液有利于加快毒素排泄和热量散发，尤其是食欲差或不能进食者。心脏病或老年人应注意补液速度，过快过多易导致急性肺水肿。

2. 病情观察

监测患者神志、体温、呼吸、脉搏、血压和尿量，并做好记录。尤其应注意密切观察体温的变化。观察有无呼吸困难及发绀，及时适宜给氧。重点观察儿童、老年人、久病体弱者的病情变化，注意是否伴有感染性休克的表现。观察痰液颜色、性状和量，如肺炎球菌肺炎呈铁锈色，葡萄球菌肺炎呈粉红色乳状，厌氧菌感染者痰液多有恶臭等。

3. 对症护理

(1) 咳嗽、咳痰的护理：协助和鼓励患者有效咳嗽、排痰，及时清除口腔和呼吸道内痰液、呕吐物。痰液黏稠不易咳出时，在病情允许情况下可扶患者坐起，给予拍背，协助咳痰，遵医嘱应用祛痰药以及超声雾化吸入，稀释痰液，促进痰的排出。必要时吸痰，预防窒息。吸痰前，注意告知病情。

(2) 气急发绀的护理：监测动脉血气分析值，给予吸氧，提高血氧饱和度，改善发绀，增加患者的舒适度。氧流量一般为每分钟 4~6 L，若为 COPD 患者，应给予低流量低浓度持续吸氧。注意观察患者呼吸频率、节律、深度等变化，皮肤色泽和意识状态有无改变，如果病情恶化，准备气管插管和呼吸机辅助通气。

(3) 胸痛的护理：维持患者舒适的体位。患者胸痛时，常随呼吸、咳嗽加重，可采取患侧卧位，在咳嗽时可用枕头等物夹紧胸部，必要时用宽胶布固定胸廓，以降低胸廓活动度，减轻疼痛。疼痛剧烈者，遵医嘱应用镇痛、止咳药，缓解疼痛和改善肺通气，如口服可待因。此外可用物理止痛和中药止痛擦剂。物理止痛，如按摩、针灸、经皮肤电刺激止痛穴位或局部冷敷等，可降低疼痛的敏感性。中药经皮肤吸收，无创伤，且发挥药效快，对轻度疼痛效果好。中药止痛擦剂具有操作简便、安全，毒副作用小，无药物依赖现象等优点。

(4) 其他：鼓励患者经常漱口，做好口腔护理。口唇疱疹者局部涂液体石蜡或抗病毒软膏，防止继发感染。烦躁不安、谵妄、失眠者酌情使用地西泮或水合氯醛，禁用抑制呼吸的镇静药。

4. 感染性休克的护理

(1) 观察休克的征象：密切观察生命体征、实验室检查和病情的变化。发现患者神志模糊、烦躁、发绀、四肢湿冷、脉搏细数、脉压变小、呼吸浅快、面色苍白、尿量减少（每小时少于 30 mL）等休克早期症状时，及时报告医师，采取救治措施。

(2) 环境与体位：应将感染性休克的患者安置在重症监护室，注意保暖和安全。取仰卧中凹位，抬高头胸部 20°，抬高下肢约 30°，有利于呼吸和静脉回流，增加心排出量。尽量减少搬动。

(3) 吸氧：应给高流量吸氧，维持动脉氧分压在 60 mmHg（7.99 kPa）以上，改善缺氧状况。

(4) 补充血容量：快速建立两条静脉通路，遵医嘱给予右旋糖酐或平衡液以维持有效血容量，降低血液的黏稠度，防止弥散性血管内凝血。随时监测患者一般情况、血压、尿量、尿比重、血细胞比容等；监测中心静脉压，作为调整补液速度的指标，中心静脉压<5 cmH_2O（0.49 kPa）可放心输液，达到 10 cmH_2O（0.98 kPa）应慎重。以中心静脉压不超过 10 cmH_2O（0.98 kPa）、尿量每小时在 30 mL 以上为宜。补液不宜过多过快，以免引起心力衰竭和肺水肿。若血容量已补足而 24 小时尿量仍<400 mL、尿比重<1.018 时，应及时报告医师，注意是否合并急性肾衰竭。

(5) 纠正酸中毒：有明显酸中毒可静脉滴注 5% 的碳酸氢钠，因其配伍禁忌较多，宜单独输入。随时监测和纠正电解质和酸碱失衡等。

(6) 应用血管活性药物的护理：遵医嘱在应用血管活性药物，如多巴胺、间羟胺（阿拉明）时，滴注过程中应注意防止液体溢出血管外，引起局部组织坏死和影响疗效。可应用输液泵单独静脉输入血管活性药物，根据血压随时调整滴速，维持收缩压在 90～100 mmHg（11.99～13.33 kPa），保证重要器官的血液供应，改善微循环。

(7) 对因治疗：应联合、足量应用强有力的广谱抗生素控制感染。

(8) 病情转归观察：随时监测和评估患者意识、血压、脉搏、呼吸、体温、皮肤、黏膜、尿量的变化，判断病情转归。如患者神志逐渐清醒、皮肤及肢体变暖、脉搏有力、呼吸平稳规则、血压回升、尿量增多，预示病情已好转。

5. 用药护理

遵医嘱及时使用有效抗感染药物，注意观察药物疗效及副作用。

(1) 抗菌药物治疗：一经诊断即应给予抗菌药物治疗，不必等待细菌培养结果。首选青霉素G，用药途径及剂量视病情轻重及有无并发症而定：对于成年轻症患者，可用 240 万 U/天，分 3 次肌内注射，或用普鲁卡因青霉素每 12 小时肌内注射 60 万 U。病情稍重者，宜用青霉素G 240 万～480 万 U/天，分次静脉滴注，每 6～8 小时 1 次；重症及并发脑膜炎者，可增至 1000 万～3000 万 U/天，分 4 次静脉滴注。对青霉素过敏者或耐青霉素或多重耐药菌株感染者，可用呼吸氟喹诺酮类、头孢噻肟或头孢曲松等药物，多重耐药菌株感染者可用万古霉素、替考拉宁等。药物治疗 48～72 小时后应对病情进行评价，治疗有效表现为体温下降、症状改善、白细胞逐渐降低或恢复正常等。如用药 72 小时后病情仍无改善，需及时报告医师并作相应处理。

(2) 支持疗法：患者应卧床休息，注意补充足够蛋白质、热量及维生素。密切监测病情变化，注意防止休克。剧烈胸痛者，可酌情用少量镇痛药，如可待因 15 mg。不用阿司匹林或其他解热药，以免过度出汗、脱水及干扰真实热型，导致临床判断错误。鼓励饮水每日 1～2 L，轻症患者不需常规静脉输液，确有失水者可输液，保持尿比重在 1.020 以下，血清钠保持在 145 mmol/L 以下。中等或重症患者（$PaO_2 < 60$ mmHg 或有发绀）应给氧。若有明显麻痹性肠梗阻或胃扩张，应暂时禁食、禁饮和胃肠减压，直至肠蠕动恢复。烦躁不安、谵妄、失眠者酌用地西泮 5 mg 或水合氯醛 1～1.5 g，禁用抑制呼吸的镇静药。

(3) 并发症的处理：经抗菌药物治疗后，高热常在 24 小时内消退，或数日内逐渐下降。若体温降而复升或 3 天后仍不降者，应考虑肺炎链球菌的肺外感染，如脓胸、心包炎或关节炎等。持续发热的其他原因尚有耐青霉素的肺炎链球菌（PRSP）或混合细菌感染、药物热或并存其他疾病。肿瘤或异物阻塞支气管时，经治疗后肺炎虽可消散，但阻塞因素未除，肺炎可再次出现。约 10%～20% 肺炎链球菌肺炎伴发胸腔积液者，应酌情取胸液检查及培养以确定其性质。若治疗不当，约 5% 并发脓胸，应积极排脓引流。

6. 心理护理

患病前健康状态良好的患者会因突然患病而焦虑不安；病情严重或患有慢性基础疾病的患者则可能出现消极、悲观和恐慌的心理反应。要耐心给患者讲解疾病的有关知识，解释各种症状和不适的原因，讲解各项诊疗、护理操作目的、操作程序和配合要点，使患者清楚大部分肺炎治疗、预后良好。询问和关心患者的需要，鼓励患者说出内心感受，与患者进行有效的沟通。帮助患者祛除不良心理反应，树立治愈疾病的信心。

7. 健康指导

（1）疾病知识指导：让患者及家属了解肺炎的病因和诱因，有皮肤疖、痈、伤口感染、毛囊炎、蜂窝织炎时应及时治疗。避免受凉、淋雨、酗酒和过度疲劳，特别是年老体弱和免疫功能低下者，如糖尿病、慢性肺病、慢性肝病、血液病、营养不良、艾滋病等。天气变化时随时增减衣服，预防上呼吸道感染。可注射流感或肺炎免疫疫苗，使之产生免疫力。

（2）生活指导：劝导患者要注意休息，劳逸结合，生活有规律。保证摄取足够的营养物质，适当参加体育锻炼，增强机体抗病能力。对有意识障碍、慢性病、长期卧床者，应教会家属注意帮助患者经常改变体位、翻身、拍背，协助并鼓励患者咳出痰液，有感染征象时及时就诊。

（3）出院指导：出院后需继续用药者，应指导患者遵医嘱按时服药，向患者介绍所服药物的疗效、用法、疗程、不良反应，不能自行停药或减量。教会患者观察疾病复发症状，如出现发热、咳嗽、呼吸困难等不适表现时，应及时就诊。告知患者随诊的时间及需要准备的有关资料，如 X 线胸片等。

（五）护理评价

患者体温恢复正常；能进行有效咳嗽，痰容易咳出，显示咳嗽次数减少或消失，痰量减少；休克发生时及时发现并给予及时的处理。

三、其他类型肺炎

（一）葡萄球菌肺炎

葡萄球菌肺炎是由葡萄球菌引起的急性肺部化脓性炎症。葡萄球菌的致病物质主要是毒素与酶，具有溶血、坏死、杀白细胞和致血管痉挛等作用。其致病力可用血浆凝固酶来测定，阳性者致病力较强，是化脓性感染的主要原因。但其他凝固酶阴性的葡萄球菌亦可引起感染。随着医院内感染的增多，由凝固酶阴性葡萄球菌引起的肺炎也不断增多。

医院获得性肺炎中，葡萄球菌感染占 11％～25％。常发生于有糖尿病、血液病、艾滋病、肝病或慢性阻塞性肺疾病等原有基础疾病者。若治疗不及时或不当，病死率甚高。

1. 临床表现

起病多急骤，寒战、高热，体温高达 39 ℃～40 ℃，胸痛，咳大量脓性痰，带血丝或呈脓血状。全身肌肉和关节酸痛，精神萎靡，病情严重者可出现周围循环衰竭。院内感染者常起病隐袭，体温逐渐上升，咳少量脓痰。老年人症状可不明显。

早期可无体征，晚期可有双肺散在湿啰音。病变较大或融合时可出现肺实变体征。但体征与严重的中毒症状和呼吸道症状不平行。

2. 实验室及其他检查

（1）血常规：白细胞计数及中性粒细胞显著增加，核左移，有中毒颗粒。

（2）细菌学检查：痰涂片可见大量葡萄球菌和脓细胞，血、痰培养多为阳性。

（3）X 线检查：胸部 X 线显示短期内迅速多变的特征，肺段或肺叶实变，可形成空洞，或呈小叶状浸润，可有单个或多个液气囊腔，约2～4周后完全消失，偶可遗留少许条索状阴影或肺纹理增多等。

3. 治疗要点

为早期清除原发病灶，强有力的抗感染治疗，加强支持疗法，预防并发症。通常首选耐青霉素酶的半合成青霉素或头孢菌素，如苯唑西林、头孢呋辛等。对甲氧西林耐药株（MRSA）可用万古霉素、替考拉宁等治疗。疗程约 2~3 周，有并发症者需 4~6 周。

（二）肺炎支原体肺炎

肺炎支原体肺炎是由肺炎支原体引起的呼吸道和肺部的急性炎症。常同时有咽炎、支气管炎和肺炎。肺炎支原体是介于细菌和病毒之间、兼性厌氧、能独立生活的最小微生物。健康人吸入患者咳嗽、打喷嚏时喷出的口鼻分泌物可感染，即通过呼吸道传播。病原体通常吸附宿主呼吸道纤毛上皮细胞表面，不侵入肺实质，抑制纤毛活动和破坏上皮细胞。其致病性可能与患者对病原体及其代谢产物的过敏反应有关。

支原体肺炎约占非细菌性肺炎的 1/3 以上，或各种原因引起的肺炎的 10%。以秋冬季发病较多，可散发或小流行，患者以儿童和青年人居多，婴儿间质性肺炎亦应考虑本病的可能。

1. 临床表现

通常起病缓慢，潜伏期 2~3 周，症状主要为乏力、咽痛、头痛、咳嗽、发热、食欲不振、肌肉酸痛等。多为刺激性咳嗽，咳少量黏液痰，发热可持续 2~3 周，体温恢复正常后可仍有咳嗽。偶伴有胸骨后疼痛。

可见咽部充血、颈部淋巴结肿大等体征。肺部可无明显体征，与肺部病变的严重程度不相称。

2. 实验室及其他检查

（1）血常规：血白细胞计数正常或略增高，以中性粒细胞为主。

（2）免疫学检查：起病 2 周后，约 2/3 的患者冷凝集试验阳性，滴度效价大于 1：32，尤以滴度逐渐升高更有价值。约半数患者对链球菌 MG 凝集试验阳性。还可评估肺炎支原体直接检测、支原体 IgM 抗体、免疫印迹法和聚合酶链反应（PCR）等检查结果。

（3）X 线检查：肺部可呈多种形态的浸润影，呈节段性分布，以肺下野为多见，有的从肺门附近向外伸展。3~4 周后病变可自行消失。

3. 治疗要点

肺炎支原体肺炎首选大环内酯类抗生素，如红霉素。疗程一般为 2~3 周。

（三）病毒性肺炎

病毒性肺炎是由上呼吸道病毒感染，向下蔓延所致的肺部炎症。常见病毒为甲、乙型流感病毒、腺病毒、副流感病毒、呼吸道合胞病毒和冠状病毒等。患者可同时受一种以上病毒感染，气道防御功能降低，常继发细菌感染。病毒性肺炎为吸入性感染，常有气管－支气管炎。呼吸道病毒通过飞沫与直接接触而迅速传播，可暴发或散发流行。

病毒性肺炎约占需住院的社区获得性肺炎的 8%，大多发生于冬春季节。密切接触的人群或有心肺疾病者、老年人等易受感染。

1. 临床表现

一般临床症状较轻，与支原体肺炎症状相似。起病较急，发热、头痛、全身酸痛、乏力等较突出。有咳嗽、少痰或白色黏液痰、咽痛等症状。老年人或免疫功能受损的重症患者，可表现为呼吸困难、发绀、嗜睡、精神萎靡，甚至并发休克、心力衰竭和呼吸衰竭，严重者可发生急性呼吸窘迫综合征。

本病常无显著的胸部体征，病情严重者有呼吸浅速、心率增快、发绀、肺部干湿性啰音。

2. 实验室及其他检查

（1）血常规：白细胞计数正常、略增高或偏低。

（2）病原体检查：呼吸道分泌物中细胞核内的包涵体可提示病毒感染，但并非一定来自肺部。需进一步评估下呼吸道分泌物或肺活检标本培养是否分离出病毒。

（3）X 线检查：可见肺纹理增多，小片状或广泛浸润。病情严重者，显示双肺呈弥漫性结节浸润，而大叶实变及胸腔积液者不多见。

3. 治疗要点

病毒性肺炎以对症治疗为主，板蓝根、黄芪、金银花、连翘等中药有一定的抗病毒作用。对某些重症病毒性肺炎应采用抗病毒药物，如选用利巴韦林（病毒唑）、阿昔洛韦（无环鸟苷）等。

（四）真菌性肺炎

肺部真菌感染是最常见的深部真菌病。真菌感染的发生是机体与真菌相互作用的结果，最终取决于真菌的致病性、机体的免疫状态及环境条件对机体与真菌之间关系的影响。广谱抗生素、糖皮质激素、细胞毒药物及免疫抑制剂的广泛使用，人免疫缺陷病毒（HIV）感染和艾滋病增多使肺部真菌感染的机会增加。

真菌多在土壤中生长，孢子飞扬于空气中，极易被人体吸入而引起肺真菌感染（外源性）或使机体致敏。引起表现为支气管哮喘的过敏性肺泡炎。有些真菌为寄生菌，如念珠菌和放线菌，当机体免疫力降低时可引起感染。静脉营养疗法的中心静脉插管如留置时间过长。白念珠菌能在高浓度葡萄糖中生长，引起念珠菌感染中毒症。空气中到处有曲霉属孢子，在秋冬及阴雨季节。储藏的谷草发热霉变时更多。若大量吸入可能引起急性气管－支气管炎或肺炎。

1. 临床表现

真菌性肺炎多继发于长期应用抗生素、糖皮质激素、免疫抑制剂、细胞毒药物或因长期留置导管、插管等诱发，其症状和体征无特征性变化。

2. 实验室及其他检查

（1）真菌培养：其形态学辨认有助于早期诊断。

（2）X 线检查：可表现为支气管肺炎、大叶性肺炎、弥漫性小结节及肿块状阴影和空洞。

3. 治疗要点

真菌性肺炎目前尚无理想的药物，两性霉素 B 对多数肺部真菌仍为有效药物，但由于其副反应较多，使其应用受到限制。其他药物尚有氟胞嘧啶、米康唑、酮康唑、制霉菌素等也可选用。

（五）重症肺炎

目前重症肺炎还没有普遍认同的标准，各国诊断标准不一，但都注重肺部病变的范围、器官灌注和氧合状态。我国制定的重症肺炎标准为：①意识障碍。②呼吸频率＞30 次/分。③PaO_2＜60 mmHg（7.99 kPa），PO_2/FiO_2＜300，需行机械通气治疗。④血压＜90/60 mmHg（11.99/7.99 kPa）。⑤胸片显示双侧或多肺叶受累，或入院 48 小时内病变扩大≥50％。⑥少尿：尿量每小时＜20 mL，或每 4 小时＜80 mL，或急性肾衰竭需要透析治疗。

第四节 重症肺炎

肺炎是指终末气道、肺泡和肺间质的炎症，可由病原微生物、理化因素、免疫损伤、过敏及药物所致。细菌性肺炎是最常见的肺炎，也是最常见的感染性疾病之一。

目前肺炎按患病环境分成社区获得性肺炎（community-acquired pneumonia，CAP）和医院获得性肺炎（hospital-acquired pneumonia，HAP），CAP 是指在医院外罹患的感染性肺实质炎症，包括具有明确潜伏期的病原体感染而在入院后平均潜伏期内发病的肺炎。HAP 亦称医院内肺炎（nosocomial pneumonia，NP），是指患者入院时不存在，也不处于潜伏期，而于入院 48 小时后在医院（包括老年护理院、康复院等）内发生的肺炎。HAP 还包括呼吸机相关性肺炎（ventilator associated pneumonia，VAP）和卫生保健相关性肺炎（healthcare associated pneumonia，HCAP）。CAP 和 HAP 年发病率分别约为12/1 000人口和5/1000～10/1000住院患者，近年发病率有增加的趋势。肺炎病死率门诊肺炎患者＜1%～5%，住院患者平均为 12%，入住重症监护病房（ICU）者约 40%。发病率和病死率高的原因与社会人口老龄化、吸烟、伴有基础疾病和免疫功能低下有关，如慢性阻塞性肺病、心力衰竭、肿瘤、糖尿病、尿毒症、神经疾病、药瘾、嗜酒、艾滋病、久病体衰、大型手术、应用免疫抑制剂和器官移植等。此外，亦与病原体变迁、耐药菌增加、HAP 发病率增加、病原学诊断困难、不合理使用抗生素和部分人群贫困化加剧等有关。

重症肺炎至今仍无普遍认同的定义，需入住 ICU 者可认为是重症肺炎。目前一般认为，如果肺炎患者的病情严重到需要通气支持（急性呼吸衰竭、严重气体交换障碍伴高碳酸血症或持续低氧血症）、循环支持（血流动力学障碍、外周低灌注）及加强监护治疗（肺炎引起的脓毒症或基础疾病所致的其他器官功能障碍）时可称为重症肺炎。

一、病因和发病机制

正常的呼吸道免疫防御机制（支气管内黏液一纤毛运载系统、肺泡巨噬细胞等细胞防御的完整性等）使气管隆凸以下的呼吸道保持无菌。是否发生肺炎决定于两个因素：病原体和宿主因素。如果病原体数量多，毒力强和（或）宿主呼吸道局部和全身免疫防御系统损害，即可发生肺炎。病原体可通过下列途径引起社区获得性肺炎：①空气吸入。②血行播散。③邻近感染部位蔓延。④上呼吸道定植菌的误吸。医院获得性肺炎还可通过误吸胃肠道的定植菌（胃食管反流）和通过人工气道吸入环境中的致病菌引起。病原体直接抵达下呼吸道后，孳生繁殖，引起肺泡毛细血管充血、水肿，肺泡内纤维蛋白渗出及细胞浸润。

二、诊断

（一）临床表现特点

1. 社区获得性肺炎

（1）新近出现的咳嗽、咳痰或原有呼吸道疾病症状加重，并出现脓性痰，伴或不伴胸痛。

（2）发热。

(3) 肺实变体征和（或）闻及湿性啰音。

(4) 白细胞 $>10\times10^9$/L 或 $<4\times10^9$/L，伴或不伴细胞核左移。

(5) 胸部 X 线检查显示片状、斑片状浸润性阴影或间质性改变，伴或不伴胸腔积液。

以上 1～4 项中任何 1 项加第 5 项，除外非感染性疾病可做出诊断。CAP 常见病原体为肺炎链球菌、支原体、衣原体、流感嗜血杆菌和呼吸病毒（甲、乙型流感病毒、腺病毒、呼吸合胞病毒和副流感病毒）等。

2. 医院获得性肺炎

住院患者 X 线检查出现新的或进展的肺部浸润影加上下列 3 个临床症候中的 2 个或以上可以诊断为肺炎。

(1) 发热超过 38℃。

(2) 血白细胞增多或减少。

(3) 脓性气道分泌物。

HAP 的临床表现、实验室和影像学检查特异性低，应注意与肺不张、心力衰竭和肺水肿、基础疾病肺侵犯、药物性肺损伤、肺栓塞和急性呼吸窘迫综合征等相鉴别。无感染高危因素患者的常见病原体依次为肺炎链球菌、流感嗜血杆菌、金黄色葡萄球菌、大肠杆菌、肺炎克雷白杆菌等；有感染高危因素患者为金黄色葡萄球菌、铜绿假单胞菌、肠杆菌属、肺炎克雷白杆菌等。

（二）重症肺炎的诊断标准

不同国家制定的重症肺炎的诊断标准有所不同，各有优缺点，但一般均注重对客观生命体征、肺部病变范围、器官灌注和氧合状态的评估，临床医生可根据具体情况选用。以下列出目前常用的几项诊断标准。

1. 中华医学会呼吸病学分会 2006 年颁布的重症肺炎诊断标准

(1) 意识障碍。

(2) 呼吸频率 ≥30 次/分钟。

(3) $PaO_2<8.0$ kPa（60 mmHg）、氧合指数（PaO_2/FiO_2）<39.90 kPa（300 mmHg），需行机械通气治疗。

(4) 动脉收缩压 <12.0 kPa（90 mmHg）。

(5) 并发脓毒性休克。

(6) X 线胸片显示双侧或多肺叶受累，或入院 48 小时内病变扩大 ≥50%。

(7) 少尿：尿量 <20 mL/h，或 <80 mL/4 小时，或急性肾衰竭需要透析治疗。

符合 1 项或以上者可诊断为重症肺炎。

2. 美国感染病学会（IDSA）和美国胸科学会（ATS）2007 年新修订的诊断标准

具有 1 项主要标准或 3 项或以上次要标准可认为是重症肺炎，需要入住 ICU。

(1) 主要标准：①需要有创通气治疗。②脓毒性休克需要血管收缩剂。

(2) 次要标准：①呼吸频率 ≥30 次/分钟。②$PaO_2/FiO_2≤250$。③多叶肺浸润。④意识障碍/定向障碍。⑤尿毒症（$BUN≥7.14$ mmol/L）。⑥白细胞减少（白细胞 $<4\times10^9$/L）。⑦血小板减少（血小板 <10 万 $\times10^9$/L）。⑧低体温（<36 ℃）。⑨低血压需要紧急的液体复苏。

说明：①其他指标也可认为是次要标准，包括低血糖（非糖尿病患者）、急性酒精中毒/酒精戒断、低钠血症、不能解释的代谢性酸中毒或乳酸升高、肝硬化或无脾。②需要无创通气也可等同于次要标准的①和②。③白细胞减少仅系感染引起。

3. 英国胸科学会（BTS）2001 年制定的 CURB（confusion，urea，respiratory rate and blood pressure，CURB）标准

标准一：存在以下 4 项核心标准的 2 项或以上即可诊断为重症肺炎：①新出现的意识障碍。②尿素氮（BUN）＞7 mmol/L。③呼吸频率≥30 次/分钟。④收缩压＜12.0 kPa（90 mmHg）或舒张压≤8.0 kPa（60 mmHg）。

CURB 标准比较简单、实用，应用起来较为方便。

标准二：

（1）存在以上 4 项核心标准中的 1 项且存在以下 2 项附加标准时须考虑有重症倾向。附加标准包括：①PaO_2＜8.0 kPa（60 mmHg）/SaO_2＜92％（任何 FiO_2）。②胸片提示双侧或多叶肺炎。

（2）不存在核心标准但存在 2 项附加标准并同时存在以下 2 项基础情况时也须考虑有重症倾向。基础情况包括：①年龄≥50 岁。②存在慢性基础疾病。

如存在标准二中（1）（2）两种有重症倾向的情况时需结合临床进行进一步评判。在（1）情况下需至少 12 小时后进行一次再评估。

CURB-65 即改良的 CURB 标准，标准在符合下列 5 项诊断标准中的 3 项或以上时即考虑为重症肺炎，需考虑收入 ICU 治疗：①新出现的意识障碍。②BUN＞7 mmol/L。③呼吸频率≥30 次/分钟。④收缩压＜12.0 kPa（90 mmHg）或舒张压≤8.0 kPa（60 mmHg）。⑤年龄≥65 岁。

（三）严重度评价

评价肺炎病情的严重程度对于决定在门诊或入院治疗甚或 ICU 治疗至关重要。肺炎临床的严重性决定于三个主要因素：局部炎症程度，肺部炎症的播散和全身炎症反应。除此之外，患者如有下列其他危险因素会增加肺炎的严重度和死亡危险。

1. 病史

年龄＞65 岁；存在基础疾病或相关因素，如慢性阻塞性肺疾病（COPD）、糖尿病、充血性心力衰竭、慢性肾功能不全、慢性肝病、一年内住过院、疑有误吸、神志异常、脾切除术后状态、长期嗜酒或营养不良。

2. 体征

呼吸频率＞30 次/分钟；脉搏≥120 次/分钟；血压＜12.0/8.0 kPa（90/60 mmHg）；体温≥40 ℃或≤35 ℃；意识障碍；存在肺外感染病灶如败血症、脑膜炎。

3. 实验室和影像学异常

白细胞＞$20×10^9$/L 或＜$4×10^9$/L，或中性粒细胞计数＜$1×10^9$/L；呼吸空气时 PaO_2＜8.0 kPa（60 mmHg）、PaO_2/FiO_2＜39.9 kPa（300 mmHg），或 $PaCO_2$＞6.7 kPa（50 mmHg）；血肌酐＞106μmol/L 或 BUN＞7.1 mmol/L；血红蛋白＜90 g/L 或血细胞比容＜30％；血浆清蛋白＜25 g/L；败血症或弥漫性血管内凝血（DIC）的证据，如血培养阳性、代谢性酸中毒、凝血酶原时间和部分凝血活酶时间延长、血小板减少；X 线胸片病变累及一个肺叶以上、出现空洞、病灶迅速扩散或出现胸腔积液。

为使临床医师更精确地做出入院或门诊治疗的决策，近几年用评分方法作为定量的方法在临床上得到了广泛的应用。PORT（肺炎患者预后研究小组，pneumonia outcomes research team）评分系统（表 4-1）是目前常用的评价社区获得性肺炎（community acquired pneumonia，CAP）严重度以及判断是否必须住院的评价方法，其也可用于预测 CAP 患者的病

死率。其预测死亡风险分级如下：1～2 级≤70 分，病死率0.1%～0.6%；3 级 71～90 分，病死率 0.9%；4 级 91～130 分，病死率 9.3%；5 级＞130 分，病死率27.0%。PORT 评分系统因可以避免过度评价肺炎的严重度而被推荐使用，即其可保证一些没必要住院的患者在院外治疗。

表 4-1　PORT 评分系统

患者特征	分值	患者特征	分值	患者特征	分值
年龄		脑血管疾病	10	实验室和放射学检查	
男性	−10	肾脏疾病	10	pH＜7.35	30
女性	+10	体格检查		BUN＞11 mmol/L（＞30 mg/dL）	20
住护理院		神志改变	20	Na＋＜130 mmol/L	20
并存疾病		呼吸频率＞30 次/分钟	20	葡萄糖＞14 mmol/L（＞250 mg/dL）	10
肿瘤性疾病	30	收缩血压＜12.0 kPa（90 mmHg）	20	血细胞比容＜30%	10
肝脏疾病	20	体温＜35 ℃或40 ℃	15	PaO₂＜8.0kPa（60 mmHg）	10
充血性心力衰竭	10	脉率＞12 次/分钟	10	胸腔积液	10

为避免评价 CAP 肺炎患者的严重度不足，可使用改良的 BTS 重症肺炎标准：呼吸频率 ≥30 次/分钟，舒张压≤8.0 kPa（60 mmHg），BUN＞6.8 mmol/L，意识障碍。四个因素中存在两个可确定患者的死亡风险更高。此标准因简单易用，且能较准确地确定 CAP 的预后而被广泛应用。

临床肺部感染积分（clinical pulmonary infection score，CPIS）（表 4-2）则主要用于医院获得性肺炎（hospital acquired pneumonia，HAP）包括呼吸机相关性肺炎（ventilator-associated pneumonia，VAP）的诊断和严重度判断，也可用于监测治疗效果。此积分从 0～12 分，积分 6 分时一般认为有肺炎。

表 4-2　临床肺部感染积分评分表

参数	标准	分值
体温	≥36.5 ℃，≤38.4 ℃	0
	≥38.5～38.9 ℃	1
	≥39 ℃，或≤36 ℃	2
白细胞计数（×10⁹）	≥4.0，≤11.0	0
	＜4.0，＞11.0	1
	杆状核白细胞	2
气管分泌物	＜14＋吸引	0
	≥14＋吸引	1
	脓性分泌物	2
氧合指数（PaO₂/FiO₂）	＞240 或急性呼吸窘迫综合征	0
	≤240	2
胸部 X 线	无渗出	0
	弥漫性渗出	1
	局部渗出	2
半定量气管吸出物培养（0，1＋，2＋，3＋）	病原菌≤1＋或无生长	0
	病原菌≥1＋	1
	革兰染色发现与培养相同的病原菌	2

三、治疗

(一) 临床监测

1. 体征监测

监测重症肺炎的体征是一项简单、易行和有效的方法，患者往往有呼吸频率和心率加快、发绀、肺部病变部位湿啰音等。目前多数指南都把呼吸频率加快（≥30 次/分钟）作为重症肺炎诊断的主要或次要标准。意识状态也是监测的重点，神志模糊、意识不清或昏迷提示重症肺炎可能性。

2. 氧合状态和代谢监测

PaO_2、PaO_2/FiO_2、pH、混合静脉血氧分压（PvO_2）、胃张力测定、血乳酸测定等都可对患者的氧合状态进行评估。单次的动脉血气分析一般仅反映患者瞬间的氧合情况；重症患者或有病情明显变化者应进行系列血气分析或持续动脉血气监测。

3. 胸部影像学监测

重症肺炎患者应进行系列 X 线胸片监测，主要目的是及时了解患者的肺部病变是进展还是好转，是否合并有胸腔积液、气胸，是否发展为肺脓肿、急性呼吸窘迫综合征（acute respiratory distress syndrome，ARDS）等。检查的频度应根据患者的病情而定，如要了解病变短期内是否增大，一般每 48 小时进行一次检查评价；如患者临床情况突然恶化（呼吸窘迫、严重低氧血症等），在不能除外合并气胸或进展至 ARDS 时，应短期内复查；而当患者病情明显好转及稳定时，一般可 10～14 天后复查。

4. 血流动力学监测

重症肺炎患者常伴有脓毒症，可引起血流动力学的改变，故应密切监测患者的血压和尿量。这 2 项指标比较简单、易行，且非常可靠，应作为常规监测的指标。中心静脉压的监测可用于指导临床补液量和补液速度。部分重症肺炎患者可并发中毒性心肌炎或 ARDS，如临床上难于区分时应考虑行漂浮导管检查。

5. 器官功能监测

包括脑功能、心功能、肾功能、胃肠功能、血液系统功能等，进行相应的血液生化和功能检查。一旦发现异常，要积极处理，注意防止多器官功能障碍综合征（multiple organ dysfunction syndrome，MODS）的发生。

6. 血液监测

包括外周血白细胞计数、C-反应蛋白、降钙素原、血培养等。

(二) 抗生素治疗

经验性联合应用抗生素治疗重症肺炎的理论依据是：联合应用能够覆盖可能的微生物并预防耐药的发生。对于铜绿假单胞菌肺炎，联用 β 内酰胺类和氨基糖苷类具有潜在的协同作用，优于单药治疗；然而氨基糖苷类抗生素的抗菌谱窄，毒性大，特别是对于老年患者，其肾损害的发生率比较高。临床应用氨基糖苷类时要注意其为浓度依赖性抗生素，一般要用足够剂量、提高峰药浓度以提高疗效，同时也应避免与毒性相关的谷浓度的升高。在监测药物的峰浓度时，庆大霉素和妥布霉素＞7 μg/mL，或阿米卡星＞28 μg/mL 的效果较好。氨基糖苷类的另一个不足是对支气管分泌物的渗透性较差，仅能达到血药浓度的 40%。此外，肺炎患者的支气管分泌物 pH 较低，在这种环境下许多抗生素活性都降低。因此，有时联合应用氨基糖苷类抗生素并不能增加疗效，反而增加了肾毒性。

目前对于重症肺炎，抗生素的单药治疗也已得到临床医生的重视。新的头孢菌素、碳青霉烯类、其他β内酰胺类和氟喹诺酮类抗生素由于抗菌效力强、广谱，并且耐细菌β内酰胺酶，故可用于单药治疗。即使对于重症 HAP，只要不是耐多药的病原体，如铜绿假单胞菌、不动杆菌和耐甲氧西林金黄色葡萄球菌（MRSA）等，仍可考虑抗生素的单药治疗。对重症 VAP 有效的抗生素一般包括亚胺培南、美罗培南、头孢吡肟和哌拉西林/他唑巴坦。对于重症肺炎患者来说，临床上的初始治疗常联用多种抗生素，在获得细菌培养结果后，如果没有高度耐药的病原体就可以考虑转为针对性的单药治疗。

临床上一般认为不适合单药治疗的情况包括：①可能感染革兰阳性、革兰阴性菌和非典型病原体的重症 CAP。②怀疑铜绿假单胞菌或肺炎克雷伯杆菌的菌血症。③可能是金黄色葡萄球菌和铜绿假单胞菌感染的 HAP。三代头孢菌素不应用于单药治疗，因其在治疗中易诱导肠杆菌属细菌产生β内酰胺酶而导致耐药发生。

对于重症 VAP 患者，如果为高度耐药病原体所致的感染则联合治疗是必要的。目前有三种联合用药方案：①β内酰胺类联合氨基糖苷类：在抗铜绿假单胞菌上有协同作用，但也应注意前面提到的氨基糖苷类的毒性作用。②2 个β内酰胺类联合使用：因这种用法会诱导出对两种药同时耐药的细菌，故虽然有过成功治疗的报道，仍不推荐使用。③β内酰胺类联合氟喹诺酮类：虽然没有抗菌协同作用，但也没有潜在的拮抗作用；氟喹诺酮类对呼吸道分泌物穿透性很好，对其疗效有潜在的正面影响。

对于铜绿假单胞菌所致的重症肺炎，联合治疗往往是必要的。抗假单胞菌的β内酰胺类抗生素包括青霉素类的哌拉西林、阿洛西林、氨苄西林、替卡西林、阿莫西林；第三代头孢菌素类的头孢他啶、头孢哌酮；第四代头孢菌素类的头孢吡肟；碳青霉烯类的亚胺培南、美罗培南；单酰胺类的氨曲南（可用于青霉素类过敏的患者）；β内酰胺类/β内酰胺酶抑制剂复合剂的替卡西林/克拉维酸钾、哌拉西林/他唑巴坦。其他的抗假单胞菌抗生素还有氟喹诺酮类和氨基糖苷类。

1. 重症 CAP 的抗生素治疗

重症 CAP 患者的初始治疗应针对肺炎链球菌（包括耐药肺炎链球菌）、流感嗜血杆菌、军团菌和其他非典型病原体，在某些有危险因素的患者还有可能为肠道革兰阴性菌属包括铜绿假单胞菌的感染。无铜绿假单胞菌感染危险因素的 CAP 患者可使用β内酰胺类联合大环内酯类或氟喹诺酮类（如左氧氟沙星、加替沙星、莫西沙星等）。因目前为止还没有确立单药治疗重症 CAP 的方法，所以很难确定其安全性、有效性（特别是并发脓膜炎的肺炎）或用药剂量。可用于重症 CAP 并经验性覆盖耐药肺炎链球菌的β内酰胺类抗生素有头孢曲松、头孢噻肟、亚胺培南、美罗培南、头孢吡肟、氨苄西林/舒巴坦或哌拉西林/他唑巴坦。目前高达 40%的肺炎链球菌对青霉素或其他抗生素耐药，其机制不是β内酰胺酶介导而是青霉素结合蛋白的改变。虽然不少β内酰胺类和氟喹诺酮类抗生素对这些病原体有效，但对耐药肺炎链球菌肺炎并发脑膜炎的患者应使用万古霉素治疗。如果患者有假单胞菌感染的危险因素（如支气管扩张、长期使用抗生素、长期使用糖皮质激素）应联合使用抗假单胞菌抗生素并应覆盖非典型病原体，如环丙沙星加抗假单胞菌β内酰胺类，或抗假胞菌β内酰胺类加氨基糖苷类加大环内酯类或氟喹诺酮类。

临床上选取任何治疗方案都应根据当地抗生素耐药的情况、流行病学和细菌培养及实验室结果进行调整。关于抗生素的治疗疗程目前也很少有资料可供参考，应考虑感染的严重程度、菌血症、多器官功能衰竭、持续性全身炎症反应和损伤等。一般来说，根据疾病的严重程度和宿主免疫抑制的状态，肺炎链球菌肺炎疗程为 7～10 天，军团菌肺炎的疗程需要 14～21 天。ICU 的大多数治疗都是通过静脉途径的，但近期的研究表明只要病情稳定、没有发热，即使在危重患者，3 天静脉给药后亦可转为口服治疗，即序贯或转换治疗。转换为口服治疗的药物可选择氟喹诺酮类，因其生物利用度高，口服治疗也可达到同静脉给药一样的血药浓度。

由于嗜肺军团菌在重症 CAP 的相对重要性，应特别注意其的治疗方案。虽然目前有很多体外有抗军团活性的药物，但在治疗效果上仍缺少前瞻性、随机对照研究的资料。回顾性的资料和长期临床经验支持使用红霉素 4 g/d 治疗住院的军团菌肺炎患者。在多肺叶病变、器官功能衰竭或严重免疫抑制的患者，在治疗的前 3～5 天应加用利福平。其他大环内酯类（克拉霉素和阿齐霉素）也有效。除上述之外可供选择的药物有氟喹诺酮类（环丙沙星、左氧氟沙星、加替沙星、莫西沙星）或多西环素。氟喹诺酮类在治疗军团菌肺炎的动物模型中特别有效。

2. 重症 HAP 的抗生素治疗

HAP 应根据患者的情况和最可能的病原体而采取个体化治疗。对于早发的（住院 4 天内起病者）重症肺炎患者而没有特殊病原体感染危险因素者，应针对"常见病原体"治疗。这些病原体包括肺炎链球菌、流感嗜血杆菌、甲氧西林敏感的金黄色葡萄球菌和非耐药的革兰阴性细菌。抗生素可选择第二代、第三代、第四代头孢菌素、β 内酰胺类/β 内酰胺酶抑制剂复合剂、氟喹诺酮类或联用克林霉素和氨曲南。

对于任何时间起病、有特殊病原体感染危险因素的轻中症肺炎患者，有感染"常见病原体"和其他病原体危险者，应评估危险因素来指导治疗。如果有近期腹部手术或明确的误吸史，应注意厌氧菌，可在主要抗生素基础上加用克林霉素或单用 β 内酰胺类/β 内酰胺酶抑制剂复合剂；如果患者有昏迷或有头部创伤、肾衰竭或糖尿病史，应注意金黄色葡萄球菌感染，需针对性选择有效的抗生素；如果患者起病前使用过大剂量的糖皮质激素、或近期有抗生素使用史、或长期 ICU 住院史，即使患者的 HAP 并不严重，也应经验性治疗耐药病原体。治疗方法是联用两种抗假单胞菌抗生素，如果气管抽吸物革兰染色见阳性球菌还需加用万古霉素（或可使用利奈唑胺或奎奴普丁/达福普汀）。所有的患者，特别是气管插管的 ICU 患者，经验性用药必须持续到痰培养结果出来之后。如果无铜绿假单胞菌或其他耐药革兰阴性细菌感染，则可根据药敏情况使用单一药物治疗。非耐药病原体的重症 HAP 患者可用任何以下单一药物治疗：亚胺培南、美罗培南、哌拉西林/他唑巴坦或头孢吡肟。

ICU 中 HAP 的治疗也应根据当地抗生素敏感情况，以及当地经验和对某些抗生素的偏爱而调整。每个 ICU 都有它自己的微生物药敏情况，而且这种情况随时间而变化，因而有必要经常更新经验用药的策略。经验用药中另一个需要考虑的是"抗生素轮换"策略，它是指标准经验治疗过程中有意更改抗生素使细菌暴露于不同的抗生素从而减少抗生素耐药的选择性压力，达到减少耐药病原体感染发生率的目的。"抗生素轮换"策略目前仍在研究之中，还有不少问题未能明确，包括每个用药循环应该持续多久？应用什么药物进行循环？这种方法在内科和外科患者的有效性分别有多高？循环药物是否应该针对革兰阳性细菌同时也针对革兰阴性细菌等。

在某些患者中，雾化吸入这种局部治疗可用以弥补全身用药的不足。氨基糖苷类雾化吸入可能有一定的益处，但只用于革兰阴性细菌肺炎全身治疗无效者。多黏菌素雾化吸入也可用于耐药铜绿假单胞菌的感染。

对于初始经验治疗失败的患者，应该考虑其他感染性或非感染性的诊断，包括肺曲霉感染。对持续发热并有持续或进展性肺部浸润的患者可经验性使用两性霉素 B。虽然传统上应使用开放肺活检来确定其最终诊断，但临床上是否活检仍应个体化。临床上还应注意其他的非感染性肺部浸润的可能性。

（三）支持治疗

支持治疗主要包括液体补充、血流动力学、通气和营养支持，起到稳定患者状态的作用，而更直接的治疗仍需要针对患者的基础病因。流行病学证据显示，营养不良影响肺炎的发病和危重患者的预后。同样，临床资料也支持肠内营养可以预防肺炎的发生，特别是对于创伤的患者。对于严重脓毒症和多器官功能衰竭的分解代谢旺盛的重症肺炎患者，在起病 48 小时后应开始经肠内途径进行营养支持，一般把导管插入到空肠进行喂养以避免误吸；如果使用胃内喂养，最好是维持患者半卧体位以减少误吸的风险。

（四）胸部理疗

拍背、体位引流和振动可以促进黏痰排出的效果尚未被证实。胸部理疗广泛应用的局限在于：①其有效性未被证实，特别是不能减少患者的住院时间。②费用高，需要专人使用。③有时引起 PaO_2 的下降。目前的经验是胸部理疗对于脓痰过多（＞30 mL/d）或严重呼吸肌疲劳不能有效咳嗽的患者是最为有用的，如对囊性纤维化、COPD 和支气管扩张的患者。

使用自动化病床的侧翻疗法，有时加以振动叩击，是一种有效地预防外科创伤及内科患者肺炎的方法，但其地位仍不确切。

（五）促进痰液排出

雾化和湿化可降低痰的黏度，因而可改善不能有效咳嗽患者的排痰，然而雾化产生的大多水蒸气都沉积在上呼吸道而引起咳嗽，一般并不影响痰的流体特性。目前很少有数据支持湿化能特异性地促进细菌清除或肺炎吸收的观点。乙酰半胱氨酸能破坏痰液的二硫键，有时也用于肺炎患者的治疗，但由于其刺激性，因而在临床应用上受到一定限制。痰中的 DNA 增加了痰液黏度，重组的 DNA 酶能裂解 DNA，已证实在囊性纤维化患者中有助于改善症状和肺功能，但对肺炎患者其价值尚未被证实。支气管舒张药也能促进黏液排出和纤毛运动频率，对 COPD 合并肺炎的患者有效。

四、急救护理

（一）护理目标

（1）维持生命体征稳定，降低病死率。

（2）维持呼吸道通畅，促进有效咳嗽、排痰。

（3）维持正常体温，减轻高热伴随症状，增加患者舒适感。

（4）供给足够营养和液体。

（5）预防传染和继发感染。

（二）护理措施

1. 病情监护

重症肺炎患者病情危重、变化快，特别是高龄及合并严重基础疾病患者，需要严密监护病情变化，包括持续监护心电、血压、呼吸、血氧饱和度，监测意识、尿量、血气分析结果、肾功能、电解质、血糖变化。任何异常变化均应及时报告医师，早期处理。同时床边备好吸引装置、吸氧装置、气管插管和气管切开等抢救用品及抢救药物等。

2. 维持呼吸功能的护理

密切观察患者的呼吸情况，监护呼吸频率、节律、呼吸音、血氧饱和度。出现呼吸急促、呼吸困难，口唇、指（趾）末梢发绀，低氧血症（血氧饱和度＜80％），双肺呼吸音减弱，必须及时给予鼻导管或面罩有效吸氧，根据病情变化调节氧浓度和流量。面罩呼吸机加压吸氧时，注意保持密闭，对于面颊部极度消瘦的患者，在颊部与面罩之间用脱脂棉垫衬托，避免漏气影响氧疗效果和皮肤压迫。意识清楚的患者嘱其用鼻呼吸，脱面罩间歇时间不易过长。鼓励患者多饮水，减少张口呼吸和说话。

常规及无创呼吸机加压吸氧不能改善缺氧时，采取气管插管呼吸机辅助通气。机械通气需要患者较好的配合，事先向患者简明讲解呼吸机原理、保持自主呼吸与呼吸机同步的配合方法、注意事项等。指导患者使用简单的身体语言表达需要，如用动腿、眨眼、动手指表示口渴、翻身、不适等或写字表达。机械通气期间严格做好护理，每天更换呼吸管道，浸泡消毒后再用环氧乙烷灭菌；严格按无菌技术操作规程吸痰。护理操作特别是给患者翻身时，注意呼吸机管道水平面保持一定倾斜度，使其低于患者呼吸道，集水瓶应在呼吸环路的最低位，并及时检查倾倒管道内、集水瓶内冷凝水，避免其反流入气道。根据症状、血气分析、血氧饱和度调整吸入氧浓度，力求在最低氧浓度下达到最佳的氧疗效果，争取尽快撤除呼吸机。

保持呼吸道通畅，及时清除呼吸道分泌物。

（1）遵医嘱给予雾化吸入每日 2 次，有效湿化呼吸道。正确使用雾化吸入，雾化液用生理盐水配制，温度在 35 ℃左右。使喷雾器保持竖直向上，并根据患者的姿势调整角度和位置，吸入过程护士必须在场严密观察病情，如出现呼吸困难、口周发绀，应停止吸入，立即吸痰、吸氧，不能缓解时通知医生。症状缓解后继续吸入。每次雾化后，协助患者翻身、拍背。拍背时五指并拢成空心掌，由上而下，由外向内，有节律地轻拍背部。通过振动，使小气道分泌物松动易于进入较大气道，有利于排痰及改善肺通、换气功能。每次治疗结束后，雾化器内余液应全部倾倒，重新更换灭菌蒸馏水；雾化器连接管及面罩用 0.5％三氯异氰尿酸（健之素）消毒液浸泡 30 分钟，用清水冲净后晾干备用。

（2）指导患者定时有效咳嗽，病情允许时使患者取坐位，先深呼吸，轻咳数次将痰液集中后，用力咳出，也可促使肺膨胀。协助患者勤翻身，改变体位，每 2 小时拍背体疗 1 次。对呼吸无力、衰竭的患者，用手指压在胸骨切迹上方刺激气管，促使患者咳嗽排痰。

（3）老年人、衰弱的患者，咳嗽反射受抑制者，呼吸防御机制受损，不能有效地将呼吸道分泌物排出时，应按需要吸痰。用一次性吸痰管，检查导管通畅后，在无负压情况下将吸痰管轻轻插入约 10～15 cm，退出 1～2 cm，以便游离导管尖端，然后打开负压，边旋转边退出。有黏液或分泌物处稍停。每次吸痰时间应少于 15 秒。吸痰时，同一根吸痰管应先吸气道内分泌物，再吸鼻腔内分泌物，不能重复进入气道。

研究表明，患者俯卧位发生吸入性肺炎的概率比左侧卧位和仰卧位患者低，定时帮助患者取该体位。进食时抬高床头 30°～45°，减少胃液反流误吸机会。

3. 合并感染性休克的护理

发生休克时，患者取去枕平卧位，下肢抬高 20°～30°，增加回心血量和脑部血流量。保持静脉通道畅通，积极补充血容量，根据心功能、皮肤弹性、血压、脉搏、尿量及中心静脉压情况调节输液速度，防止肺水肿。加强抗感染，使用血管活性药物时，用药浓度、单位时间用量，严格遵医嘱，动态观察病情，及时反馈，为治疗方案的调整提供依据。体温不升者给予棉被保暖，避免使用热水袋、电热毯等加温措施。

4. 合并急性肾功能衰竭的护理

少尿期准确记录出入量，留置导尿，记录每小时尿量，严密观察肾功能及电解质变化，根据医嘱严格控制补液量及补液速度。高血钾是急性肾功能衰竭患者常见死亡原因之一，此期避免摄入含钾高的食物；多尿期应注意补充水分，保持水、电解质平衡。尿量小于 20 mL/h 或小于 80 mL/24 小时的急性肾功能衰竭者需要血液透析治疗。

5. 发热的护理

高热时帮助降低体温，减轻高热伴随症状，增加患者舒适感。每 2 小时监测体温 1 次。密切观察发热规律、特点及伴随症状，及时报告医生对症处理；寒战时注意保暖，高热给予物理降温，冷毛巾敷前额，冰袋置于腋下、腹股沟等处，或温水、酒精擦浴。物理降温效果差时，遵医嘱给予退热剂。降温期间要注意随时更换汗湿的衣被，防止受凉，鼓励患者多饮水，保证机体需要，防止肾血流灌注不足，诱发急性肾功能不全。加强口腔护理。

6. 预防传染及继发感染

(1) 采取呼吸道隔离措施，切断传播途经。单人单室，避免交叉感染。严格遵守各种消毒、隔离制度及无菌技术操作规程，医护人员操作前后应洗手，特别是接触呼吸道分泌物和护理气管切开、插管患者前后要彻底流水洗手，并采取戴口罩、手套等隔离手段。开窗通风保持病房空气流通，每日定时紫外线空气消毒 30～60 分钟，加强病房内物品的消毒，所有医疗器械和物品特别是呼吸治疗器械定时严格消毒、灭菌。控制陪护及探视人员流动，实行无陪人管理。对特殊感染、耐药菌株感染及易感人群应严格隔离，及时通报。

(2) 加强呼吸道管理。气管切开患者更换内套管前，必须充分吸引气囊周围分泌物，以免含菌的渗出液漏入呼吸道诱发肺炎。患者取半坐位以减少误吸危险。尽可能缩短人工气道留置和机械通气时间。

(3) 患者分泌物、痰液存放于黄色医疗垃圾袋中焚烧处理，定期将呼吸机集水瓶内液体倒入装有0.5％健之素消毒液的容器中集中消毒处理。

7. 营养支持治疗的护理

营养支持是重要的辅助治疗。重症肺炎患者防御功能减退，体温升高使代谢率增加，机体需要增加免疫球蛋白、补体、内脏蛋白的合成，支持巨噬细胞、淋巴细胞活力及酶活性。提供重症肺炎患者高蛋白、高热量、富含维生素、易消化的流质或半流质饮食，尽量符合患者口味，少食多餐。有时需要鼻饲营养液，必要时胃肠外应用免疫调节剂，如免疫球蛋白、血浆、清蛋白和氨基酸等营养物质以提高抵抗力，增强抗感染效果。

8. 舒适护理

为保证患者舒适，重视做好基础护理。重症肺炎急性期患者要卧床休息，安排好治疗、护理时间，尽量减少打扰，保证休息。帮助患者维持舒服的治疗体位。保持病室清洁、安静，空气新鲜。室温保持在22℃～24℃，使用空气湿化器使空气相对湿度为 60％～70％。保持床铺干燥、平整。保持口腔清洁。

9. 采集痰标本的护理干预

痰标本是最常用的下呼吸道病原学标本，其检验结果是选择抗生素治疗的确切依据，正确采集痰标本非常重要。准确的采样是经气管采集法，但患者有一定痛苦，不易被接受。临床一般采用自然咳痰法。采集痰标本应注意必须在抗生素治疗前采集新鲜、深咳后的痰，迅速送检，避免标本受到口咽处正常细菌群的污染，以保证细菌培养结果准确性。具体方法是：嘱患者先将唾液吐出、漱口，并指导或辅助患者深吸气后咳嗽，咳出肺部深处痰液，留取标本。收集痰液后应在 30 分钟内送检。经气管插管收集痰标本时，可使用一次性痰液收集器。用无菌镊夹持吸痰管插入气管深部，注意勿污染吸痰管。留痰过程注意无菌操作。

10. 心理护理

评估患者的心理状态，采取有针对性的护理。患者病情重，呼吸困难、发热、咳嗽等明显不适，导致患者烦躁和恐惧，加压通气、气管插管、机械通气患者尤其明显，上述情绪加重呼吸困难。护士要鼓励患者倾诉，多与其交流，语言交流困难时，用文字或体态语言主动沟通，尽量消除其紧张恐惧心理。了解患者的经济状况及家庭成员情况，帮助患者寻求更多支持和帮助。及时向患者及家属解释，介绍病情和治疗方案，使其信任和理解治疗、护理的作用，增加安全感，保持情绪稳定。

11. 健康教育

出院前指导患者坚持呼吸功能锻炼，做深呼吸运动，增强体质。减少去公共场所的次数，预防感冒。上呼吸道感染急性期外出戴口罩。居室保持良好的通风，保持空气清新。均衡膳食，增加机体抵抗力，戒烟，避免劳累。

第五节　慢性阻塞性肺疾病

慢性阻塞性肺疾病（chronic obstructive pulmonary disease，COPD）是一种以不完全可逆性气流受限为特征，呈进行性发展的肺部疾病。COPD 是呼吸系统疾病中的常见病和多发病，由于其患者数多，死亡率高，社会经济负担重，已成为一个重要的公共卫生问题。在世界范围内，COPD 的死亡率居所有死因的第四位。根据世界银行/世界卫生组织发表的研究，至 2020 年 COPD 将成为世界疾病经济负担的第五位。在我国，COPD 同样是严重危害人民群体健康的重要慢性呼吸系统疾病，1992 年对我国北部及中部地区农村 102 230 名成人调查显示，COPD 约占 15 岁以上人群的 3%，近年来对我国 7 个地区 20 245 名成年人进行调查，COPD 的患病率占 40 岁以上人群的 8.2%，患病率之高是十分惊人的。

COPD 与慢性支气管炎及肺气肿密切相关。慢性支气管炎（简称慢支）是指气管、支气管黏膜及其周围组织的慢性、非特异性炎症。如患者每年咳嗽、咳痰达 3 个月以上，连续两年或以上，并排除其他已知原因的慢性咳嗽，即可诊断为慢性支气管炎。阻塞性肺气肿（简称肺气肿）是指肺部终末细支气管远端气腔出现异常持久的扩张，并伴有肺泡壁和细支气管的破坏而无明显肺纤维化。当慢性支气管炎和（或）肺气肿患者肺功能检查出现气流受限并且不能完全可逆时，可视为 COPD。如患者只有慢性支气管炎和（或）肺气肿，而无气流受限，则不能视为 COPD，而视为 COPD 的高危期。支气管哮喘也具有气流受限。但支气管哮喘是一种特殊的气道炎症性疾病，其气流受限具有可逆性，它不属于 COPD。

一、护理评估

（一）病因及发病机制
确切的病因不清，可能与下列因素有关。

1. 吸烟

吸烟是最危险的因素。国内外的研究均证明吸烟与慢支的发生有密切关系，吸烟者慢性支气管炎的患病率比不吸烟者高 2～8 倍，吸烟时间愈长，量愈大，COPD 患病率愈高。烟草中的多种有害化学成分，可损伤气道上皮细胞使巨噬细胞吞噬功能降低和纤毛运动减退；黏液分泌增加，使气道净化能力减弱；支气管黏膜充血水肿、黏液积聚，而易引起感染。慢性炎症及吸烟刺激黏膜下感受器，引起支气管平滑肌收缩，气流受限。烟草、烟雾还可使氧自由基增多，诱导中性粒细胞释放蛋白酶，抑制抗蛋白酶系统，使肺弹力纤维受到破坏，诱发肺气肿形成。

2. 职业性粉尘和化学物质

职业性粉尘及化学物质，如烟雾、过敏原、工业废气及室内污染空气等，浓度过大或接触时间过长，均可导致与吸烟无关的 COPD。

3. 空气污染

大气污染中的有害气体（如二氧化硫、二氧化氮、氯气等）可损伤气道黏膜，并有细胞毒作用，使纤毛清除功能下降，黏液分泌增多，为细菌感染创造条件。

4. 感染

感染是 COPD 发生发展的重要因素之一。长期、反复感染可破坏气道正常的防御功能，损伤细支气管和肺泡。主要病毒为流感病毒、鼻病毒和呼吸道合胞病毒等；细菌感染以肺炎链球菌、流感嗜血杆菌、卡他莫拉菌及葡萄球菌为多见，支原体感染也是重要因素之一。

5. 蛋白酶—抗蛋白酶失衡

蛋白酶对组织有损伤和破坏作用；抗蛋白酶对弹性蛋白酶等多种蛋白酶有抑制功能。在正常情况下，弹性蛋白酶与其抑制因子处于平衡状态。其中 α_1-抗胰蛋白酶（α_1-AT）是活性最强的一种。蛋白酶增多和抗蛋白酶不足均可导致组织结构破坏产生肺气肿。

6. 其他

机体内在因素如呼吸道防御功能及免疫功能降低、自主神经功能失调、营养、气温的突变等都可能参与 COPD 的发生、发展。

（二）病理生理
COPD 的病理改变主要为慢性支气管炎和肺气肿的病理改变。COPD 对呼吸功能的影响，早期病变仅局限于细小气道，表现为闭合容积增大。病变侵入大气道时，肺通气功能明显障碍；随肺气肿的日益加重，大量肺泡周围的毛细血管受膨胀的肺泡挤压而退化，使毛细血管大量减少，肺泡间的血流量减少，导致通气与血流比例失调，使换气功能障碍。由通气和换气功能障碍引起缺氧和二氧化碳潴留，进而发展为呼吸衰竭。

（三）健康史
询问患者是否存在引起慢支的各种因素如感染、吸烟、大气污染、职业性粉尘和有害气体的长期吸入、过敏等；是否有呼吸道防御功能及免疫功能降低、自主神经功能失调等。

（四）身体状况

1. 主要症状

（1）慢性咳嗽：晨间起床时咳嗽明显，白天较轻，睡眠时有阵咳或排痰。随病程发展可终生不愈。

（2）咳痰：一般为白色黏液或浆液性泡沫痰，偶可带血丝，清晨排痰较多。急性发作伴有细菌感染时，痰量增多，可有脓性痰。

（3）气短或呼吸困难：早期仅在体力劳动或上楼等活动时出现，随着病情发展逐渐加重，日常活动甚至休息时也感到气短。是 COPD 的标志性症状。

（4）喘息和胸闷：重度患者或急性加重时出现喘息，甚至静息状态下也感气促。

（5）其他：晚期患者有体重下降，食欲减退等全身症状。

2. 护理体检

早期可无异常，随疾病进展慢性支气管炎病例可闻及干啰音或少量湿啰音。有喘息症状者可在小范围内出现轻度哮鸣音。肺气肿早期体征不明显，随疾病进展出现桶状胸，呼吸活动减弱，触觉语颤减弱或消失；叩诊呈过清音，心浊音界缩小或不易叩出，肺下界和肝浊音界下移，听诊心音遥远，两肺呼吸音普遍减弱，呼气延长，并发感染时，可闻及湿啰音。

3. COPD 严重程度分级

根据第一秒用力呼气容积占用力肺活量的百分比（$FEV_1/FVC\%$）、第一秒用力呼气容积占预计值百分比（$FEV_1\%$预计值）和症状对 COPD 的严重程度做出分级。

Ⅰ级：轻度，$FEV_1/FVC<70\%$、$FEV_1\geqslant80\%$预计值，有或无慢性咳嗽、咳痰症状。

Ⅱ级：中度，$FEV_1/FVC<70\%$、50%预计值$\leqslant FEV_1<80\%$预计值，有或无慢性咳嗽、咳痰症状。

Ⅲ级：重度，$FEV_1/FVC<70\%$、30%预计值$\leqslant FEV_1<50\%$预计值，有或无慢性咳嗽、咳痰症状。

Ⅳ级：极重度，$FEV_1/FVC<70\%$、$FEV_1<30\%$预计值或 $FEV_1<50\%$预计值，伴慢性呼吸衰竭。

4. COPD 病程分期

COPD 按病程可分为急性加重期和稳定期，前者指在短期内咳嗽、咳痰、气短和（或）喘息加重、脓痰量增多，可伴发热等症状；稳定期指咳嗽、咳痰、气短症状稳定或轻微。

5. 并发症

COPD 可并发慢性呼吸衰竭、自发性气胸、慢性肺源性心脏病。

（五）实验室及其他检查

1. 肺功能检查

肺功能检查是判断气流受限的主要客观指标，对 COPD 诊断、严重程度评价、疾病进展、预后及治疗反应等有重要意义。第一秒用力呼气容积（FEV_1）占用力肺活量（FVC）的百分比（$FEV_1/FVC\%$）是评价气流受限的敏感指标。第一秒用力呼气容积（FEV_1）占预计值百分比（$FEV_1\%$预计值），是评估 COPD 严重程度的良好指标。当 $FEV_1/FVC<70\%$ 及 $FEV_1<80\%$预计值者，可确定为不能完全可逆的气流受限。FEV_1 的逐渐减少，大致提示肺部疾病的严重程度和疾病进展的阶段。

肺气肿呼吸功能检查示残气量增加，残气量占肺总量的百分比增大，最大通气量低于预计值的 80%；第一秒时间肺活量常低于 60%；残气量占肺总量的百分比增大，往往超过 40%；对阻塞性肺气肿的诊断有重要意义。

2. 胸部 X 线检查

早期胸片可无变化，可逐渐出现肺纹理增粗、紊乱等非特异性改变，肺气肿的典型 X 线表现为胸廓前后径增大，肋间隙增宽，肋骨平行，膈低平。两肺透亮度增加，肺血管纹理减少或有肺大泡征象。X 线检查对 COPD 诊断特异性不高。

3. 动脉血气分析

早期无异常，随病情进展可出现低氧血症、高碳酸血症、酸碱平衡失调等，用于判断呼吸衰竭的类型。

4. 其他

COPD 合并细菌感染时，血白细胞增高，核左移。痰培养可能检出病原菌。

（六）心理、社会评估

COPD 由于病程长、反复发作，每况愈下，给患者带来较重的精神和经济负担，病现焦虑、悲观、沮丧等心理反应，甚至对治疗丧失信心。病情一旦发展到影响工作和会导致患者心理压力增加，生活方式发生改变，也会影响到工作，甚至因无法工作孤独。

二、主要护理诊断及医护合作性问题

（一）气体交换受损

气体交换受损与气道阻塞、通气不足、呼吸肌疲劳、分泌物过多和肺泡呼吸有关。

（二）清理呼吸道无效

清理呼吸道无效与分泌物增多而黏稠、气道湿度减低和无效咳嗽有关。

（三）低效性呼吸型态

低效性呼吸型态与气道阻塞、膈肌变平以及能量不足有关。

（四）活动无耐力

活动无耐力与疲劳、呼吸困难、氧供与氧耗失衡有关。

（五）营养失调，低于机体需要量

营养失调，低于机体需要量与食欲降低、摄入减少、腹胀、呼吸困难、痰液增多关。

（六）焦虑

焦虑与健康状况的改变、病情危重、经济状况有关。

三、护理目标

患者痰能咳出，喘息缓解；活动耐力增强；营养得到改善；焦虑减轻。

四、护理措施

（一）一般护理

1. 休息和活动

患者采取舒适的体位，晚期患者宜采取身体前倾位，使辅助呼吸肌参与呼吸。发热、咳喘时应卧床休息，视病情安排适当的活动量，活动以不感到疲劳、不加重症状为宜。室内保持合适的温湿度，冬季注意保暖，避免直接吸入冷空气。

2. 饮食护理

呼吸功的增加可使热量和蛋白质消耗增多，导致营养不良。应制订出高热量、高蛋白、高维生素的饮食计划。正餐进食量不足时，应安排少量多餐，避免餐前和进餐时过多饮水。餐后避免平卧，有利于消化。为减少呼吸困难，保存能量，患者饭前至少休息 30 分钟。每日正餐应安排在患者最饥饿、休息最好的时间。指导患者采用缩唇呼吸和腹式呼吸减轻呼吸困难。为促进食欲，提供给患者舒适的就餐环境和喜爱的食物，餐前及咳痰后漱口，保持口腔清洁；腹胀的患者应进软食，细嚼慢咽。避免进食产气的食物，如汽水、啤酒、豆类、马铃薯和胡萝卜等；避免易引起便秘的食物，如油煎食物、干果、坚果等。如果患者通过进食不能吸收足够的营养，可应用管喂饮食或全胃肠外营养。

（二）病情观察

观察咳嗽、咳痰的情况，痰液的颜色、量及性状，咳痰是否顺畅；呼吸困难的程度，能否平卧，与活动的关系，有无进行性加重；患者的营养状况、肺部体征及有无慢性呼吸衰竭、自发性气胸、慢性肺源性心脏病等并发症产生。监测动脉血气分析和水、电解质、酸碱平衡情况。

（三）氧疗的护理

呼吸困难伴低氧血症者，遵医嘱给予氧疗。一般采用鼻导管持续低流量吸氧，氧流量 1～2 L/min。对 COPD 慢性呼吸衰竭者提倡进行长期家庭氧疗（LTOT）。LTOT 为持续低流量吸氧它能改变疾病的自然病程，改善生活质量。LTOT 是指一昼夜吸入低浓度氧 15 小时以上，并持续较长时间，使 $PaO_2 \geqslant 60$ mmHg（7.99 kPa），或 SaO_2 升至 90% 的一种氧疗方法。LTOT 指征：① $PaO_2 \leqslant 55$ mmHg（7.33 kPa）或 $SaO_2 \leqslant 88\%$，有或没有高碳酸血症。② PaO_2 55～60 mmHg（7.99～7.33 kPa）或 $SaO_2 < 88\%$，并有肺动脉高压、心力衰竭所致的水肿或红细胞增多症（血细胞比容 > 0.55）。LTOT 对血流动力学、运动耐力、肺生理和精神状态均会产生有益的影响，从而提高 COPD 患者的生活质量和生存率。

COPD 患者因长期二氧化碳潴留，主要靠缺氧刺激呼吸中枢，如果吸入高浓度的氧，反而会导致呼吸频率和幅度降低，引起二氧化碳潴留。而持续低流量吸氧维持 $PaO_2 \geqslant 60$ mmHg（7.99 kPa），既能改善组织缺氧，也可防止因缺氧状态解除而抑制呼吸中枢。护理人员应密切注意患者吸氧后的变化，如观察患者的意识状态、呼吸的频率及幅度、有无窒息或呼吸停止和动脉血气复查结果。氧疗有效指标：患者呼吸困难减轻、呼吸频率减慢、发绀减轻、心率减慢、活动耐力增加。

（四）用药护理

1. 稳定期治疗用药

（1）支气管舒张药：短期应用以缓解症状，长期规律应用预防和减轻症状。常选用 β_2 肾上腺素受体激动剂、抗胆碱药、氨茶碱或其缓（控）释片。

（2）祛痰药：对痰不易咳出者可选用盐酸氨溴索或羧甲司坦。

2. 急性加重期的治疗用药

使用支气管舒张药及对低氧血症者进行吸氧外，应根据病原菌类型及药物敏感情况合理选用抗生素治疗。如给予 β 内酰胺类/β 内酰胺酶抑制剂；第二代头孢菌素、大环内酯类或喹诺酮类。如出现持续气道阻塞，可使用糖皮质激素。

3. 遵医嘱用药

遵医嘱应用抗生素，支气管舒张药，祛痰药物，注意观察疗效及副作用。

（五）呼吸功能锻炼

COPD 患者需要增加呼吸频率来代偿呼吸困难，这种代偿多数是依赖于辅助呼吸肌参与呼吸，即胸式呼吸，而非腹式呼吸。然而胸式呼吸的有效性要低于腹式呼吸，患者容易疲劳。因此，护理人员应指导患者进行缩唇呼气、腹式呼吸、膈肌起搏（体外膈神经电刺激）、吸气阻力器等呼吸锻炼，以加强胸、膈呼吸肌肌力和耐力，改善呼吸功能。

1. 缩唇呼吸

缩唇呼吸的技巧是通过缩唇形成的微弱阻力来延长呼气时间，增加气道压力，延缓气道塌陷。患者闭嘴经鼻吸气，然后通过缩唇（吹口哨样）缓慢呼气，同时收缩腹部。吸气与呼气时间比为 1：2 或 1：3。缩唇大小程度与呼气流量，以能使距口唇 15～20 cm 处，与口唇等高点水平的蜡烛火焰随气流倾斜又不至于熄灭为宜。

2. 膈式或腹式呼吸

患者可取立位、平卧位或半卧位，两手分别放于前胸部和上腹部。用鼻缓慢吸气时，膈肌最大程度下降，腹肌松弛，腹部凸出，手感到腹部向上抬起。呼气时用口呼出，腹肌收缩，膈肌松弛，膈肌随腹腔内压增加而上抬，推动肺部气体排出，手感到腹部下降。

另外，可以在腹部放置小枕头、杂志或书锻炼腹式呼吸。如果吸气时，物体上升，证明是腹式呼吸。缩唇呼吸和腹式呼吸每日训练 3～4 次，每次重复 8～10 次。腹式呼吸需要增加能量消耗，因此指导患者只能在疾病恢复期如出院前进行训练。

（六）心理护理

COPD 患者因长期患病，社会活动减少、经济收入降低等方面发生的变化，容易形成焦虑和压抑的心理状态，失去自信，躲避生活。也可由于经济原因，患者可能无法按医嘱常规使用某些药物，只能在病情加重时应用。医护人员应详细了解患者及其家庭对疾病的态度，关心体贴患者，了解患者心理、性格、生活方式等方面发生的变化，与患者和家属共同制订和实施康复计划，定期进行呼吸肌功能锻炼、合理用药等，减轻症状，增强患者战胜疾病的信心；对表现焦虑的患者，教会患者缓解焦虑的方法，如听轻音乐、下棋、做游戏等娱乐活动，以分散注意力，减轻焦虑。

（七）健康指导

1. 疾病知识指导

使患者了解 COPD 的相关知识，识别和消除使疾病恶化的因素，戒烟是预防 COPD 的重要且简单易行的措施，应劝导患者戒烟；避免粉尘和刺激性气体的吸入；避免和呼吸道感染患者接触，在呼吸道传染病流行期间，尽量避免去人群密集的公共场所。指导患者要根据气候变化，及时增减衣物，避免受凉感冒。学会识别感染或病情加重的早期症状，尽早就医。

2. 康复锻炼

使患者理解康复锻炼的意义，充分发挥患者进行康复的主观能动性，制订个体化的锻炼计划，选择空气新鲜、安静的环境，进行步行、慢跑、气功等体育锻炼。在潮湿、大风、严寒气候时，避免室外活动。教会患者和家属依据呼吸困难与活动之间的关系，判断呼吸困难的严重程度，以便合理的安排工作和生活。

3. 家庭氧疗

对实施家庭氧疗的患者，护理人员应指导患者和家属做到以下几点。

（1）了解氧疗的目的、必要性及注意事项；注意安全，供氧装置周围严禁烟火，防止氧气燃烧爆炸；吸氧鼻导管需每日更换，以防堵塞，防止感染；氧疗装置定期更换、清洁、消毒。

（2）告诉患者和家属宜采取低流量（氧流量 1～2 L/min 或氧浓度 25%～29%）吸氧，且每日吸氧的时间不宜少于 10～15 小时，因夜间睡眠时，部分患者低氧血症更为明显，故夜间吸氧不宜间断；监测氧流量，防止随意调高氧流量。

4. 心理指导

引导患者适应慢性病并以积极的心态对待疾病，培养生活乐趣，如听音乐、培养养花种草等爱好，以分散注意力，减少孤独感，缓解焦虑、紧张的精神状态。

五、护理评价

氧分压和二氧化碳分压维持在正常范围内；能坚持药物治疗；能演示缩唇呼吸和腹式呼吸技术；呼吸困难发作时能采取正确体位，使用节能法；清除过多痰液，保持呼吸道通畅；使用控制咳嗽方法；增加体液摄入；减少症状恶化；根据身高和年龄维持正常体重；减少急诊就诊和入院的次数。

第六节 肺脓肿

肺脓肿（lung abscess）是由多种病原菌引起肺实质坏死的肺部化脓性感染。早期为肺组织的化脓性炎症，继而坏死、液化，由肉芽组织包绕形成脓肿。高热、咳嗽和咳大量脓臭痰为其临床特征。本病可见于任何年龄，青壮年男性及年老体弱有基础疾病者多见。自抗生素广泛应用以来，发病率有明显降低。

一、护理评估

（一）病因及发病机制

急性肺脓肿的主要病原体是细菌，常为上呼吸道、口腔的定植菌，包括需氧、厌氧和兼性厌氧菌。厌氧菌感染占主要地位，较重要的厌氧菌有核粒梭形杆菌、消化球菌等。常见的需氧和兼性厌氧菌为金黄色葡萄球菌、化脓链球菌（A 组溶血性链球菌）、肺炎克雷白杆菌和铜绿假单胞菌等。免疫力低下者，如接受化学治疗、白血病或艾滋病患者其病原菌也可为真菌。根据不同病因和感染途径，肺脓肿可分为以下三种类型。

1. 吸入性肺脓肿

吸入性肺脓肿是临床上最多见的类型，病原体经口、鼻、咽吸入致病，误吸为最主要的发病原因。正常情况下，吸入物可由呼吸道迅速清除，但当由于受凉、劳累等诱因导致全身或局部免疫力下降时；在有意识障碍，如全身麻醉或气管插管、醉酒、脑血管意外时，吸入的病原菌即可致病。此外，也可由上呼吸道的慢性化脓性病灶，如扁桃体炎、鼻窦炎、牙槽脓肿等脓性分泌物经气管被吸入肺内致病。吸入性肺脓肿发病部位与解剖结构有关，常为单发性，由于右主支气管较陡直，且管径较粗大，因而右侧多发。病原体多为厌氧菌。

2. 继发性肺脓肿

继发性肺脓肿可继发于：①某些肺部疾病如细菌性肺炎、支气管扩张、空洞型肺结核、支气管肺癌、支气管囊肿等感染。②支气管异物堵塞也是肺脓肿尤其是小儿肺脓肿发生的重要因素。③邻近器官的化脓性病变蔓延至肺，如食管穿孔感染、膈下脓肿、肾周围脓肿及脊柱脓肿等波及肺组织引起肺脓肿。阿米巴肝脓肿可穿破膈肌至右肺下叶，形成阿米巴肺脓肿。

3. 血源性肺脓肿

因皮肤外伤感染、痈、疖、骨髓炎、静脉吸毒、感染性心内膜炎等肺外感染病灶的细菌或脓毒性栓子经血行播散至肺部引起小血管栓塞，产生化脓性炎症、组织坏死导致肺脓肿。金黄色葡萄球菌、表皮葡萄球菌及链球菌为常见致病菌。

（二）病理

肺脓肿早期为含致病菌的污染物阻塞细支气管，继而形成小血管炎性栓塞，进而致病菌繁殖引起肺组织化脓性炎症、坏死，形成肺脓肿，继而肺坏死组织液化破溃经支气管部分排出，形成有气液平的脓腔。另因病变累及部位不同，可并发支气管扩张、局限性纤维蛋白性胸膜炎、脓胸、脓气胸、支气管胸膜瘘等。急性肺脓肿经积极治疗或充分引流，脓腔缩小甚至消失，或仅剩少量纤维瘢痕。如治疗不彻底、或支气管引流不畅，炎症持续存在，超过 3 个月以上称为慢性肺脓肿。

（三）健康史

多数吸入性肺脓肿患者有齿、口咽部的感染灶，故要了解患者是否有口腔、上呼吸道慢性感染病灶如龋齿、化脓性扁桃体炎、鼻窦炎、牙周溢脓等；或手术、劳累、受凉等；是否应用了大量抗生素。

（四）身体状况

1. 症状

急性肺脓肿患者，起病急，寒战、高热，体温高达 39 ℃～40 ℃，伴有咳嗽、咳少量黏液痰或黏液脓性痰，典型痰液呈黄绿色、脓性，有时带血。炎症累及胸膜可引起胸痛。伴精神不振、全身乏力、食欲减退等全身毒性症状。如感染未能及时控制，于发病后 10～14 日可突然咳出大量脓臭痰及坏死组织，痰量可达 300～500 mL/d，痰静置后分三层。厌氧菌感染时痰带腥臭味。一般在咳出大量脓痰后，体温明显下降，全身毒性症状随之减轻。约 1/3 患者有不同程度的咯血，偶有中、大量咯血而突然窒息死亡者。部分患者发病缓慢，仅有一般的呼吸道感染症状。血源性肺脓肿多先有原发病灶引起的畏寒、高热等全身脓毒血症的表现。经数日或数周后出现咳嗽、咳痰，痰量不多，极少咯血。慢性肺脓肿患者除咳嗽、咳脓痰、不规则发热、咯血外，还有贫血、消瘦等慢性消耗症状。

2. 体征

肺部体征与肺脓肿的大小、部位有关。早期病变较小或位于肺深部，多无阳性体征；病变发展较大时可出现肺实变体征，有时可闻及异常支气管呼吸音；病变累及胸膜时，可闻及胸膜摩擦音或胸腔积液体征。慢性肺脓肿常有杵状指（趾）、消瘦、贫血等。血源性肺脓肿多无阳性体征。

（五）实验室及其他检查

1. 实验室检查

急性肺脓肿患者血常规白细胞计数明显增高，中性粒细胞在 90％以上，多有核左移和中毒颗粒。慢性肺脓肿血白细胞可稍升高或正常，红细胞和血红蛋白减少。血源性肺脓肿患者的血培养可发现致病菌。并发脓胸时，可做胸腔脓液培养及药物敏感试验。

2. 痰细菌学检查

气道深部痰标本细菌培养可有厌氧菌和（或）需氧菌存在。血培养有助于确定病原体和选择有效的抗菌药物。

3. 影像学检查

X 线胸片早期可见肺部炎性阴影，肺脓肿形成后，脓液排出，脓腔出现圆形透亮区和气液平面，四周有浓密炎症浸润。炎症吸收后遗留有纤维条索状阴影。慢性肺脓肿呈厚壁空洞，周围有纤维组织增生及邻近胸膜增厚。CT 能更准确定位及发现体积较小的脓肿。

4. 纤维支气管镜检查

纤维支气管镜检查有助于明确病因、病原学诊断及治疗。

（六）心理、社会评估

部分肺脓肿患者起病多急骤，畏寒、高热伴全身中毒症状明显，厌氧菌感染时痰有腥臭味等，使患者及家属常深感不安。患者会表现出忧虑、悲观、抑郁和恐惧。

二、主要护理诊断及医护合作性问题

1. 体温过高

与肺组织炎症性坏死有关。

2. 清理呼吸道无效

与脓痰聚积有关。

3. 营养失调，低于机体需要量

与肺部感染导致机体消耗增加有关。

4. 气体交换受损

与气道内痰液积聚、肺部感染有关。

5. 潜在并发症

咯血、窒息、脓气胸、支气管胸膜瘘。

三、护理目标

体温降至正常，营养改善，呼吸系统症状减轻或消失，未发生并发症。

四、护理措施

（一）一般护理

保持室内空气流通、适宜温湿度、阳光充足。晨起、饭后、体位引流后及睡前协助患者漱口，做好口腔护理。鼓励患者多饮水，进食高热量、高蛋白、高维生素等营养丰富的食物。

（二）病情观察

观察痰的颜色、性状、气味和静置后是否分层。准确记录 24 小时排痰量。当大量痰液排出时，要注意观察患者咳痰是否顺畅，咳嗽是否有力，避免脓痰引起窒息；当痰液减少时，要观察患者中毒症状是否好转，若中毒症状严重，提示痰液引流不畅，做好脓液引流的护理，以保持呼吸道通畅。若发现血痰，应及时报告医师，咯血量较多时，应严密观察体温、脉搏、呼吸、血压以及神志的变化，准备好抢救药品和用品，嘱患者患侧卧位，头偏向一侧，警惕大咯血或窒息的突然发生。

（三）用药及体位引流护理

肺脓肿治疗原则是抗生素治疗和痰液引流。

1. 抗生素治疗

吸入性肺脓肿一般选用青霉素，对青霉素过敏或不敏感者可用林可霉素、克林霉素或甲硝唑等药物。开始给药采用静脉滴注，体温通常在治疗后 3～10 天降至正常，然后改为肌注或口服。如抗生素有效，宜持续 8～12 周，直至胸片上空洞和炎症完全消失，或仅有少量稳定的残留纤维化。若疗效不佳，要注意根据细菌培养和药物敏感试验结果选用有效抗菌药物。遵医嘱使用抗生素、祛痰药、支气管扩张剂等药物，注意观察疗效及副作用。

2. 痰液引流

痰液引流可缩短病程，提高疗效。无大咯血、中毒症状轻者可进行体位引流排痰，每日 2～3 次，每次 10～15 分钟。痰黏稠者可用祛痰药、支气管舒张药或生理盐水雾化吸入以利脓液引流。有条件应尽早应用纤维支气管镜冲洗及吸引治疗，脓腔内还可注入抗生素，加强局部治疗。

3. 手术治疗

内科积极治疗 3 个月以上效果不好，或有并发症可考虑手术治疗。

（四）心理护理

向患者及家属及时介绍病情，解释各种症状和不适的原因，说明各项诊疗、护理操作目的、操作程序和配合要点。由于疾病带来口腔脓臭气味使患者害怕与人接近，在帮助患者口腔护理的同时消除患者的紧张心理。主动关心并询问患者的需要，使患者增加治疗的依从性和信心，指导患者正确对待本病，使其勇于说出内心感受，并积极进行疏导。教育患者家属配合医护人员做好患者的心理指导，使患者树立治愈疾病的信心，以促进疾病早日康复。

（五）健康指导

1. 疾病知识指导

指导患者及家属了解肺脓肿发生、发展、治疗和有效预防方面的知识。积极治疗肺炎、皮肤疖、痈或肺外化脓性等原发病灶。教会患者练习深呼吸，鼓励患者咳嗽并采取有效的咳嗽方式进行排痰，保持呼吸道的通畅，促进病变的愈合。对重症患者作好监护，教育家属及时发现病情变化，并及时向医师报告。

2. 生活指导

指导患者生活要有规律，注意休息，劳逸结合，应增加营养物质的摄入。提倡健康的生活方式，重视口腔护理，在晨起、饭后、体位引流后、晚睡前要漱口、刷牙，防止污染分泌物误吸入下呼吸道。鼓励平日多饮水，戒烟、酒。保持环境整洁、舒适，维持适宜的室温与湿度，注意保暖，避免受凉。

3. 用药指导

抗生素治疗非常重要，但需要时间较长，为防止病情反复，应遵从治疗计划。指导患者及家属根据医嘱服药，向患者讲解抗生素等药物的用药疗程、方法、副作用，发现异常及时向医师报告。

4. 加强易感人群护理

对意识障碍、慢性病、长期卧床者，应注意指导家属协助患者经常变换体位、翻身、拍背促进痰液排出，疑有异物吸入时要及时清除。有感染征象时应及时就诊。

五、护理评价

患者体温平稳，呼吸系统症状消失，营养改善，无并发症发生或发生后及时得到处理。

第七节　重症哮喘

支气管哮喘（简称哮喘）是常见的慢性呼吸道疾病之一，近年来，其患病率在全球范围内有逐年增加的趋势，参照全球哮喘防治创议（GINA）和我国 2008 年版支气管哮喘防治指南，将定义重新修订为哮喘是由多种细胞包括气道的炎性细胞和结构细胞（如嗜酸性粒细胞、肥大细胞、T 淋巴细胞、中性粒细胞、平滑肌细胞、气道上皮细胞等）和细胞组分参与的气道慢性炎症性疾病。这种慢性炎症导致气道高反应性，通常出现广泛多变的可逆性气流受限，并引起反复发作性的喘息、气急、胸闷或咳嗽等症状，常在夜间和（或）清晨发作、加剧，多数患者可自行缓解或经治疗缓解。如果哮喘急性发作，虽经积极吸入糖皮质激素（≤1 000 $\mu g/d$）和应用长效 β_2 受体激动药或茶碱类药物治疗数小时，病情不缓解或继续恶化；或哮喘呈暴发性发作，哮喘发作后短时间内即进入危重状态，则称为重症哮喘。如病情不能得到有效控制，可迅速发展为呼吸衰竭而危及生命，故需住院治疗。

一、病因和发病机制

（一）病因

哮喘的病因还不十分清楚，目前认为同时受遗传因素和环境因素的双重影响。

（二）发病机制

哮喘的发病机制不完全清楚，可能是免疫-炎症反应、神经机制和气道高反应性及其之间的相互作用。重症哮喘目前已经基本明确的发病因素主要有以下几种。

1. 诱发因素的持续存在

诱发因素的持续存在使机体持续地产生抗原-抗体反应，发生气道炎症、气道高反应性和支气管痉挛，在此基础上，支气管黏膜充血水肿、大量黏液分泌并形成黏液栓，阻塞气道。

2. 呼吸道感染

细菌、病毒及支原体等的感染可引起支气管黏膜充血肿胀及分泌物增加，加重气道阻塞；某些微生物及其代谢产物还可以作为抗原引起免疫-炎症反应，使气道高反应性加重。

3. 糖皮质激素使用不当

长期使用糖皮质激素常常伴有下丘脑-垂体-肾上腺皮质轴功能抑制，突然减量或停用，可造成体内糖皮质激素水平的突然降低，造成哮喘的恶化。

4. 脱水、痰液黏稠、电解质紊乱

哮喘急性发作时，呼吸道丢失水分增加、多汗造成机体脱水，痰液黏稠不易咳出而阻塞大小气道，加重呼吸困难，同时由于低氧血症可使无氧酵解增加，酸性代谢产物增加，合并代谢性酸中毒，使病情进一步加重。

5. 精神心理因素

许多学者提出心理社会因素通过对中枢神经、内分泌和免疫系统的作用而导致哮喘发作，是使支气管哮喘发病率和死亡率升高的一个重要因素。

二、病理生理

重症哮喘的支气管黏膜充血水肿、分泌物增多甚至形成黏液栓以及气道平滑肌的痉挛导致呼吸道阻力在吸气和呼气时均明显升高，小气道阻塞，肺泡过度充气，肺内残气量增加，加重吸气肌肉的负荷，降低肺的顺应性，内源性呼气末正压（PEEPi）增大，导致吸气功耗增大。小气道阻塞，肺泡过度充气，相应区域毛细血管的灌注减低，引起肺泡通气/血流（V/Q）比例的失调，患者常出现低氧血症，多数患者表现为过度通气，通常 $PaCO_2$ 降低，若 $PaCO_2$ 正常或升高，应警惕呼吸衰竭的可能性或是否已经发生了呼吸衰竭。重症哮喘患者，若气道阻塞不迅速解除，潮气量将进行性下降，最终将会发生呼吸衰竭。哮喘发作持续不缓解，也可能出现血液循环的紊乱。

三、临床表现

1. 症状

重症哮喘患者常出现极度严重的呼气性呼吸困难、被迫采取坐位或端坐呼吸，干咳或咳大量白色泡沫痰，不能讲话、紧张、焦虑、恐惧、大汗淋漓。

2. 体征

患者常出现呼吸浅快，呼吸频率增快（＞30 次/分），可有三凹征，呼气期两肺满布哮鸣音，也可哮鸣音不出现，即所谓的"寂静胸"，心率增快（＞120 次/分），可有血压下降，部分患者出现奇脉、胸腹反常运动、意识障碍，甚至昏迷。

四、实验室检查和其他检查

1. 痰液检查

哮喘患者痰涂片显微镜下可见到较多嗜酸性粒细胞、脱落的上皮细胞。

2. 呼吸功能检查

哮喘发作时，呼气流速指标均显著下降，第 1 秒钟用力呼气容积（FEV_1）、第 1 秒钟用力呼气容积占用力肺活量比值（$FEV_1/FVC\%$，即 1 秒率）以及呼气峰值流速（PEF）均减少。肺容量指标可见用力肺活量减少、残气量增加、功能残气量和肺总量增加，残气占肺总量百分比增高。大多数成人哮喘患者呼气峰值流速＜50％预计值则提示重症发作，呼气峰值流速＜33％预计值提示危重或致命性发作，需做血气分析检查以监测病情。

3. 血气分析

由于气道阻塞且通气分布不均，通气/血流比例失衡，大多数重症哮喘患者有低氧血症，

$PaO_2 < 8.0$ kPa（60 mmHg），少数患者 $PaO_2 < 6.0$ kPa（45 mmHg），过度通气可使 $PaCO_2$ 降低，pH 上升，表现为呼吸性碱中毒；若病情进一步发展，气道阻塞严重，可有缺氧及 CO_2 潴留，$PaCO_2$ 上升，血 pH 下降，出现呼吸性酸中毒；若缺氧明显，可合并代谢性酸中毒。$PaCO_2$ 正常往往是哮喘恶化的指标，高碳酸血症是哮喘危重的表现，需给予足够的重视。

4. 胸部 X 线检查

早期哮喘发作时可见两肺透亮度增强，呈过度充气状态，并发呼吸道感染时可见肺纹理增加及炎性浸润阴影。重症哮喘要注意气胸、纵隔气肿及肺不张等并发症的存在。

5. 心电图检查

重症哮喘患者心电图常表现为窦性心动过速、电轴右偏、偶见肺性 P 波。

五、诊断

1. 哮喘的诊断标准

（1）反复发作喘息、气急、胸闷或咳嗽，多与接触变应原、冷空气、物理、化学性刺激以及病毒性上呼吸道感染、运动等有关。

（2）发作时双肺可闻及散在或弥漫性、以呼气相为主的哮鸣音，呼气相延长。

（3）上述症状和体征可经治疗缓解或自行缓解。

（4）除去其他疾病所引起的喘息、气急、胸闷和咳嗽。

（5）临床表现不典型者（如无明显喘息或体征），应至少具备以下 1 项试验阳性：①支气管激发试验或运动激发试验阳性。②支气管舒张试验阳性，第 1 秒用呼气容积增加≥12%，且第 1 秒用呼气容积增加绝对值≥200 mL。③呼气峰值流速日内（或 2 周）变异率≥20%。

符合（1）～（4）条或（4）～（5）条者，可以诊断为哮喘。

2. 哮喘的分期及分级

根据临床表现，哮喘可分为急性发作期、慢性持续期和临床缓解期。急性发作是指喘息、气促、咳嗽、胸闷等症状突然发生，或原有症状急剧加重，常有呼吸困难，以呼气流量降低为其特征，常因接触变应原、刺激物或呼吸道感染诱发。哮喘急性发作时病情严重程度可分为轻度、中度、重度、危重四级（表 4-3）。

六、鉴别诊断

1. 左侧心力衰竭引起的喘息样呼吸困难

（1）患者多有高血压、冠状动脉粥样硬化性心脏病、风湿性心脏病和二尖瓣狭窄等病史和体征。

（2）阵发性咳嗽，咳大量粉红色泡沫痰，两肺可闻及广泛的湿啰音和哮鸣音，左心界扩大，心率增快，心尖部可闻及奔马律。

（3）胸部 X 线及心电图检查符合左心病变。

（4）鉴别困难时，可雾化吸入 β_2 受体激动药或静脉注射氨茶碱缓解症状后，进一步检查，忌用肾上腺素或吗啡，以免造成危险。

2. 慢性阻塞性肺疾病

（1）中老年人多见，起病缓慢、病程较长，多有长期吸烟或接触有害气体的病史。

表 4-3　哮喘急性发作时病情严重程度的分级

临床特点	轻度	中度	重度	危重
气短	步行、上楼时	稍事活动	休息时	
体位	可平卧	喜坐位	端坐呼吸	
谈话方式	连续成句	常有中断	仅能说出字和词	不能说话
精神状态	可有焦虑或尚安静	时有焦虑或烦躁	常有焦虑、烦躁	嗜睡、意识模糊
出汗	无	有	大汗淋漓	
呼吸频率（次/分钟）	轻度增加	增加	>30	
辅助呼吸肌活动及三凹征	常无	可有	常有	胸腹矛盾运动
哮鸣音	散在，呼气末期	响亮、弥漫	响亮、弥漫	减弱、甚至消失
脉率（次/分钟）	<100	100～120	>120	脉率变慢或不规则
奇脉（深吸气时收缩压下降，mmHg）	无，<10	可有，10～25	常有，>25	无
使用 β_2 受体激动药后呼气峰值流速占预计值或个人最佳值%	>80%	60%～80%	<60%或<100 L/min 或作用时间<2 小时	
PaO_2（吸空气，mmHg）	正常	≥60	<60	<60
$PaCO_2$（mmHg）	<45	≤45	>45	>45
SaO_2（吸空气，%）	>95	91～95	≤90	≤90
pH				降低

注：1mmHg=0.133kPa

（2）慢性咳嗽、咳痰，晨间咳嗽明显，气短或呼吸困难逐渐加重。有肺气肿体征，两肺可闻及湿啰音。

（3）慢性阻塞性肺疾病急性加重期和哮喘区分有时十分困难，用支气管扩张药和口服或吸入激素做治疗性试验可能有所帮助。慢性阻塞性肺疾病也可与哮喘合并同时存在。

3．上气道阻塞

（1）呼吸道异物者有异物吸入史。

（2）中央型支气管肺癌、气管支气管结核、复发性多软骨炎等气道疾病，多有相应的临床病史。

（3）上气道阻塞一般出现吸气性呼吸困难。

（4）胸部 X 线摄片、CT、痰液细胞学或支气管镜检查有助于诊断。

（5）平喘药物治疗效果不佳。

此外，应和变态反应性肺浸润、自发性气胸等相鉴别。

七、急诊处理

哮喘急性发作的治疗取决于发作的严重程度以及对治疗的反应。对于具有哮喘相关死亡高危因素的患者，应给予高度重视。高危患者包括：①曾经有过气管插管和机械通气的濒于致死性哮喘的病史。②在过去 1 年中因为哮喘而住院或看急诊。③正在使用或最近刚刚停用口服糖皮质激素。④目前未使用吸入糖皮质激素。⑤过分依赖速效 β_2 受体激动药，特别是每月使用沙丁胺醇（或等效药物）超过 1 支的患者。⑥有心理疾病或社会心理问题，包括使用镇静药。⑦有对哮喘治疗不依从的历史。

（一）轻度和部分中度急性发作哮喘患者可在家庭中或社区中治疗

治疗措施主要为重复吸入速效 β_2 受体激动药，在第 1 小时每次吸入沙丁胺醇 100～200 μg 或特布他林 250～500μg，必要时每 20 分钟重复 1 次，随后根据治疗反应，轻度调整为 3～4 小时再用 2～4 喷，中度 1～2 小时用 6～10 喷。如果对吸入性 β_2 受体激动药反应良好（呼吸困难显著缓解，呼气峰值流速占预计值＞80% 或个人最佳值，且疗效维持 3～4 小时），通常不需要使用其他药物。如果治疗反应不完全，尤其是在控制性治疗的基础上发生的急性发作，应尽早口服糖皮质激素（泼尼松龙 0.5～1 mg/kg 或等效剂量的其他激素），必要时到医院就诊。

（二）部分中度和所有重度急性发作均应到急诊室或医院治疗

1. 联合雾化吸入 β_2 受体激动药和抗胆碱能药物

β_2 受体激动药通过对气道平滑肌和肥大细胞等细胞膜表面的 β_2 受体的作用，舒张气道平滑肌、减少肥大细胞脱颗粒和介质的释放等，缓解哮喘症状。重症哮喘时应重复使用速效 β_2 受体激动药，推荐初始治疗时连续雾化给药，随后根据需要间断给药（6 次/天）。雾化吸入抗胆碱药物，如溴化异丙托品（常用剂量为 50～125 μg，3～4 次/天）、溴化氧托品等可阻断节后迷走神经传出支，通过降低迷走神经张力而舒张支气管，与 β_2 受体激动药联合使用具有协同、互补作用，能够取得更好的支气管舒张作用。

2. 静脉使用糖皮质激素

糖皮质激素是最有效的控制气道炎症的药物，重度哮喘发作时应尽早静脉使用糖皮质激素，特别是对吸入速效 β_2 受体激动药初始治疗反应不完全或疗效不能维持者。如静脉及时给予琥珀酸氢化可的松（400～1 000 mg/d）或甲泼尼龙（80～160 mg/d），分次给药，待病情得到控制和缓解后，改为口服给药（如静脉使用激素 2～3 天，继之以口服激素 3～5 天），静脉给药和口服给药的序贯疗法有可能减少激素用量和不良反应。

3. 静脉使用茶碱类药物

茶碱具有舒张支气管平滑肌作用，并具有强心、利尿、扩张冠状动脉、兴奋呼吸中枢和呼吸肌等作用。临床上在治疗重症哮喘时静脉使用茶碱作为症状缓解药，静脉注射氨茶碱［首次剂量为 4～6 mg/kg，注射速度不宜超过 0.25 mg/（kg·min），静脉滴注维持剂量为 0.6～0.8 mg/（kg·h）］，茶碱可引起心律失常、血压下降，甚至死亡，其有效、安全的血药浓度范围应在 6～15μg/mL，在有条件的情况下应监测其血药浓度，及时调整浓度和滴速。发热、妊娠、抗结核治疗可以降低茶碱的血药浓度；而肝疾患、充血性心力衰竭以及合用西咪替丁（甲氰咪胍）、喹诺酮类、大环内酯类药物等可影响茶碱代谢而使其排泄减慢，增加茶碱的毒性作用，应引起重视，并酌情调整剂量。

4. 静脉使用 β_2 受体激动药

平喘作用较为迅速，但因全身不良反应的发生率较高，国内较少使用。

5. 氧疗

使 $SaO_2 \geqslant 90\%$，吸氧浓度一般 30% 左右，必要时增加至 50%，如有严重的呼吸性酸中毒和肺性脑病，吸氧浓度应控制在 30% 以下。

6. 气管插管机械通气

重度和危重哮喘急性发作经过氧疗、全身应用糖皮质激素、β_2 受体激动药等治疗，临床症状和肺功能无改善，甚至继续恶化，应及时给予机械通气治疗，其指征主要包括意识改变、呼吸肌疲劳、$PaCO_2 \geqslant 6.0$ kPa（45 mmHg）等。可先采用经鼻（面）罩无创机械通气，若无效应及早行气管插管机械通气。哮喘急性发作机械通气需要较高的吸气压，可使用适当水平的呼气末正压治疗。如果需要过高的气道峰压和平台压才能维持正常通气容积，可试用允许性高碳酸血症通气策略以减少呼吸机相关肺损伤。

八、急救护理

(一) 护理目标

(1) 及早发现哮喘先兆，保障最佳治疗时机，终止发作。

(2) 尽快解除呼吸道阻塞，纠正缺氧，挽救患者生命。

(3) 减轻患者身体、心理的不适及痛苦。

(4) 提高患者的活动能力，提高生活质量。

(5) 健康指导，提高自护能力，减少复发，维护肺功能。

(二) 护理措施

(1) 院前急救时的护理：①首先做好出诊前的评估。接到出诊联系电话时询问患者的基本情况，做出预测评估及相应的准备。除备常规急救药外，需备短效的糖皮质激素及 β_2 受体激动剂（气雾剂）、氨茶碱等。做好机械通气的准备，救护车上的呼吸机调好参数，准备吸氧面罩。②到达现场后，迅速评估病情及周围环境，判断是否有诱发因素。简单询问相关病史，评估病情。立即监测生命体征、意识状态的情况，发生呼吸、心搏骤停时立即配合医生进行心肺复苏，建立人工气道进行机械辅助通气。尽快解除呼吸道阻塞，及时纠正缺氧是抢救患者的关键。给予氧气吸入，面罩或者用高频呼吸机通气吸氧。遵医嘱立即帮助患者吸入糖皮质激素和 β_2 受体激动剂定量气雾剂，氨茶碱缓慢静脉滴注，肾上腺素 $0.25\sim0.5$ mg 皮下注射，30 分钟后可重复 1 次。迅速建立静脉通道。固定好吸氧、输液管，保持通畅。重症哮喘病情危急，严重缺氧导致极其恐惧、烦躁，护士要鼓励患者，端坐体位做好固定，扣紧安全带，锁定担架平车与救护车定位把手，并在旁扶持。运送途中，密切监护患者的呼吸频率及节律、血氧饱和度、血压、心率、意识的变化，观察用药反应。

(2) 到达医院后，帮助患者取坐位或半卧位，放移动托板，使其身体伏于其上，利于通气和减少疲劳。立即连接吸氧装置，调好氧流量。检查静脉通道是否通畅。备吸痰器、气管插管、呼吸机、抢救药物、除颤器。连接监护仪，监测呼吸、心电、血压等生命体征。观察患者的意识、呼吸频率、哮鸣音高低变化。一般哮喘发作时，两肺布满高调哮鸣音，但重危哮喘患者，因呼吸肌疲劳和小气道广泛痉挛，使肺内气体流速减慢，哮鸣音微弱，出现"沉默胸"，提示病情危重。护士对病情变化要有预见性，发现异常及时报告医生处理。

(3) 迅速收集病史、以往药物服用情况，评估哮喘程度。如果哮喘发作经数小时积极治疗后病情仍不能控制，或急剧进展，即为重症哮喘，此时病情不稳定，可危及生命，需要加强监护、治疗。

(4) 确保气道通畅维护有效排痰、保持呼吸道通畅是急重症哮喘的护理重点。①哮喘发作时，支气管黏膜充血水肿，腺体分泌亢进，合并感染更重，产生大量痰液。而此时患者因呼吸急促、喘息，呼吸道水分丢失，致使痰液黏稠不易咳出，大量黏痰形成痰栓阻塞气管、支气管，导致严重气道阻塞，加上气道痉挛，气道内压力明显增加，加重喘息及感染。因此必须注意补充水分、湿化气道，积极排痰，保持呼吸道通畅。②按时协助患者翻身、叩背，加强体位引流；雾化吸入，湿化气道，稀释痰液，防止痰栓形成。采用小雾量、短时间、间歇雾化方式，湿化时密切观察患者呼吸状态，发现喘息加重、血氧饱和度下降等异常立即停止雾化。床边备吸痰器，防止痰液松解后大量涌出导致窒息。吸痰时动作轻柔、准确，吸力和深度适当，尽量减少刺激并达到有效吸引。每次吸痰时间不超过 15 秒，该过程中注意观察患者的面色、呼吸、血氧饱和度、血压及心率的变化。严格无菌操作，避免交叉感染。

（5）吸氧治疗的护理：①给氧方式、浓度和流量根据病情及血气分析结果予以调节。一般给予鼻导管吸氧，氧流量 4～6 L/min；有二氧化碳潴留时，氧流量 2～4 L/min；出现低氧血症时改用面罩吸氧，氧流量 6～10 L/min。经过吸氧和药物治疗病情不缓解，低氧血症和二氧化碳潴留加剧时进行气管插管呼吸机辅助通气。此时应做好呼吸机和气道管理，防止医源性感染，及时有效地吸痰和湿化气道。气管插管患者吸痰前后均应吸入纯氧 3～5 分钟。②吸氧治疗时，观察呼吸窘迫有无缓解，意识状况，末梢皮肤黏膜颜色、湿度等，定时监测血气分析。高浓度吸氧（>60%）持续 6 小时以上时应注意有无烦躁、情绪激动、呼吸困难加重等中毒症状。

（6）药物治疗的护理：终止哮喘持续发作的药物根据其作用机制可分为：具有抗炎作用和缓解症状作用两大类。给药途径包括吸入、静脉和口服。①吸入给药的护理吸入的药物局部抗炎作用强，直接作用于呼吸道，所需剂量较小，全身性不良反应较少。剂型有气雾剂、干粉和溶液。护士指导患者正确吸入药物。先嘱患者将气呼尽，然后开始深吸气，同时喷出药液，吸气后屏气数秒，再慢慢呼出。吸入给药有口咽部局部的不良反应，包括声音嘶哑、咽部不适和念珠菌感染，吸药后让患者及时用清水含漱口咽部。密切观察与用药效果和不良反应，严格掌握吸入剂量。②静脉给药的护理经静脉用药有糖皮质激素、茶碱类及 β 受体激动剂。护士要熟练掌握常用静脉注射平喘药物的药理学、药代动力学、药物的不良反应、使用方法及注意事项，严格执行医嘱的用药剂量、浓度和给药速度，合理安排输液顺序。保持静脉通路畅通，药液无外渗，确保药液在规定时间内输入。观察治疗反应，监测呼吸频率、节律、血氧饱和度、心率、心律和哮喘症状的变化等。应用拟肾上腺素和茶碱类药物时应注意观察有无心律失常、心动过速、血压升高、肌肉震颤、抽搐、恶心、呕吐等不良反应，严格控制输入速度，及时反馈病情变化，供医生及时调整医嘱，保持药物剂量适当；应用大剂量糖皮质激素类药物应观察是否有消化道出血或水钠潴留、低钾性碱中毒等表现，发现后及时通知医师处理。③口服给药重度哮喘吸入大剂量激素治疗无效的患者应早期口服糖皮质激素，一般使用半衰期较短的糖皮质激素，如泼尼松、泼尼松龙或甲基泼尼松龙等。每次服药护士应协助，看患者服下，防止漏服或服用时间不恰当。正确的服用方法是每日或隔日清晨顿服，以减少外源性激素对脑垂体-肾上腺轴的抑制作用。

（7）并发症的观察和护理：重危哮喘患者主要并发症是气胸、皮下气肿、纵隔气肿、心律失常、心功能不全等，发生时间主要在发病 48 小时内，尤其是前 24 小时。在入院早期要特别注意观察，尤应注意应用呼吸机治疗者及入院前有肺气肿和（或）肺心病的重症哮喘患者。①气胸气胸是发生率最高的并发症。气胸发生的征象是清醒患者突感呼吸困难加重、胸痛、烦躁不安，血氧饱和度降低。由于胸内压增加，使用呼吸机时机器报警。护士此时要注意观察有无气管移位，血流动力学是否稳定等，并立即报告医生处理。②皮下气肿一般发生在颈胸部，重者可累及到腹部。表现为颈胸部肿胀，触诊有握雪感或捻发感。单纯皮下气肿一般对患者影响较轻，但是皮下气肿多来自气胸或纵隔气肿，如处理不及时可危及生命。③纵隔气肿纵隔气肿是最严重的并发症，可直接影响到循环系统，导致血压下降、心律失常，甚至心搏骤停，短时间内导致患者死亡。发现皮下气肿，同时有血压、心律的明显改变，应考虑到纵隔气肿的可能，立即报告医生急救处理。④心律失常患者存在的低氧及高碳酸血症、氨茶碱过量、电解质紊乱、胸部并发症等，均可导致各种早搏、快速心房纤颤、室上速等心律失常。发现新出现的心律失常或原有心律失常加重，要针对性地观察是否存在上述原因，做出相应的护理并报告医生处理。

(8) 出入量管理：急重症哮喘发作时因张口呼吸、大量出汗等原因容易导致脱水、痰液黏稠不易咳出，必须严格出入量管理，为治疗提供准确依据。监测尿量，必要时留置导尿，准确记录24 小时出入量及每小时尿量，观察出汗情况、皮肤弹性，若尿量少于 30 mL/h，应通知医生处理。神志清醒者，鼓励饮水。对口服不足及神志不清者，经静脉补充水分，一般每日补液 2 500～3 000 mL，根据患者的心功能状态调整滴速，避免诱发心力衰竭、急性肺水肿。在补充水分的同时应严密监测血清电解质，及时补充纠正，保持酸碱平衡。

(9) 基础护理：哮喘发作时，患者生活不能自理，护士要做好各项基础护理。尽量维护患者的舒适感。①保持病室空气新鲜流通，温度（18℃～22℃）、湿度（50％～60％）适宜，避免寒冷、潮湿、异味。注意保暖，避免受凉感冒。室内不摆放花草，整理床铺时防止尘埃飞扬。护理操作尽量集中进行，保障患者休息。②帮助患者取舒适的半卧位和坐位，适当用靠垫等维持，减轻患者体力。每日 3 次进行常规口腔、鼻腔清洁护理，有利于呼吸道通畅，预防感染并发症。口唇干燥时涂石蜡油。③保持床铺清洁、干燥、平整。对意识障碍加强皮肤护理，保持皮肤清洁、干燥，及时擦干汗液，更换衣服，每 2 小时翻身 1 次，避免局部皮肤长期受压。协助床上排泄，提供安全空间，尊重患者，及时清理污物并清洗会阴。

(10) 安全护理：为意识不清、烦躁的患者提供保护性措施，使用床档，防止坠床摔伤。哮喘发作时，患者常采取强迫坐位，给予舒适的支撑物，如移动餐桌、升降架等。哮喘缓解后，协助患者侧卧位休息。

(11) 饮食护理：给予高热量、高维生素、易消化的流质食物，病情好转后改半流质、普通饮食。避免产气、辛辣、刺激性食物及容易引起过敏的食物，如鱼、虾等。

(12) 心理护理：严重缺氧时患者异常痛苦，有窒息和濒死感，患者均存在不同程度的焦虑、烦躁或恐惧，后者诱发或加重哮喘，形成恶性循环。护士应主动与患者沟通，提供细致护理，给患者精神安慰及心理支持，说明良好的情绪能促进缓解哮喘，帮助患者控制情绪。

(13) 健康教育：为了有效控制哮喘发作、防止病情恶化，必需提高患者的自我护理能力，并且鼓励亲属参与教育计划，使其准确了解患者的需求，能提供更合适的帮助。患者经历自我处理成功的体验后会增加控制哮喘的信心，改善生活质量，提高治疗依从性。具体内容主要有：哮喘相关知识，包括支气管哮喘的诱因、前驱症状、发作时的简单处理、用药等；自我护理技能的培养，包括气雾剂的使用、正确使用峰流速仪监测、合理安排日常生活和定期复查等。

指导环境控制：识别致敏源和刺激物，如宠物、花粉、油漆、皮毛、灰尘、吸烟、刺激性气体等，尽量减少与之接触。居室或工作学习的场所要保持清洁，常通风。

呼吸训练指导：患者正确的腹式呼吸法、轻咳排痰法及缩唇式呼吸等，保证哮喘发作时能有效地呼吸。

病情监护指导：指导患者自我检测病情，每天用袖珍式峰流速仪监测最大呼出气流速，并进行评定和记录。急性发作前的征兆有：使用短效 β 受体激动剂次数增加、早晨呼气峰流速下降、夜间苏醒次数增加或不能入睡，夜间症状严重等。一旦有上述征象，及时复诊。嘱患者随身携带止喘气雾剂，一出现哮喘先兆时立即吸入，同时保持平静。通过指导患者及照护者掌握哮喘急性发作的先兆和处理常识，把握好急性加重前的治疗时间窗，一旦发生时能采取正确的方式进行自救和就医，避免病情恶化或争取抢救时间。

指导患者严格遵医嘱服药：指导患者应在医生指导下坚持长期、规则、按时服药，向患者及照护者讲明各种药物的不良反应及服用时注意事项，指导其加强病情观察。如疗效不佳或出现严重不良反应时立即与医生联系，不能随意更改药物种类、增减剂量或擅自停药。

指导患者适当锻炼，保持情绪稳定：在缓解期可做医疗体操、呼吸训练、太极拳等，戒烟，减少对气道的刺激。避免情绪激动、精神紧张和过度疲劳，保持愉快情绪。

指导个人卫生和营养：细菌和病毒感染是哮喘发作的常见诱因。哮喘患者应注意与流感者隔离，定期注射流感疫苗，预防呼吸道感染。保持良好的营养状态，增强抗感染的能力。胃肠道反流可诱发哮喘发作，睡前 3 小时禁饮食、抬高枕头可预防。

第八节　急性呼吸窘迫综合征

急性呼吸窘迫综合征（acute respiratory distress syndrome，ARDS）是指严重感染、创伤、休克等非心源性疾病过程中，肺毛细血管内皮细胞和肺泡上皮细胞损伤造成弥漫性肺间质及肺泡水肿，导致的急性低氧性呼吸功能不全或衰竭，属于急性肺损伤（acute lung injury，ALI）的严重阶段。以肺容积减少、肺顺应性降低、严重的通气/血流比例失调为病理生理特征。临床上表现为进行性低氧血症和呼吸窘迫，肺部影像学表现为非均一性的渗出性病变。本病起病急、进展快、死亡率高。

ALI 和 ARDS 是同一疾病过程中的两个不同阶段，ALI 代表早期和病情相对较轻的阶段，而 ARDS 代表后期病情较为严重的阶段。发生 ARDS 时患者必然经历过 ALI，但并非所有的ALI 都要发展为 ARDS。引起 ALI 和 ARDS 的原因和危险因素很多，根据肺部直接和间接损伤对危险因素进行分类，可分为肺内因素和肺外因素。肺内因素是指致病因素对肺的直接损伤，包括：①化学性因素，如吸入毒气、烟尘、胃内容物及氧中毒等。②物理性因素，如肺挫伤、放射性损伤等。③生物性因素，如重症肺炎。肺外因素是指致病因素通过神经体液因素间接引起肺损伤，包括严重休克、感染中毒症、严重非胸部创伤、大面积烧伤、大量输血、急性胰腺炎、药物或麻醉品中毒等。ALI 和 ARDS 的发生机制非常复杂，目前尚不完全清楚。多数学者认为，ALI 和 ARDS 是由多种炎性细胞、细胞因子和炎性介质共同参与引起的广泛肺毛细血管急性炎症性损伤过程。

一、临床特点

ARDS 的临床表现可以有很大差别，取决于潜在疾病和受累器官的数目和类型。

（一）症状体征

（1）发病迅速：ARDS 多发病迅速，通常在发病因素攻击（如严重创伤、休克、败血症、误吸）后12~48 小时发病，偶尔有长达 5 天者。

（2）呼吸窘迫：是 ARDS 最常见的症状，主要表现为气急和呼吸频率增快，呼吸频率大多在25～50 次/分钟。其严重程度与基础呼吸频率和肺损伤的严重程度有关。

（3）咳嗽、咳痰、烦躁和神志变化：ARDS 可有不同程度的咳嗽、咳痰，可咳出典型的血水样痰，可出现烦躁、神志恍惚。

（4）发绀：是未经治疗 ARDS 的常见体征。

（5）ARDS 患者也常出现呼吸类型的改变，主要为呼吸浅快或潮气量的变化。病变越严重，这一改变越明显，甚至伴有吸气时鼻翼煽动及三凹征。在早期自主呼吸能力强时，常表现为深快呼吸，当呼吸肌疲劳后，则表现为浅快呼吸。

（6）早期可无异常体征，或仅有少许湿啰音；后期多有水泡音，亦可出现管状呼吸音。

（二）影像学表现

1. X 线胸片

早期病变以间质性为主，胸部 X 线片常无明显异常或仅见血管纹理增多，边缘模糊，双肺散在分布的小斑片状阴影。随着病情进展，上述的斑片状阴影进一步扩展，融合成大片状，或两肺均匀一致增加的毛玻璃样改变，伴有支气管充气征，心脏边缘不清或消失，称为"白肺"。

2. 胸部 CT

与 X 线胸片相比，胸部 CT 尤其是高分辨 CT（HRCT）可更为清晰地显示出肺部病变分布、范围和形态，为早期诊断提供帮助。由于肺毛细血管膜通透性一致性增高，引起血管内液体渗出，两肺斑片状阴影呈现重力依赖性现象，还可出现变换体位后的重力依赖性变化。在 CT 上表现为病变分布不均匀：①非重力依赖区（仰卧时主要在前胸部）正常或接近正常。②前部和中间区域呈毛玻璃样阴影。③重力依赖区呈现实变影。这些提示肺实质的实变出现在受重力影响最明显的区域。无肺泡毛细血管膜损伤时，两肺斑片状阴影均匀分布，既不出现重力依赖现象，也无变换体位后的重力依赖性变化。这一特点有助于与感染性疾病鉴别。

（三）实验室检查

1. 动脉血气分析

PaO_2＜8.0 kPa（60 mmHg），有进行性下降趋势，在早期 $PaCO_2$ 多不升高，甚至可因过度通气而低于正常；早期多为单纯呼吸性碱中毒，随病情进展可合并代谢性酸中毒，晚期可出现呼吸性酸中毒。氧合指数较动脉氧分压更能反映吸氧时呼吸功能的障碍，而且与肺内分流量有良好的相关性，计算简便。氧合指数参照范围为 53.2～66.5 kPa（400～500 mmHg），在 ALI 时≤300mmHg，ARDS 时≤200mmHg。

2. 血流动力学监测

通过漂浮导管，可同时测定并计算肺动脉压（PAP）、肺动脉楔压（PAWP）等，不仅对诊断、鉴别诊断有价值，而且对机械通气治疗亦为重要的监测指标。肺动脉楔压一般＜1.6 kPa（12 mmHg），若＞2.4 kPa（18 mmHg），则支持左侧心力衰竭的诊断。

3. 肺功能检查

ARDS 发生后呼吸力学发生明显改变，包括肺顺应性降低和气道阻力增高，肺无效腔/潮气量是不断增加的，肺无效腔/潮气量增加是早期 ARDS 的一种特征。

二、诊断及鉴别诊断

1999 年，中华医学会呼吸病学分会制定的诊断标准如下。

（1）有 ALI 和（或）ARDS 的高危因素。

（2）急性起病、呼吸频数和（或）呼吸窘迫。

（3）低氧血症：ALI 时氧合指数≤300mmHg；ARDS 时氧合指数≤200mmHg。

（4）胸部 X 线检查显示两肺浸润阴影。

（5）肺动脉楔压≤2.4 kPa（18 mmHg）或临床上能除外心源性肺水肿。

符合以上 5 项条件者，可以诊断 ALI 或 ARDS。必须指出，ARDS 的诊断标准并不具有特异性，诊断时必须排除大片肺不张、自发性气胸、重症肺炎、急性肺栓塞和心源性肺水肿（表 4-4）。

三、急诊处理

ARDS 是呼吸系统的一个急症，必须在严密监护下进行合理治疗。治疗目标是：改善肺的氧合功能，纠正缺氧，维护脏器功能和防治并发症。治疗措施如下。

表 4-4　ARDS 与心源性肺水肿的鉴别

类别	ARDS	心源性肺水肿
特点	高渗透性	高静水压
病史	创伤、感染等	心脏疾病
双肺浸润阴影	＋	＋
重力依赖性分布现象	＋	＋
发热	＋	可能
白细胞增多	＋	可能
胸腔积液	－	＋
吸纯氧后分流	较高	可较高
肺动脉楔压	正常	高
肺泡液体蛋白	高	低

（一）氧疗

应采取一切有效措施尽快提高 PaO_2，纠正缺氧。可给高浓度吸氧，使 $PaO_2 \geqslant 8.0$ kPa（60 mmHg）或 $SaO_2 \geqslant 90\%$。轻症患者可使用面罩给氧，但多数患者需采用机械通气。

（二）去除病因

病因治疗在 ARDS 的防治中占有重要地位，主要是针对涉及的基础疾病。感染是 ALI 和 ARDS 常见原因也是首位高危因素，而 ALI 和 ARDS 又易并发感染。如果 ARDS 的基础疾病是脓毒症，除了清除感染灶外，还应选择敏感抗生素，同时收集痰液或血液标本分离培养病原菌和进行药敏试验，指导下一步抗生素的选择。一旦建立人工气道并进行机械通气，即应给予广谱抗生素，以预防呼吸道感染。

（三）机械通气

机械通气是最重要的支持手段。如果没有机械通气，许多 ARDS 患者会因呼吸衰竭在数小时至数天内死亡。机械通气的指征目前尚无统一标准，多数学者认为一旦诊断为 ARDS，就应进行机械通气。在 ALI 阶段可试用无创正压通气，使用无创机械通气治疗时应严密监测患者的生命体征及治疗反应。神志不清、休克、气道自洁能力障碍的 ALI 和 ARDS 患者不宜应用无创机械通气。如无创机械通气治疗无效或病情继续加重，应尽快建立人工气道，行有创机械通气。

为了防止肺泡萎陷，保持肺泡开放，改善氧合功能，避免机械通气所致的肺损伤，目前常采用肺保护性通气策略，主要措施包括以下两方面。

1. 呼气末正压

适当加用呼气末正压可使呼气末肺泡内压增大，肺泡保持开放状态，从而达到防止肺泡萎陷，减轻肺泡水肿，改善氧合功能和提高肺顺应性的目的。应用呼气末正压应首先保证有效循环血容量足够，以免因胸内正压增加而降低心排血量，而减少实际的组织氧运输；呼气末正压先从低水平 $0.29\sim0.49$ kPa（$3\sim5$ cmH$_2$O）开始，逐渐增加，直到 $PaO_2>8.0$ kPa（60 mmHg）、$SaO_2>90\%$ 时的呼气末正压水平，一般呼气末正压水平为 $0.49\sim1.76$ kPa（$5\sim18$ cmH$_2$O）。

2. 小潮气量通气和允许性高碳酸血症

ARDS 患者采用小潮气量（$6\sim8$ mL/kg）通气，使吸气平台压控制在 $2.94\sim34.3$ kPa（$30\sim35$ cmH$_2$O）以下，可有效防止因肺泡过度充气而引起的肺损伤。为保证小潮气量通气的进行，可允许一定程度的 CO_2 潴留［$PaCO_2$ 一般不宜高于 $10.7\sim13.3$ kPa（$80\sim100$ mmHg）］和呼吸性酸中毒（pH7.25～7.30）。

（四）控制液体入量

在维持血压稳定的前提下，适当限制液体入量，配合利尿药，使出入量保持轻度负平衡（每天 500 mL 左右），使肺脏处于相对"干燥"状态，有利于肺水肿的消除。液体管理的目标是在最低（$0.7\sim1.1$ kPa 或 $5\sim8$ mmHg）的肺动脉楔压下维持足够的心排血量及氧运输量。在早期可给予高渗晶体液，一般不推荐使用胶体液。存在低蛋白血症的 ARDS 患者，可通过补充清蛋白等胶体溶液和应用利尿药，有助于实现液体负平衡，并改善氧合。若限液后血压偏低，可使用多巴胺和多巴酚丁胺等血管活性药物。

（五）加强营养支持

营养支持的目的在于不但纠正现有的患者的营养不良，还应预防患者营养不良的恶化。营养支持可经胃肠道或胃肠外途径实施。如有可能应尽早经胃肠补充部分营养，不但可以减少补液量，而且可获得经胃肠营养的有益效果。

（六）加强护理、防治并发症

有条件时应在 ICU 中动态监测患者的呼吸、心律、血压、尿量及动脉血气分析等，及时纠正酸碱失衡和电解质紊乱。注意预防呼吸机相关性肺炎的发生，尽量缩短病程和机械通气时间，加强物理治疗，包括体位、翻身、拍背、排痰和气道湿化等。积极防治应激性溃疡和多器官功能障碍综合征。

（七）其他治疗

糖皮质激素、肺泡表面活性物质替代治疗、吸入一氧化氮在 ALI 和 ARDS 的治疗中可能有一定价值，但疗效尚不肯定。不推荐常规应用糖皮质激素预防和治疗 ARDS。糖皮质激素既不能预防 ARDS 的发生，对早期 ARDS 也没有治疗作用。ARDS 发病＞14 天应用糖皮质激素会明显增加病死率。感染性休克并发 ARDS 的患者，如合并肾上腺皮质功能不全，可考虑应用替代剂量的糖皮质激素。肺表面活性物质，有助于改善氧合，但是还不能将其作为 ARDS 的常规治疗手段。

四、急救护理

在救治 ARDS 过程中，精心护理是抢救成功的重要环节。护士应做到及早发现病情，迅速协助医生采取有力的抢救措施。密切观察患者生命体征，做好各项记录，准确完成各种治疗，备齐抢救器械和药品，防止机械通气和气管切开的并发症。

（一）护理目标

（1）及早发现 ARDS 的迹象，及早有效地协助抢救。维持生命体征稳定，挽救患者生命。

（2）做好人工气道的管理，维持患者最佳气体交换，改善低氧血症，减少机械通气并发症。

（3）采取俯卧位通气护理，缓解肺部压迫，改善心脏的灌注。

（4）积极预防感染等各种并发症，提高救治成功率。

（5）加强基础护理，增加患者舒适感。

（6）减轻患者心理不适，使其合作、平静。

（二）护理措施

（1）及早发现病情变化：ARDS 通常在疾病或严重损伤的最初 24～48 小时后发生。首先出现呼吸困难，通常呼吸浅快。吸气时可存在肋间隙和胸骨上窝凹陷。皮肤可出现发绀和斑纹，吸氧不能使之改善。

护士发现上述情况要高度警惕，及时报告医生，进行动脉血气和胸部 X 线等相关检查。一旦诊断考虑 ARDS，立即积极治疗。若没有机械通气的相应措施，应尽早转至有条件的医院。患者转运过程中应有专职医生和护士陪同，并准备必要的抢救设备，氧气必不可少。若有指征行机械通气治疗，可以先行气管插管后转运。

（2）迅速连接监测仪，密切监护心率、心律、血压等生命体征，尤其是呼吸的频率、节律、深度及血氧饱和度等。观察患者意识、发绀情况、末梢温度等。注意有无呕血、黑粪等消化道出血的表现。

（3）氧疗和机械通气的护理：治疗 ARDS 最紧迫问题在于纠正顽固性低氧，改善呼吸困难，为治疗基础疾病赢得时间。需要对患者实施氧疗甚至机械通气。

严密监测患者呼吸情况及缺氧症状。若单纯面罩吸氧不能维持满意的血氧饱和度，应予辅助通气。首先可尝试采用经面罩持续气道正压吸氧等无创通气，但大多需要机械通气吸入氧气。遵医嘱给予高浓度氧气吸入或使用呼气末正压呼吸（positive end expiratory pressure, PEEP）并根据动脉血气分析值的变化调节氧浓度。

使用 PEEP 时应严密观察，防止患者出现气压伤。PEEP 是在呼气终末时给予气道以一恒定正压使之不能回复到大气压的水平。可以增加肺泡内压和功能残气量改善氧合，防止呼气使肺泡萎陷，增加气体分布和交换，减少肺内分流，从而提高 PaO_2。由于 PEEP 使胸腔内压升高，静脉回流受阻，致心搏减少，血压下降，严重时可引起循环衰竭，另外正压过高，肺泡过度膨胀、破裂有导致气胸的危险。所以在监护过程中，注意 PEEP 观察有无心率增快、突然胸痛、呼吸困难加重等相关症状，发现异常立即调节 PEEP 压力并报告医生处理。

帮助患者采取有利于呼吸的体位，如端坐位或高枕卧位。

人工气道的管理有以下几方面：①妥善固定气管插管，观察气道是否通畅，定时对比听诊双肺呼吸音。经口插管者要固定好牙垫，防止阻塞气道。每班检查并记录导管刻度，观察有无脱出或误入一侧主支气管。套管固定松紧适宜，以能放入一指为准。②气囊充气适量。充气过少易产生漏气，充气过多可压迫气管黏膜导致气管食管瘘，可以采用最小漏气技术，用来减少并发症发生。方法：用 10 mL 注射器将气体缓慢注入，直至在喉及气管部位听不到漏气声，向外抽出气体 0.25～0.5 mL/次，至吸气压力到达峰值时出现少量漏气为止，再注入 0.25～0.5 mL 气体，此时气囊容积为最小封闭容积，气囊压力为最小封闭压力，记录注气量。观察呼吸机上气道峰压是否下降及患者能否发音说话，长期机械通气患者要观察气囊有无破损、漏气现象。③保持气道通畅。严格无菌操作，按需适时吸痰。过多反复抽吸会刺激黏膜，使分泌物增加。先吸气道再吸口、鼻腔，吸痰前给予充分气道湿化、翻身叩背、吸纯氧 3 分钟，吸痰管最大外径不超过气管导管内径的 1/2，迅速插吸痰管至气管插管，感到阻力后撤回吸痰管 1～2 cm，打开负压边后退边旋转吸痰管，吸痰时间不应超过 15 秒。吸痰后密切观察痰液的颜色、性状、量及患者心率、心律、血压和血氧饱和度的变化，一旦出现心律失常和呼吸窘迫，立即停止吸痰，给予吸氧。④用加温湿化器对吸入气体进行湿化，根据病情需要加入盐酸氨溴索、异丙阿托品等，每日 3 次雾化吸入。湿化满意标准为痰液稀薄、无泡沫、不附壁能顺利吸出。⑤呼吸机使用过程中注意电源插头要牢固，不要与其他仪器共用一个插座；机器外部要保持清洁，上端不可放置液体；开机使用期间定时倒掉管道及集水瓶内的积水，集水瓶安装要牢固；定时检查管道是否漏气、有无打折、压缩机工作是否正常。

（4）维持有效循环，维持出入液量轻度负平衡。循环支持治疗的目的是恢复和提供充分的全身灌注，保证组织的灌流和氧供，促进受损组织的恢复。在能保持酸碱平衡和肾功能前提下达到最低水平的血管内容量。①护士应迅速帮助完成该治疗目标。选择大血管，建立 2 个以上的静脉通道，正确补液，改善循环血容量不足。②严格记录出入量、每小时尿量。出入量管理的目标是在保证血容量、血压稳定前提下，24 小时出量大于入量约 500～1 000 mL，利于肺内水肿液的消退。充分补充血容量后，护士遵医嘱给予利尿剂，消除肺水肿。观察患者对治疗的反应。

（5）俯卧位通气护理：由仰卧位改变为俯卧位，可使 75% ARDS 患者的氧合改善。可能与血流重新分布，改善背侧肺泡的通气，使部分萎陷肺泡再膨胀达到"开放肺"的效果有关。随着通气/血流比例的改善进而改善了氧合。但存在血流动力学不稳定、颅内压增高、脊柱外伤、急性出血、骨科手术、近期腹部手术、妊娠等为禁忌实施俯卧位。①患者发病 24～36 小时后取俯卧位，翻身前给予纯氧吸入 3 分钟。预留足够的管路长度，注意防止气管插管过度牵拉致脱出。②为减少特殊体位给患者带来的不适，用软枕垫高头部 15°～30°，嘱患者双手放在枕上，并在髋、膝、踝部放软枕，每 1～2 小时更换 1 次软枕的位置，每 4 小时更换 1 次体位，同时考虑患者的耐受程度。③注意血压变化，因俯卧位时支撑物放置不当，可使腹压增加，下腔静脉回流受阻而引起低血压，必要时在翻身前提高吸氧浓度。④注意安全、防坠床。

（6）预防感染的护理：①注意严格无菌操作，每日更换气管插管切口敷料，保持局部清洁干燥，预防或消除继发感染。②加强口腔及皮肤护理，以防护理不当而加重呼吸道感染及发生褥疮。③密切观察体温变化，注意呼吸道分泌物的情况。

（7）心理护理，减轻恐惧，增加心理舒适度：①评估患者的焦虑程度，指导患者学会自我调整心理状态，调控不良情绪。主动向患者介绍环境，解释治疗原则，解释机械通气、监测及呼吸机的报警系统，尽量消除患者的紧张感。②耐心向患者解释病情，对患者提出的问题要给予明确、有效和积极的信息，消除心理紧张和顾虑。③护理患者时保持冷静和耐心，表现出自信和镇静。④如果患者由于呼吸困难或人工通气不能讲话，可提供纸笔或以手势与患者交流。⑤加强巡视，了解患者的需要，帮助患者解决问题。⑥帮助并指导患者及家属应用松弛疗法、按摩等。

（8）营养护理：ARDS 患者处于高代谢状态，应及时补充热量和高蛋白、高脂肪营养物质。能量的摄取既应满足代谢的需要，又应避免糖类的摄取过多，蛋白摄取量一般为每天1.2~1.5 g/kg。

尽早采用肠内营养，协助患者取半卧位，充盈气囊，证实胃管在胃内后，用加温器和输液泵匀速泵入营养液。若有肠鸣音消失或胃潴留，暂停鼻饲，给予胃肠减压。一般留置5~7天后拔除，更换到对侧鼻孔，以减少鼻窦炎的发生。

（三）健康指导

在疾病的不同阶段，根据患者的文化程度做好有关知识的宣传和教育，让患者了解病情的变化过程。

（1）提供舒适安静的环境以利于患者休息，指导患者正确卧位休息，讲解由仰卧位改变为俯卧位的意义，尽可能减少特殊体位给患者带来的不适。

（2）向患者解释咳嗽、咳痰的重要性，指导患者掌握有效咳痰的方法，鼓励并协助患者咳嗽，排痰。

（3）指导患者自己观察病情变化，如有不适及时通知医护人员。

（4）嘱患者严格按医嘱用药，按时服药，不要随意增减药物剂量及种类。服药过程中，需密切观察患者用药后反应，以指导用药剂量。

（5）出院指导指导患者出院后仍以休息为主，活动量要循序渐进，注意劳逸结合。此外，患者病后生活方式的改变需要家人的积极配合和支持，应指导患者家属给患者创造一个良好的身心休养环境。出院后1个月内来院复查1~2次，出现情况随时来院复查。

第九节 支气管扩张症

支气管扩张（bronchiectasis）是指直径大于 2 mm 的支气管由于管壁的肌肉和弹性组织破坏引起的慢性异常扩张。临床特点为慢性咳嗽、咳大量脓性痰和（或）反复咯血。患者常有童年麻疹、百日咳或支气管肺炎等病史。随着人民生活条件的改善，麻疹、百日咳疫苗的预防接种，以及抗生素的应用，本病发病率已明显降低。

一、病因及发病机制

（一）支气管—肺组织感染和支气管阻塞

是支气管扩张的主要病因。感染和阻塞症状相互影响，促使支气管扩张的发生和发展。其中婴幼儿期支气管—肺组织感染是最常见的病因，如婴幼儿麻疹、百日咳、支气管肺炎等。

由于儿童支气管较细，易阻塞，且管壁薄弱，反复感染破坏支气管壁各层结构，尤其是平滑肌和弹性纤维的破坏削弱了对管壁的支撑作用。支气管炎使支气管黏膜充血、水肿、分泌物阻塞管腔，导致引流不畅而加重感染。支气管内膜结核、肿瘤、异物引起管腔狭窄、阻塞，也是导致支气管扩张的原因之一。由于左下叶支气管细长，且受心脏血管压迫引流不畅，容易发生感染，故支气管扩张左下叶比右下叶多见。肺结核引起的支气管扩张多发生在上叶。

（二）支气管先天性发育缺陷和遗传因素

此类支气管扩张较少见，如巨大气管－支气管症、Kartagener 综合征（支气管扩张、鼻窦炎和内脏转位）、肺囊性纤维化、先天性丙种球蛋白缺乏症等。

（三）全身性疾病

目前已发现类风湿关节炎、Crohn 病、溃疡性结肠炎、系统性红斑狼疮、支气管哮喘等疾病可同时伴有支气管扩张；有些不明原因的支气管扩张患者，其体液免疫和（或）细胞免疫功能有不同程度的异常，提示支气管扩张可能与机体免疫功能失调有关。

二、临床表现

（一）症状

1. 慢性咳嗽、大量脓痰

痰量与体位变化有关。晨起或夜间卧床改变体位时，咳嗽加剧、痰量增多。痰量多少可估计病情严重程度。感染急性发作时，痰量明显增多，每日可达数百毫升，外观呈黄绿色脓性痰，痰液静置后出现分层的特征：上层为泡沫；中层为脓性黏液；下层为坏死组织沉淀物。合并厌氧菌感染时痰有臭味。

2. 反复咯血

$50\%\sim70\%$ 的患者有程度不等的反复咯血，咯血量与病情严重程度和病变范围不完全一致。大量咯血最主要的危险是窒息，应紧急处理。部分发生于上叶的支气管扩张，引流较好，痰量不多或无痰，以反复咯血为唯一症状，称为"干性支气管扩张"。

3. 反复肺部感染

其特点是同一肺段反复发生肺炎并迁延不愈。

4. 慢性感染中毒症状

反复感染者可出现发热、乏力、食欲减退、消瘦、贫血等，儿童可影响发育。

（二）体征

早期或干性支气管扩张多无明显体征，病变重或继发感染时在下胸部、背部常可闻及局限性、固定性湿啰音，有时可闻及哮鸣音；部分慢性患者伴有杵状指（趾）。

三、辅助检查

（一）胸部 X 线检查

早期无异常或仅见患侧肺纹理增多、增粗现象。典型表现是轨道征和卷发样阴影，感染时阴影内出现液平面。

（二）胸部 CT 检查

管壁增厚的柱状扩张或成串成簇的囊状改变。

（三）纤维支气管镜检查

有助于发现患者出血的部位，鉴别腔内异物、肿瘤或其他支气管阻塞原因。

四、诊断要点

根据患者有慢性咳嗽、大量脓痰、反复咯血的典型临床特征，以及肺部闻及固定而局限性的湿啰音，结合儿童时期有诱发支气管扩张的呼吸道病史，一般可作出初步临床诊断。胸部影像学检查和纤维支气管镜检查可进一步明确诊断。

五、治疗要点

治疗原则是保持呼吸道引流通畅，控制感染，处理咯血，必要时手术治疗。

（一）保持呼吸道通畅

1. 药物治疗

祛痰药及支气管舒张药具有稀释痰液、促进排痰作用。

2. 体位引流

对痰多且黏稠者作用尤其重要。

3. 经纤维支气管镜吸痰

若体位引流排痰效果不理想，可经纤维支气管镜吸痰及生理盐水冲洗痰液，也可局部注入抗生素。

（二）控制感染

控制感染是支气管扩张急性感染期的主要治疗措施。应根据症状、体征、痰液性状，必要时参考细菌培养及药物敏感试验结果选用抗菌药物。

（三）手术治疗

对反复呼吸道急性感染或大咯血，病变局限在一叶或一侧肺组织，经药物治疗无效，全身状况良好的患者，可考虑手术切除病变肺段或肺叶。

六、常用护理诊断

（一）清理呼吸道无效

咳嗽、大量脓痰、肺部湿啰音与痰液黏稠和无效咳嗽有关。

（二）有窒息的危险

与痰多、痰液黏稠或大咯血造成气道阻塞有关。

（三）营养失调

乏力、消瘦、贫血、发育迟缓与反复感染导致机体消耗增加以及患者食欲不振、营养物质摄入不足有关。

（四）恐惧

精神紧张、面色苍白、出冷汗与突然或反复大咯血有关。

七、护理措施

（一）一般护理

1. 休息与环境

急性感染或咯血时应卧床休息，大咯血患者需绝对卧床，取患侧卧位。病室内保持空气流通，维持适宜的温、湿度，注意保暖。

2. 饮食护理

提供高热量、高蛋白、高维生素饮食，发热患者给予高热量流质或半流质饮食，避免冰冷、油腻、辛辣食物诱发咳嗽。鼓励患者多饮水，每天 1 500 mL 以上，以稀释痰液。指导患者在咳痰后及进食前后用清水或漱口液漱口，保持口腔清洁，促进食欲。

（二）病情观察

观察痰液量、颜色、性质、气味和与体位的关系，记录 24 小时痰液排出量；定期测量生命体征，记录咯血量，观察咯血的颜色、性质及量；病情严重者需观察有无窒息前症状，发现窒息先兆，立即向医生汇报并配合处理。

（三）对症护理

1. 促进排痰

（1）指导有效咳嗽和正确的排痰方法。

（2）采取体位引流者需依据病变部位选择引流体位，使病肺居上，引流支气管开口向下，利于痰液流出。一般于饭前 1 小时进行。引流时可配合胸部叩击，提高引流效果。

（3）必要时遵医嘱选用祛痰剂或 β_2 受体激动剂喷雾吸入，扩张支气管、促进排痰。

2. 预防窒息

（1）痰液排除困难者，鼓励多饮水或雾化吸入，协助患者翻身、拍背或体位引流，以促进痰液排除，减少窒息发生的危险。

（2）密切观察患者的表情、神志、生命体征，观察并记录痰液的颜色、量与性质，及时发现和判断患者有无发生窒息的可能。如患者突然出现烦躁不安、神志不清、面色苍白或发绀、出冷汗、呼吸急促、咽喉部明显的痰鸣音，应警惕窒息的发生，并及时通知医生。

（3）对意识障碍、年老体弱、咳嗽咳痰无力、咽喉部明显的痰鸣音、神志不清者、突然大量呕吐物涌出等高危患者，立即做好抢救准备，如迅速备好吸引器、气管插管或气管切开等用物，积极配合抢救工作。

（四）心理护理

病程较长，咳嗽、咳痰、咯血反复发作或逐渐加重时，患者易产生焦虑、沮丧情绪。护士应多与其交谈，讲明支气管扩张反复发作的原因及治疗进展，帮助患者树立战胜疾病的信心，缓解焦虑不安情绪。咯血时医护人员应陪伴、安慰患者，帮助情绪稳定，避免因情绪波动加重出血。

（五）健康教育

1. 疾病知识指导

帮助患者及家属了解疾病发生、发展与治疗、护理过程。与其共同制定长期防治计划。宣传防治百日咳、麻疹、支气管肺炎、肺结核等呼吸道感染的重要性；及时治疗上呼吸道慢性病灶；避免受凉，预防感冒；戒烟、减少刺激性气体吸入，防止病情恶化。

2. 生活指导

讲明加强营养对机体康复的作用，使患者能主动摄取必需的营养素，以增强机体抗病能力。鼓励患者参加体育锻炼，建立良好的生活习惯，劳逸结合，以维护心、肺功能状态。

3. 用药指导

向患者介绍常用药物的用法和注意事项，观察疗效及不良反应。指导患者及家属学习和掌握有效咳嗽、胸部叩击、雾化吸入和体位引流的方法，以利于长期坚持，控制病情的发展；了解抗生素的作用、用法和不良反应。

4. 自我监测指导

定期复查。嘱患者按医嘱服药,教患者学会观察药物的不良反应。教会患者识别病情变化的征象,观察痰液量、颜色、性质、气味和与体位的关系,并记录 24 小时痰液排出量。如有咯血,窒息先兆,立即前往医院就诊。

第十节　急性肺血栓栓塞症

肺栓塞是以各种栓子阻塞肺动脉系统为其发病原因的一组疾病或临床综合征的总称,包括肺血栓栓塞症、脂肪栓塞综合征、羊水栓塞、空气栓塞等。其中,肺血栓栓塞症占肺栓塞中的绝大多数,该病在我国绝非少见病,且发病率有逐年增高的趋势,死亡率高,但临床上易漏诊或误诊,如果早期诊断和治疗得当,生存的希望甚至康复的可能性是很大的。

肺血栓栓塞症为来自静脉系统或右心的血栓阻塞肺动脉或其分支所致疾病,以肺循环和呼吸功能障碍为其主要临床和病理生理特征。引起肺血栓栓塞症的血栓主要来源于深静脉血栓形成。

急性肺血栓栓塞症造成肺动脉较广泛阻塞时,可引起肺动脉高压,至一定程度导致右心失代偿、右心扩大,出现急性肺源性心脏病。

一、病理与病理生理

引起肺血栓栓塞症的血栓可以来源于下腔静脉径路、上腔静脉径路或右心腔,其中,大部分来源于下肢深静脉,特别是从腘静脉上端到髂静脉段的下肢近端深静脉。肺血栓栓塞症栓子的大小有很大的差异,可单发或多发,一般多部位或双侧性的血栓栓塞更为常见。

1. 对循环的影响

栓子阻塞肺动脉及其分支达一定程度后,通过机械阻塞作用,加之神经体液因素和低氧所引起的肺动脉收缩,使肺循环阻力增加,肺动脉高压,继而引起右室扩大与右侧心力衰竭。右心扩大致室间隔左移,使左室功能受损,导致心排血量下降,进而可引起体循环低血压或休克;主动脉内低血压和右心房压升高,使冠状动脉灌注压下降,心肌血流减少,特别是右心室内膜下心肌处于低灌注状态。

2. 对呼吸的影响

肺动脉栓塞后不仅引起血流动力学的改变,同时还可因栓塞部位肺血流减少,肺泡无效腔量增大;肺内血流重新分布,通气/血流比例失调;神经体液因素引起支气管痉挛;肺泡表面活性物质分泌减少,肺泡萎陷,呼吸面积减小,肺顺应性下降等因素导致呼吸功能不全,出现低氧血症和低碳酸血症。

二、危险因素

肺血栓栓塞症的危险因素包括任何可以导致静脉血液淤滞、静脉系统内皮损伤和血液高凝状态的因素。原发性危险因素由遗传变异引起。继发性危险因素包括骨折、严重创伤、手术、恶性肿瘤、口服避孕药、充血性心力衰竭、心房颤动、因各种原因的制动或长期卧床、长途航空或乘车旅行和高龄等。上述危险因素可以单独存在，也可同时存在，协同作用。年龄可作为独立的危险因素，随着年龄的增长，肺血栓栓塞症的发病率逐渐增高。

三、临床特点

肺血栓栓塞症临床表现的严重程度差别很大，可以从无症状到血流动力学不稳定，甚至发生猝死，主要取决于栓子的大小、多少、所致的肺栓塞范围、发作的急缓程度，以及栓塞前的心肺状况。肺血栓栓塞症的临床症状也多种多样，不同患者常有不同的症状组合，但均缺乏特异性。

（一）症状

1. 呼吸困难及气促（80％～90％）

呼吸困难及气促是肺栓塞最常见的症状，呼吸频率＞20 次/分钟，伴或不伴有发绀。呼吸困难严重程度多与栓塞面积有关，栓塞面积较小，可基本无呼吸困难，或呼吸困难发作较短暂。栓塞面积大，呼吸困难较严重，且持续时间长。

2. 胸痛

其包括胸膜炎性胸痛（40％～70％）或心绞痛样胸痛（4％～12％），胸膜炎性胸痛多为钝痛，是由于栓塞部位附近的胸膜炎症所致，常与呼吸有关。心绞痛样胸痛为胸骨后疼痛，与肺动脉高压和冠状动脉供血不足有关。

3. 晕厥（11％～20％）

其主要表现为突然发作的一过性意识丧失，多合并有呼吸困难和气促表现。多由于巨大栓塞所致，晕厥与脑供血不足有关；巨大栓塞可导致休克，甚至猝死。

4. 烦躁不安、惊恐甚至濒死感（55％）

其主要由严重的呼吸困难和胸痛所致。当出现该症状时，往往提示栓塞面积较大，预后差。

5. 咯血（11％～30％）

其常为小量咯血，大咯血少见；咯血主要反映栓塞局部肺泡出血性渗出。

6. 咳嗽（20％～37％）

其多为干咳，有时可伴有少量白痰，合并肺部感染时可咳黄色脓痰。主要与炎症反应刺激呼吸道有关。

（二）体征

（1）呼吸急促（70％）：是常见的体征，呼吸频率＞20 次/分钟。

（2）心动过速（30％～40％）：心率＞100 次/分钟。

（3）血压变化：严重时出现低血压甚至休克。

（4）发绀（11％～16％）：并不常见。

（5）发热（43％）：多为低热，少数为中等程度发热。

（6）颈静脉充盈或搏动（12％）。

（7）肺部可闻及哮鸣音或细湿啰音。

（8）胸腔积液的相应体征（24％～30％）。

（9）肺动脉瓣区第二音亢进，$P_2 > A_2$，三尖瓣区收缩期杂音。

四、辅助检查

1. 动脉血气分析

其常表现为低氧血症，低碳酸血症，肺泡-动脉血氧分压差 $[P_{(A-a)}O_2]$ 增大。部分患者的结果可以正常。

2. 心电图

大多数患者表现有非特异性的心电图异常。较为多见的表现包括 V_1-V_4 的 T 波改变和 ST 段异常；部分患者可出现 $S_I Q_{III} T_{III}$ 征（即 I 导 S 波加深，III 导出现 Q/q 波及 T 波倒置）；其他心电图改变包括完全或不完全右束支传导阻滞、肺型 P 波、电轴右偏、顺钟向转位等。心电图的动态演变对于诊断具有更大意义。

3. 血浆 D-二聚体

D-二聚体是交联纤维蛋白在纤溶系统作用下产生的可溶性降解产物。对急性肺血栓栓塞有排除诊断价值。若其含量<500 $\mu g/L$，可基本除外急性肺血栓栓塞症。

4. 胸部 X 线片

胸部 X 线片多有异常表现，但缺乏特异性。可表现为：①区域性肺血管纹理变细、稀疏或消失，肺野透亮度增加。②肺野局部浸润性阴影，尖端指向肺门的楔形阴影，肺不张或膨胀不全。③右下肺动脉干增宽或伴截断征，肺动脉段膨隆以及右心室扩大征。④患侧横膈抬高。⑤少到中量胸腔积液征等。仅凭X线胸片不能确诊或排除肺栓塞，但在提供疑似肺栓塞线索和除外其他疾病方面具有重要作用。

5. 超声心动图

超声心动图是无创的能够在床旁进行的检查，为急性肺血栓栓塞症的诊断提供重要线索。不仅能够诊断和除外其他心血管疾患，而且对于严重的肺栓塞患者，可以发现肺动脉高压、右室高负荷和肺源性心脏病的征象，提示或高度怀疑肺栓塞。若在右心房或右心室发现血栓，同时患者临床表现符合肺栓塞，可以做出诊断。超声检查偶可因发现肺动脉近端的血栓而确定诊断。

6. 核素肺通气/灌注扫描（V/Q 显像）

其是肺血栓栓塞症重要的诊断方法。典型征象是呈肺段分布的肺灌注缺损，并与通气显像不匹配。但由于许多疾病可以同时影响患者的通气及血流状况，使通气灌注扫描在结果判定上较为复杂，需密切结合临床。通气/灌注显像的肺栓塞诊断分为高度可能、中度可能、低度可能及正常。如显示中度可能及低度可能，应进一步行其他检查以明确诊断。

7. 螺旋 CT 和电子束 CT 造影（CTPA）

由于电子束 CT 造影是无创的检查且方便，现指南中将其作为首选的肺栓塞诊断方法。该项检查能够发现段以上肺动脉内的栓子，是确诊肺栓塞的手段之一，但 CT 对亚段肺栓塞的诊断价值有限。直接征象为肺动脉内的低密度充盈缺损，部分或完全包在不透光的血流之间，或者呈完全充盈缺损，远端血管不显影；间接征象包括肺野楔形密度增高影，条带状的高密度区或盘状肺不张，中心肺动脉扩张及远端血管分支减少或消失等。CT 扫描还可以同时显示肺及肺外的其他胸部疾患。电子束 CT 扫描速度更快，可在很大程度上避免因心搏和呼吸的影响而产生伪影。

8. 肺动脉造影

肺动脉造影为诊断肺栓塞的金标准。是一种有创性检查，且费用昂贵。发生致命性或严重并发症的可能性分别为 0.1% 和 1.5%，应严格掌握其适应证。

9. 下肢深静脉血栓形成的检查

有超声技术、肢体阻抗容积图（IPG）、放射性核素静脉造影等。

五、诊断与鉴别诊断

（一）诊断

肺血栓栓塞症诊断分三个步骤，疑诊—确诊—求因。

1. 根据临床情况疑诊肺血栓栓塞症

（1）对存在危险因素，特别是并存多个危险因素的患者，要有强的诊断意识。

（2）结合临床症状、体征，特别是在高危患者出现不明原因的呼吸困难、胸痛、晕厥和休克，或伴有单侧或双侧不对称性下肢肿胀、疼痛。

（3）结合心电图、X线胸片、动脉血气分析、D-二聚体、超声心动图下肢深静脉超声。

2. 对疑诊肺栓塞患者安排进一步检查以明确肺栓塞诊断

（1）核素肺通气/灌注扫描。

（2）CT 肺动脉造影（CTPA）。

（3）肺动脉造影。

3. 寻找肺血栓栓塞症的成因和危险因素

只要疑诊肺血栓栓塞症，即要明确有无深静脉血栓形成，并安排相关检查尽可能发现其危险因素，并加以预防或采取有效的治疗措施。

（二）急性肺血栓栓塞症临床分型

1. 大面积肺栓塞

临床上以休克和低血压为主要表现，即体循环动脉收缩压 <12.0 kPa（90 mmHg）或较基础血压下降幅度 $\geqslant 5.3$ kPa（40 mmHg），持续 15 分钟以上。需除外新发生的心律失常、低血容量或感染中毒症等其他原因所致的血压下降。

2. 非大面积肺栓塞

不符合以上大面积肺血栓栓塞症的标准，即未出现休克和低血压的肺血栓栓塞症。非大面积肺栓塞中有一部分患者属于次大面积肺栓塞，即超声心动图显示右心室运动功能减退或临床上出现右心功能不全。

（三）鉴别诊断

肺血栓栓塞症应与急性心梗、ARDS、肺炎、胸膜炎、支气管哮喘、自发性气胸等鉴别。

六、急诊处理

急性肺血栓栓塞症病情危重的，须积极抢救。

（一）一般治疗

（1）应密切监测呼吸、心率、血压、心电图及血气分析的变化。

（2）要求绝对卧床休息，不要过度屈曲下肢，保持大便通畅，避免用力。

（3）对症处理：有焦虑、惊恐症状的可给予适当使用镇静药；胸痛严重者可给吗啡 5～10 mg 皮下注射，昏迷、休克、呼吸衰竭者禁用。对有发热或咳嗽的给予对症治疗。

（二）呼吸循环支持

对有低氧血症者，给予吸氧，严重者可使用经鼻（面）罩无创性机械通气或经气管插管行机械通气，应避免行气管切开，以免在抗凝或溶栓过程发生不易控制的大出血。

对出现右心功能不全，心排血量下降，但血压尚正常的患者，可予多巴酚丁胺和多巴胺治疗。合并休克者给予增大剂量，或使用其他血管加压药物，如间羟胺、肾上腺素等。可根据血压调节剂量，使血压维持在 12.0/8.0 kPa（90/60 mmHg）以上。对支气管痉挛明显者，应给予氨茶碱0.25 g静点，必要时加地塞米松，同时积极进行溶栓、抗凝治疗。

（三）溶栓治疗

可迅速溶解血栓，恢复肺组织再灌注，改善右心功能，降低死亡率。溶栓时间窗为 14 天，溶栓治疗指征：主要适用于大面积肺栓塞患者，对于次大面积肺栓塞，若无禁忌证也可以进行溶栓；对于血压和右心室运动功能均正常的患者，则不宜溶栓。

1. 溶栓治疗的禁忌证

（1）绝对禁忌证：有活动性内出血，近期自发性颅内出血。

（2）相对禁忌证：2 周内的大手术、分娩、器官活检或不能以压迫止血部位的血管穿刺；2 个月内的缺血性脑卒中；10 天内的胃肠道出血；15 天内的严重创伤；1 个月内的神经外科和眼科手术；难以控制的重度高血压；近期曾行心肺复苏；血小板计数低于100×10^9/L；妊娠；细菌性心内膜炎及出血性疾病；严重肝肾功能不全。

对于大面积肺血栓栓塞症，因其对生命的威胁性大，上述绝对禁忌证应视为相对禁忌证。

2. 常用溶栓方案

（1）尿激酶 2 小时法：尿激酶 20 000 U/kg 加入 0.9％氯化钠液 100 mL 持续静脉滴注 2 小时。

（2）尿激酶 12 小时法：尿激酶负荷量 4 400 U/kg，加入 0.9％氯化钠液 20 mL 静脉注射 10 分钟，随后以 2 200 U/（kg·h）加入 0.9％氯化钠液 250 mL 持续静脉滴注 12 小时。

（3）重组组织型纤溶酶原激活剂 50 mg 加入注射用水 50 mL 持续静脉滴注 2 小时。使用尿激酶溶栓期间不可同用肝素。溶栓治疗结束后，应每 2～4 小时测定部分活化凝血活酶时间，当其水平低于正常值的2 倍，即应开始规范的肝素治疗。

3. 溶栓治疗的主要并发症为出血

为预防出血的发生，或发生出血时得到及时处理，用药前要充分评估出血的危险性，必要时应配血，做好输血准备。溶栓前宜留置外周静脉套管针，以方便溶栓中能够取血化验。

（四）抗凝治疗

抗凝治疗可有效地防止血栓再形成和复发，是肺栓塞和深静脉血栓的基本治疗方法。常用的抗凝药物为普通肝素、低分子肝素、华法林。

1. 普通肝素

采取静脉滴注和皮下注射的方法。持续静脉泵入法：首剂负荷量 80 U/kg（或 5 000～10 000 U）静脉注射，然后以 18 U/（kg·h）持续静脉滴注。在开始治疗后的最初 24 小时内，每 4～6 小时测定 APTT，根据 APTT 调整肝素剂量，尽快使 APTT 达到并维持于正常值的 1.5～2.5 倍（表4-5）。

表 4-5　根据 APTT 监测结果调整静脉肝素用量的方法

APTT	初始剂量及调整剂量	下次 APTT 测定的间隔时间
测基础 APTT	初始剂量：80 U/kg 静脉注射，然后按 18 U/（kg·h）静脉滴注	4～6 小时
APTT<35 秒	予 80 U/kg 静脉注射，然后增加静脉滴注剂量 4 U/（kg·h）	6 小时
APTT35～45 秒	予 40 U/kg 静脉注射，然后增加静脉滴注剂量 2 U/（kg·h）	6 小时
APTT46～70 秒	无需调整剂量	6 小时
APTT71～90 秒	减少静脉滴注剂量 2 U/（kg·h）	6 小时
APTT>90 秒	停药 1 小时，然后减少剂量 3 U/（kg·h）后恢复静脉滴注	6 小时

2.低分子肝素

采用皮下注射。应根据体重给药，每日 1～2 次。对于大多数患者不需监测 APTT 和调整剂量。

3. 华法林

在肝素或低分子肝素开始应用后的第 24～48 小时加用口服抗凝剂华法林，初始剂量为 3.0～5.0 mg/d。由于华法林需要数天才能发挥全部作用，因此与肝素需至少重叠应用 4～5 天，当连续 2 天测定的国际标准化比率（INR）达到 2.5（2.0～3.0）时，或 PT 延长至 1.5～2.5 倍时，即可停止使用肝素或低分子肝素，单独口服华法林治疗，应根据 INR 或 PT 调节华法林的剂量。在达到治疗水平前，应每日测定 INR，其后 2 周每周监测 2～3 次，以后根据 INR 的稳定情况每周监测 1 次或更少。若行长期治疗，每 4 周测定 INR 并调整华法林剂量 1 次。

（五）深静脉血栓形成的治疗

70%～90%急性肺栓塞的栓子来源于深静脉血栓形成的血栓脱落，特别是下肢深静脉尤为常见。深静脉血栓形成的治疗原则是卧床、患肢抬高、溶栓（急性期）、抗凝、抗感染及使用抗血小板聚集药等。为防止血栓脱落肺栓塞再发，可于下腔静脉安装滤器，同时抗凝。

（六）手术治疗

肺动脉血栓摘除术适用于：

（1）大面积肺栓塞，肺动脉主干或主要分支次全阻塞，不合并固定性肺动脉高压（尽可能通过血管造影确诊）。

（2）有溶栓禁忌证者。

（3）经溶栓和其他积极的内科治疗无效者。

七、急救护理

（一）基础护理

为了防止栓子的脱落，患者绝对卧床休息 2 周。如果已经确认肺栓塞的位置应取健侧卧位。避免突然改变体位，禁止搬动患者。肺栓塞栓子 86%来自下肢深静脉，而下肢深静脉血栓者 51%发生肺栓塞。因此有下肢静脉血栓者应警惕肺栓塞的发生。抬高患肢，并高于肺平面 20～30 cm。密切观察患肢的皮肤有无青紫、肿胀、发冷、麻木等感觉障碍。一经发现及时通知医生处理，严禁挤压、热敷、针刺、按摩患肢，防止血栓脱落，造成再次肺栓塞。指导患者进食高蛋白、高维生素、粗纤维、易消化饮食，多饮水，保持大便通畅，避免便秘、咳嗽等，以免增加腹腔压力，影响下肢静脉血液回流。

(二) 维持有效呼吸

本组病例 89% 患者有低氧血症。给予高流量吸氧，5～10 L/min，均以文丘里面罩或储面罩给氧，既能消除高流量给氧对患者鼻腔的冲击所带来的不适，又能提供高浓度的氧，注意及时根据血氧饱和度指数或血气分析结果来调整氧流量。年老体弱或痰液黏稠难以咳出患者，每日给予生理盐水 2 mL 加盐酸氨溴索 15 mg 雾化吸入 2 次。使痰液稀释，易于咳出，必要时吸痰，注意观察痰液的量、色、气味、性质。呼吸平稳后指导患者深呼吸运动，使肺早日膨胀。

(三) 加强症状观察

肺栓塞临床表现多样化、无特异性，据报道典型的胸痛、咯血、呼吸困难三联征所占比例不到 1/3，而胸闷、呼吸困难、晕厥、咯血、胸痛等都可为肺栓塞首要症状。因此接诊的护士除了询问现病史外，还应了解患者的基础疾病。目前已知肺栓塞危险因素如静脉血栓、静脉炎、血液黏滞度增加、高凝状态、恶性肿瘤、术后长期静卧、长期使用皮质激素等。患者接受治疗后，我们注意观察患者发绀、胸闷、憋气、胸部疼痛等症状有无改善。有 21 例患者胸痛较剧，导致呼吸困难加重，血氧饱和度为 72%～84%，给予加大吸氧浓度，同时氨茶碱 0.25 g＋生理盐水 50 mL 微泵静脉推注 5 mL/h，盐酸哌替啶 50 mg 肌内注射。经以上处理，胸痛、呼吸困难缓解，病情趋于稳定。

(四) 监测生命体征

持续多参数监护仪监护，专人特别护理。每 15～30 分钟记录 1 次，严密观察心率、心律、血氧饱和度、血压、呼吸的变化，发现异常及时报告医生，平稳后测 P、R、BP，1 次/h。

(五) 溶栓及抗凝护理

肺栓塞一旦确诊，最有效的方法是用溶栓和抗凝疗法，使栓塞的血管再通，维持有效的怖循环血量，迅速降低右心前阻力。溶栓治疗最常见的并发症是出血，平均为 5%～7%，致死性出血约为 1%。因此要注意观察有无出血倾向，注意皮肤、黏膜、牙龈及穿刺部位有无出血，是否有咯血、呕血、便血等现象。严密观察患者意识、神志的变化，发现有头痛、呕吐症状，要及时报告医生处理。谨防脑出血的发生。溶栓期间要备好除颤器、利多卡因等各种抢救用品，防止溶栓后血管再通，部分未完全溶解的栓子随血流进入冠状动脉，发生再灌注心律失常。用药期间应监测凝血时间及凝血酶原时间。

(六) 注重心理护理

胸闷、胸痛、呼吸困难，易给患者带来紧张、恐惧的情绪，甚至造成濒死感。有文献报道，情绪过于激动也可诱发栓子脱落，因此我们要耐心指导患者保持情绪的稳定。尽量帮助患者适应环境，接受患者这个特殊的角色，同时向患者讲解治疗的目的、要求、方法，使其对诊疗情况心中有数，减少不必要的猜疑和忧虑。及时取得家属的理解和配合。指导加强心理支持，采取心理暗示和现身说教，帮助患者树立信心，使其积极配合治疗。

第十一节　慢性肺源性心脏病

慢性肺源性心脏病简称肺心病，是由于肺、胸廓或肺动脉的慢性病变所致的肺循环阻力增加、肺动脉高压，进而引起右心室肥厚、扩大、甚或右心力衰竭的心脏病。

一、常见病因

按原发病在支气管与肺组织、胸廓和肺血管的不同，可分为三大类：①支气管、肺疾病：以慢性支气管炎并发阻塞性肺气肿最常见，占 80%～90%，其次为哮喘、支气管扩张、重症肺结核、尘肺。其他如慢性弥漫性肺间质纤维化、结节病、农民肺（蘑菇孢子吸入）、恶性肿瘤等则较少见。②胸廓运动障碍性疾病：较少见，包括严重的脊柱后凸、侧凸、脊椎结核、类风湿性关节炎、胸膜广泛粘连及胸廓成形术后等造成的严重胸廓或脊柱畸形，及神经肌肉疾患如脊髓灰质炎等。③肺血管疾病：甚少见，如原发性肺动脉高压、反复多发性小动脉栓塞、结节性多动脉炎等。

二、临床表现

（一）临床特点

首先具有原发病灶慢性支气管炎、肺气肿或其他肺胸疾病的病史和临床表现，如长期或间断性咳嗽、咳痰、喘息、发热等症状。

（二）体征

剑突下出现收缩期搏动，肺动脉瓣区第二心音亢进，三尖瓣区心音较心尖部明显增强或出现收缩期杂音。

（三）X 线表现

除肺、胸基础疾病及急性肺部感染的特征外，尚可有肺动脉高压症，如右下肺动脉干扩张，其横径≥15 mm；其横径与气管横径之比值≥1.07；肺动脉段明显突出或其高度≥7 mm；右心室增大征，皆为诊断肺心病的主要依据。

（四）心电图表现

主要有右心室肥大和肺动脉高压表现：电轴右偏、额面半均电轴≥90°，重度顺钟向转位，$Rv_1 + Sv_5 ≥ 1.05$ mV 及肺型 P 波，均为诊断肺心病主要条件。也可从右束支传导阻滞及肢体导联低电压，作为诊断肺心病的参考条件。在 V_1、V_2 甚至 V_3，可出现酷似陈旧性前间壁心肌梗死的 QS 波，应注意鉴别。其他尚可有心律失常图形。

（五）超声表现

二维超声：①右室大，右室前壁明显肥厚，大于 5 mm，（正常右室前壁厚度小于或等于 4 mm），右室前壁搏动强。②右房大，右室流出道增宽。③主肺动脉增宽大于 20 mm，右肺动脉增宽大于 18 mm。④肺动脉瓣出现肺动脉高压征象。⑤室间隔右室面增厚大于 11 mm，与左室后壁呈同向运动。

通过测定右心室流出道内径（≥30 mm），右心室内径（≥20 mm），右心室前壁的厚度

（≥5 mm），左、右室内径的比值（＜2），右肺动脉内径（≥18 mm）或肺动脉干（≥20 mm）及右心房增大（≥25 mm）等指标，以诊断肺心病。

三、护理

（一）护理要点

解除气道阻塞，合理用氧、减轻呼吸困难；给以心理支持；维持体液及酸碱平衡；并发症的预防及护理；遵医嘱及时合理用药；注意观察病情变化。

（二）护理措施

1.解除气道阻塞，改善肺泡通气

及时清除痰液，神志清醒患者应鼓励咳嗽，痰稠不易咳出时，可有效湿化分泌物，危重体弱患者，定时更换体位，叩击背部使痰易于咳出。对神志不清者，可进行机械吸痰，需注意无菌操作，抽吸压力要适当，动作轻柔，每次抽吸时间不超过15 s，以免加重缺氧。

2.合理用氧、减轻呼吸困难

根据缺氧和二氧化碳潴留的程度不同，合理用氧，一般给予低流量、低浓度持续吸氧。如病情需要提高氧浓度，应辅以呼吸兴奋剂刺激通气或使用呼吸机改善通气。吸氧后如呼吸困难缓解、呼吸频率减慢、节律正常、血压上升，心率减慢，心律正常，发绀减轻、皮肤转暖、精神转清、尿量增加等，表示氧疗有效，若呼吸过缓意识障碍加深，需考虑二氧化碳潴留加重，必要时采取增加通气量措施。

3. 心理护理

肺心病是一种慢性病，患者常感力不从心，精神苦闷应关心体贴患者，多与患者沟通，给以心理安慰，增强抗病信心。生活上给予照顾、细心护理，解除因不能自理带来的多种不便，缓解病痛不适。

4. 维持体液及酸碱平衡

正确记录24 h出入液量及观察体重变化，及时采集血清标本测定电解质，并按医嘱完成输液计划，当呼吸性酸中毒合并代谢性酸中毒时，应观察患者有无乏力，头痛、气促、嗜睡、呼吸深快及意识不清等症状，如出现上述症状及时与医师联系，切忌随意用镇静剂，造成呼吸抑制。

5. 并发症的预防及护理

常见的并发症有上消化道出血、弥散性血管内凝血、心律失常、休克。

（1）上消化道出血：迅速控制出血。注意患者恶心呕吐症状、呕出物颜色、性状及粪便色、质、量，观察心率、血压，检查肠鸣音，给予患者精神安慰，避免紧张，作好饮食护理等。改善缺氧和二氧化碳潴留，使胃黏膜应激性溃疡得到愈合。

（2）弥散性血管内凝血：早期发现皮肤黏膜有无出血点，注射部位有无渗血、出血或上消化道出血倾向，及时控制感染，按医嘱早期应用抗凝治疗。

（3）心律失常：发现患者脉搏强弱不等，节律不规则时应同时进行心脏听诊并及时与医师联系。

（4）休克：观察患者体温、脉搏、呼吸、神志、血压、肢体温度、尿量，及早发现诱因，做好休克患者的相应护理。

（三）用药及注意事项

1. 控制感染

根据痰培养和药物敏感试验选择抗菌药物。院外感染以革兰阳性菌为主，院内感染以革兰阴性菌占多数。一般主张联合应用抗菌药物。

2. 保持呼吸道畅通，改善呼吸功能

3. 控制心力衰竭

可适当选用利尿、强心或血管扩张药物。

（1）利尿剂：以作用轻、剂量小、疗程短、间歇和交替用药为原则。根据病情选用氢氯噻嗪、氨苯蝶啶、呋塞米（速尿）等。用药后需密切观察精神神经症状，痰液黏稠度，有无腹胀，四肢无力，抽搐等，准确记录出液量与体重，及时补充电解质。

（2）强心剂：由于长期缺氧，患者对洋地黄类药物耐受性降低，故疗效差，易中毒，使用要慎重，以选用剂量小、作用快、排泄快药物为原则，一般为常用剂量的1/2或2/3。用药后须严密观察疗效和有无不良反应。

（3）血管扩张剂：可降低肺动脉高压，减轻心脏前、后负荷，降低心肌耗氧量，对部分顽固性心力衰竭有作用，但同时降低体循环血压，反射性引起心率增快，血氧分压降低、二氧化碳分压升高等不良反应，限制了其临床使用。

4. 控制心律失常

经抗感染、纠正缺氧等治疗后，心律失常一般可消失，如不消失可酌情对症使用抗心律失常药。

5. 呼吸兴奋剂

使用应在保证呼吸道通畅的前提下，可配合吸氧解痉、祛痰等措施，但不能长期和大剂量应用。严重呼吸衰竭时，因脑缺氧和脑水肿未纠正而出现频繁抽搐者，应慎用呼吸兴奋剂。用药过程中如出现呕吐或肢体抽搐提示药物过量应及时与医师联系。

（四）健康教育

（1）增强体质：病情缓解期应根据心肺功能情况与体力强弱适当进行体育锻炼，如散步、气功、太极拳、腹式呼吸运动等，以增强体质，改善心肺功能，也可进行缩唇呼吸，增加潮气量，提高肺泡氧分压；鼓励患者进行耐寒锻炼，增加机体抵抗力和免疫力，防止受凉感冒。

（2）消除呼吸道不良刺激：耐心劝告患者戒烟，说明烟可刺激呼吸道黏液组织，使腺体大量增生，导致气道阻塞。居室需适宜的温度、湿度，保持空气清新，定时开窗、通风，防止忽冷忽热的温差刺激。

（3）合理选择食谱，宜选用高热量、高蛋白、低盐，易消化食物，补充机体消耗，增加抗病能力。

（4）积极防治慢性呼吸道疾患，避免各种诱发因素：预防慢性支气管炎反复发作，感染时应及早选用抗生素，有效地控制呼吸道继发细菌感染，指导患者取适当卧位，注意口腔卫生，多饮水稀释痰液或指导患者家属帮助翻身拍背，保持呼吸道通畅。

（5）注意病情变化，定期门诊随访：患者如感呼吸困难加重，咳嗽加剧，咳痰不畅，尿量减少，水肿明显或亲属发现患者神志淡漠、嗜睡或兴奋躁动，口唇青紫加重，大便色泽及咳痰声音改变，均提示病情变化或加重，需及时就医诊治。

第十二节　肺　癌

一、概述

肺癌（lung cancer）大多数起源于支气管黏膜上皮，因此也称支气管肺癌，是肺部最常见的恶性肿瘤。肺癌的发生与环境的污染及吸烟密切相关，肺部慢性疾病、人体免疫功能低下、遗传因素等对肺癌的发生也有一定影响。根据肺癌的生物学行为及治疗特点，将肺癌分为小细胞肺癌、鳞癌、腺癌、大细胞癌。根据肿瘤的位置分为中心型肺癌及周边型肺癌。肺癌转移途径有直接蔓延、淋巴结转移、血行转移及种植性转移。

二、诊断

（一）症状

肺癌的临床症状根据病变的部位、肿瘤侵犯的范围、是否有转移及肺癌副癌综合征全身表现不同而异，最常见的症状是咳嗽、咯血、气短、胸痛和消瘦，其中以咳嗽和咯血最常见，咳嗽的特征往往为刺激性咳嗽、无痰；咯血以痰中夹血丝或混有粉红色的血性痰液为特征，少数患者咯血可出现整口的鲜血，肺癌在胸腔内扩散侵犯周围结构可引起声音嘶哑、Hornet 综合征、吞咽困难和肩部疼痛。当肺癌侵犯胸膜和心包时可能表现为胸腔积液和心包积液，肿瘤阻塞支气管可引起阻塞性肺炎而发热，上腔静脉综合征往往是肿瘤或转移的淋巴结压迫上腔静脉所致。小细胞肺癌常见的副癌综合征主要表现恶病质、高血钙和肺性骨关节病或非恶病质患者清/球蛋白倒置、高血糖和肌肉分解代谢增加等。

（二）体征

1. 一般情况

以消瘦和低热为常见。

2. 专科检查

如前所述，肺癌的体征根据其病变的部位、肿瘤侵犯的范围、是否有转移及副癌综合征全身表现不同而异。肿瘤阻塞支气管可致一侧或叶肺不张而使该侧肺呼吸音消失或减弱，肿瘤阻塞支气管可继发肺炎出现发热和肺部啰音，肿瘤侵犯胸膜或心包造成胸腔或心包积液出现相应的体征，肿瘤淋巴转移可出现锁骨上、腋下淋巴结增大。

（三）检查

1. 实验室检查

痰涂片检查找癌细胞是肺癌诊断最简单、最经济、最安全的检查，由于肺癌细胞的检出阳性率较低，因此往往需要反复多次的检查，并且标本最好是清晨首次痰液立即检查。肺癌的其他实验室检查往往是非特异性的。

2. 特殊检查

（1）X 线摄片：可见肺内球形灶，有分叶征、边缘毛刺状，密度不均匀，部分患者见胸膜凹陷征（兔耳征），厚壁偏心空洞，肺内感染、肺不张等。

（2）CT 检查：已成为常规诊断手段，特别是对位于肺尖部、心后区、脊柱旁、纵隔后等隐蔽部位的肿瘤的发现有益。

（3）MRI 检查：在于分辨纵隔及肺门血管，显示隐蔽部的淋巴结，但不作为首选。

（4）痰细胞学：痰细胞学检查阳性率可达 80%，一般早晨血性痰涂片阳性率高，至少需连查 3 次以上。

（5）支气管镜检查：可直接观察气管、主支气管、各叶、段管壁及开口处病变，可活检或刷检取分泌物进行病理学诊断，对手术范围及术式的确定有帮助。

（6）其他：①经皮肺穿刺活检适用于周围型肺内占位性病变的诊断，可引起血胸、气胸等并发症；②对于有胸腔积液者，可经胸穿刺抽液离心检查，寻找癌细胞；③PET 对于肺癌鉴别诊断及有无远处转移的判断准确率可达 90%，但目前价格昂贵。④其他诊断方法如放射性核素扫描、淋巴结活检、胸腔镜下活检术等，可根据病情及条件酌情采用。

（四）诊断要点

（1）有咳嗽、咯血、低热和消瘦的病史和长期吸烟史；晚期患者可出现声音嘶哑、胸水及锁骨淋巴结肿大。

（2）影像学检查有肺部肿块并具有恶性肿瘤的影像学特征。

（3）病理学检查发现癌细胞。

（五）鉴别诊断

1. 肺结核

（1）肺结核球：易与周围型肺癌混淆。肺结核球多见于青年，一般病程较长，发展缓慢。病变常位于上叶尖后段或下叶背段。在 X 线片上肿块影密度不均匀，可见到稀疏透光区和钙化点，肺内常另有散在性结核病灶。

（2）粟粒型肺结核：易与弥漫型细支气管肺泡癌混淆。粟粒型肺结核常见于青年，全身毒性症状明显，抗结核药物治疗可改善症状，病灶逐渐吸收。

（3）肺门淋巴结结核：在 X 线片上肺门肿块影可能误诊为中心型肺癌。肺门淋巴结结核多见于青少年，常有结核感染症状，很少有咯血。

2. 肺部炎症

（1）支气管肺炎：早期肺癌产生的阻塞性肺炎，易被误诊为支气管肺炎。支气管肺炎发病较急，感染症状比较明显。X 线片上表现为边界模糊的片状或斑点状阴影，密度不均匀，且不局限于一个肺段或肺叶。经抗菌药物治疗后，症状迅速消失。肺部病变吸收也较快。

（2）肺脓肿：肺癌中央部分坏死液化形成癌性空洞时，X 线片上表现易与肺脓肿混淆。肺脓肿在急性期有明显感染症状，痰量多，呈脓性，X 线片上空洞壁较薄，内壁光滑，常有液平面，脓肿周围的肺组织或胸膜常有炎性变。支气管造影空洞多可充盈，并常伴有支气管扩张。

3. 肺部其他肿瘤

（1）肺部良性肿瘤：如错构瘤、纤维瘤、软骨瘤等有时需与周围型肺癌鉴别。一般良性肿瘤病程较长，生长缓慢，临床上大多没有症状。X 线片上呈现接近圆形的块影，密度均匀，可以有钙化点，轮廓整齐，多无分叶状。

（2）支气管腺瘤：是一种低度恶性肿瘤。发病年龄比肺癌轻，女性发病率较高。临床表现与肺癌相似，常反复咯血。X 线片表现有时也与肺癌相似。经支气管镜检查，诊断未能明确者宜尽早做剖胸探查术。

4. 纵隔淋巴肉瘤

纵隔淋巴肉瘤可与中心型肺癌混淆。纵隔淋巴肉瘤生长迅速，临床上常有发热和其他部位浅表淋巴结肿大。在 X 线片上表现为两侧气管旁和肺门淋巴结肿大。对放射疗法高度敏感，小剂量照射后即可见到肿块影缩小。纵隔镜检查亦有助于明确诊断。

三、治疗

治疗肺癌的方法主要有外科手术治疗、放射治疗、化学药物治疗、中医中药治疗以及免疫治疗等。尽管 80％的肺癌患者在明确诊断时已失去手术机会，但手术治疗仍然是肺癌最重要和最有效的治疗手段。然而，目前所有的各种治疗肺癌的方法效果均不能令人满意，必须适当地联合应用，进行综合治疗以提高肺癌的治疗效果。具体的治疗方案应根据肺癌的分级和 TNM 分期、病理细胞学类型、患者的心肺功能和全身情况以及其他有关因素等，进行认真详细地综合分析后再做决定。

（一）手术治疗

手术治疗的目的是彻底切除肺部原发癌肿病灶和局部及纵隔淋巴结，并尽可能保留健康的肺组织。

肺切除术的范围决定于病变的部位和大小。对周围型肺癌，一般施行肺叶切除术；对中心型肺癌，一般施行肺叶或一侧全肺切除术。有的病例，癌变位于一个肺叶内，但已侵及局部主支气管或中间支气管，为了保留正常的邻近肺叶，避免行一侧全肺切除术，可以切除病变的肺叶及一段受累的支气管，再吻合支气管上下切端，临床上称为支气管袖状肺叶切除术。如果相伴的肺动脉局部受侵，也可同时做部分切除，端端吻合，此手术称为支气管袖状肺动脉袖状肺叶切除术。

手术治疗效果：非小细胞肺癌、T_1 或 $T_2N_0M_0$ 病例经手术治疗后，约有半数的患者能获得长期生存，有的报道其 5 年生存率可达 70％以上。Ⅱ期及Ⅲ期病例生存率则较低。据统计，我国目前肺癌手术的切除率为 85％～97％，术后 30 日死亡率在 2％以下，总的 5 年生存率为 30％～40％。

手术禁忌证：①远处转移，如脑、骨、肝等器官转移（即 M_1 患者）；②心、肺、肝、肾功能不全，全身情况差的患者；③广泛肺门、纵隔淋巴结转移，无法清除者；④严重侵犯周围器官及组织，估计切除困难者；⑤胸外淋巴结转移，如锁骨上（N_3）等，肺切除术应慎重考虑。

（二）放射治疗

放射治疗是局部消灭肺癌病灶的一种手段。临床上使用的主要放疗设备有^{60}Co治疗机和加速器等。

在各种类型的肺癌中，小细胞癌对放射疗法敏感性较高，鳞癌次之，腺癌和细支气管肺泡癌最低。通常是将放射疗法、手术与药物疗法综合应用，以提高治愈率。临床上常采用的是手术后放射疗法。对癌肿或肺门转移病灶未能彻底切除的患者，于手术中在残留癌灶区放置小的金属环或金属夹做标记，便于术后放疗时准确定位。一般在术后 1 个月左右患者健康状况改善后开始放射疗法，剂量为 40～60 Gy，疗程约 6 周。为了提高肺癌病灶的切除率，有的病例可手术前进行放射治疗。

晚期肺癌病例，并有阻塞性肺炎、肺不张、上腔静脉阻塞综合征或骨转移引起剧烈疼痛者以及癌肿复发的患者，也可进行姑息性放射疗法，以减轻症状。

放射疗法可引起倦乏、胃纳减退、低热、骨髓造血功能抑制、放射性肺炎、肺纤维化和癌肿坏死液化空洞形成等放射反应和并发症，应给予相应处理。

下列情况一般不宜施行放射治疗：①健康状况不佳，呈现恶病质者；②高度肺气肿放射治疗后将引起呼吸功能代偿不全者；③全身或胸膜、肺广泛转移者；④癌变范围广泛，放射治疗后将引起广泛肺纤维化和呼吸功能代偿不全者；⑤癌性空洞或巨大肿瘤，后者放射治疗将促进空洞形成。

对于肺癌脑转移患者，若颅内病灶较局限，可采用γ刀放射治疗，有一定的缓解率。

（三）化学治疗

有些分化程度低的肺癌，特别是小细胞癌，疗效较好。化学疗法作用遍及全身，临床上可以单独应用于晚期肺癌病例，以缓解症状，或与手术、放射等疗法综合应用，以防止癌肿转移复发，提高治愈率。

常用于治疗肺癌的化学药物有：环磷酰胺、氟尿嘧啶、丝裂霉素、阿霉素、表阿霉素、丙卡巴肼（甲基苄肼）、长春碱、甲氨蝶呤、洛莫司汀（环己亚硝脲）、顺铂、卡铂、紫杉醇等。应根据肺癌的类型和患者的全身情况合理选用药物，并根据单纯化疗还是辅助化疗选择给药方法、决定疗程的长短以及哪几种药物联合应用、间歇给药等，以提高化疗的疗效。

需要注意的是，目前化学药物对肺癌疗效仍然较低，症状缓解期较短，不良反应较多。临床应用时，要掌握药物的性能和剂量，并密切观察不良反应。出现骨髓造血功能抑制、严重胃肠道反应等情况时要及时调整药物剂量或暂缓给药。

（四）中医中药治疗

按患者临床症状、脉象、舌苔等表现，应用辨证论治法则治疗肺癌，一部分患者的症状得到改善，生存期延长。

（五）免疫治疗

近年来，通过实验研究和临床观察，发现人体的免疫功能状态与癌肿的生长发展有一定关系，从而促使免疫治疗的应用。免疫治疗的具体措施有以下几种。

1. 特异性免疫疗法

用经过处理的自体肿瘤细胞或加用佐剂后，皮下接种进行治疗。此外尚可应用各种白介素、肿瘤坏死因子、肿瘤核糖核酸等生物制品。

2. 非特异性免疫疗法

用卡介苗、短小棒状杆菌、转移因子、干扰素、胸腺肽等生物制品，或左旋咪唑等药物以激发和增强人体免疫功能。

当前肺癌的治疗效果仍不能令人满意。由于治疗对象多属晚期，其远期生存率低，预后较差。因此，必须研究和开展以下几方面的工作，以提高肺癌治疗的总体效果：①积极宣传，普及肺癌知识，提高肺癌诊断的警惕性，研究和探索早期诊断方法，提高早期发现率和诊断率；②进一步研究和开发新的有效药物，改进综合治疗方法；③改进手术技术，进一步提高根治性切除的程度和同时最大范围地保存正常肺组织的技术；④研究和开发分子生物学技术，探索肺癌的基因治疗技术，使之能有效地为临床服务。

四、护理措施

(一) 做好心理支持，克服恐惧绝望心理

当患者得知自己患肺癌时，会面临巨大的身心应激，而心理应对结果会对疾病产生明显的积极或消极影响，护士通过多种途径给患者及家属提供心理与社会支持。根据患者的性别、年龄、职业、文化程度、性格等，多与其交谈，耐心倾听患者诉说，尽量解答患者提出的问题和提供有益的信息，帮助患者正确估计所面临的情况，让其了解肺癌的有关知识及将接受的治疗、患者和家属应如何配合、在治疗过程中的注意事项，请治愈患者现身说法，增强对治疗的信心，积极应对癌症的挑战，与疾病作斗争。

(二) 保持呼吸道通畅，做好咳嗽、咳痰的护理

分析患者病情，判断引起呼吸困难的原因，根据不同病因，采取不同的护理措施。

(1) 如肿瘤转移至胸膜，可产生大量胸腔积液，导致气体交换面积减少，引起呼吸困难，要配合医生及时行胸腔穿刺置管引流术。

(2) 若患者肺部感染痰液过多、纤毛功能受损、机体活动减少，或放疗、化疗导致肺纤维化，痰液黏稠，无力咳出而出现呼吸困难，应密切观察咳嗽、咳痰情况，详细记录痰液的色、量、质，正确收集痰标本，及时送检，为诊断和治疗提供可靠的依据，并采取以下护理措施。①提供整洁、舒适的环境，减少不良刺激，病室内维持适宜的温度（18 ℃～20 ℃）和湿度（50％～60％），以充分发挥呼吸道的自然防御功能；避免尘埃与烟雾等刺激，对吸烟的患者与其共同制定有效的戒烟计划；注意患者的饮食习惯，保持口腔清洁，避免油腻、辛辣等刺激性食物，一般每天饮水 1 500 mL 以上，可保证呼吸道黏膜的湿润和病变黏膜的修复，利于痰液稀释和排除。②促进有效排痰：指导患者掌握有效咳嗽的正确方法：患者坐位，双脚着地，身体稍前倾，双手环抱一个枕头。进行数次深而缓慢的腹式呼吸，深吸气末屏气，然后缩唇，缓慢地通过口腔尽可能呼气（降低肋弓、使腹部往下沉）。在深吸一口气后屏气 3～5 s，身体前倾，从胸腔进行 2～3 次短促有力的咳嗽，张口咳出痰液，咳嗽时收缩腹肌，或用自己的手按压上腹部，帮助咳嗽，有效咳出痰液。湿化和雾化疗法：湿化疗法可达到湿化气道、稀释痰液的目的。适用于痰液黏稠和排痰困难者。常用湿化液有蒸馏水、生理盐水、低渗盐水。临床上常在湿化的同时加入药物以雾化方式吸入。可在雾化液中加入痰溶解剂、抗生素、平喘药等，达到祛痰、消炎、止咳、平喘的作用。胸部叩击与胸壁震荡：适用于肺癌晚期长期卧床、体弱、排痰无力者，禁用于肺癌伴肋骨转移、咯血、低血压、肺水肿等患者。操作前让患者了解操作的意义、过程、注意事项，以配合治疗，肺部听诊，明确病变部位。叩击时避开乳房、心脏和骨突出部位及拉链、纽扣部位。患者侧卧，叩击者两手手指并拢，使掌侧呈杯状，以手腕力量，从肺底自下而上、由外向内、迅速而有节律地叩击胸壁，震动气道，每一肺叶叩击 1～3 min，120～180 次/分，叩击时发出一种空而深的拍击音则表明手法正确。胸壁震荡法时，操作者双手掌重叠置于欲引流的胸壁部位，吸气时手掌随胸廓扩张慢慢抬起，不施加压力，从吸气最高点开始，在整个呼气期手掌紧贴胸壁，施加一定的压力并做轻柔的上下抖动，即快速收缩和松弛手臂和肩膀，震荡胸壁 5～7 次，每一部位重复 6～7 个呼吸周期，震荡法在呼气期进行，且紧跟叩击后进行。叩击力量以患者不感到疼痛为宜，每次操作时间 5～15 min，应在餐后 2 h 至餐前30 min完成，避免治疗中呕吐。操作后做好口腔护理，除去痰液气味，观察痰液情况，复查肺部呼吸音及啰音变化。③机械吸痰：适用于意识不清、痰液黏稠无力咳出、

排痰困难者。可经患者的口、鼻腔、气管插管或气管切开处进行负压吸痰，也可配合医生用纤维支气管镜吸出痰液。

（三）对于咯血或痰中带血的患者

应予以耐心解释，消除其紧张情绪，嘱患者轻轻将气管内存留的积血咯出，以保持呼吸道通畅，咯血时不能屏气，以免诱发喉头痉挛，血液引流不畅导致窒息。小量咯血者宜进少量凉或温的流质饮食，多饮水，多食含纤维素食物，以保持大便通畅，避免排便时腹压增加而咯血加重；密切观察咯血的量、色，大咯血时，护理方法见应急措施。大量咯血不止者，可采用丝线固定双腔球囊漂浮导管经纤支镜气道内置入治疗大咯血的方法（详见应急措施）；同时做好应用垂体后叶素的护理，静滴速度勿过快，以免引起恶心、便意、心悸、面色苍白等不良反应，监测血压、血氧饱和度；冠心病患者、高血压病患者及孕妇忌用；配血备用，可酌情适量输血。

（四）疼痛的护理

（1）采取各种护理措施减轻疼痛。提供安静的环境，调整舒适的体位，小心搬动患者，避免拖、拉、拽动作，滚动式平缓地给患者变换体位，必要时支撑患者各肢体，指导、协助胸痛患者用手或枕头护住胸部，以减轻深呼吸、咳嗽或变换体位所引起的胸痛；胸腔积液引起的疼痛，可嘱患者患侧卧位，必要时用宽胶布固定胸壁，以减少胸部活动幅度，减轻疼痛；采用按摩、针灸、经皮肤电刺激止痛穴位或局部冷敷等，以降低疼痛的敏感性。

（2）药物止痛，按医嘱用药，根据患者疼痛再发时间，提前按时用药，在应用镇痛药期间，注意预防药物的不良反应，如便秘、恶心、呕吐、镇静和精神紊乱等，嘱患者多进食富含纤维素的蔬菜和水果，缓解和预防便秘。

（3）患者自控镇痛，可自行间歇性给药，做到个体化给药，增加了患者自我照顾和对疼痛的自主控制能力。

（五）饮食支持护理

根据患者的饮食习惯，给予高蛋白、高热量、高维生素、易消化饮食，调配好食物的色、香、味，以刺激食欲，创造清洁舒适、愉快的进餐环境，促进食欲。病情危重者应采取喂食、鼻饲或静脉输入脂肪乳、复方氨基酸和含电解质的液体。对于有大量胸腔积液的患者，应酌情输血、血浆或清蛋白，以减少胸腔积液的产生，补充癌肿或大量抽取胸腔积液等因素所引起的蛋白丢失，增强机体抗病能力。有吞咽困难者应给予流质饮食，进食宜慢，取半卧位以免发生吸入性肺炎或呛咳，甚至窒息。

（六）做好口腔护理

向患者讲解放疗、化疗后口腔唾液腺分泌减少，pH 下降，易发生口腔真菌感染和牙周病，使其理解保持口腔卫生的重要性，以便主动配合。患者睡前及三餐后进行口腔护理；戒烟酒，以防刺激黏膜；忌食辛辣及可能引起黏膜创伤的食物，如带刺或碎骨头的食物，用软牙刷刷牙，勿用牙签剔牙，并延期牙科治疗，防止黏膜受损；进食后，用盐水或复方硼砂溶液漱口，控制真菌感染；口唇涂润滑剂，保持黏膜湿润，黏膜口腔溃疡，按医嘱应用表面麻醉剂止痛。

（七）化疗药物毒性反应的护理

1. 骨髓抑制反应的护理

化疗后机体免疫力下降，发生感染、出血。护士接触患者之前要认真洗手，严格执行无菌操作,避免留置尿管或肛门指检,预防感染;告知患者不可到公共场所或接触感冒患者;在做全身卫生处置时,要特别注意易感染部位,如鼻腔、口腔、肛门、会阴等,各部位使用毛巾要分开,以免交叉感染;监测体温,观察皮肤温度、色泽、气味,早期发现感染征象;当白细胞总数降至 $1\times10^9/L$ 时,做好保护性隔离。对血小板计数小于 $50\times10^9/L$ 时,密切观察有无出血倾向,采取预防出血的措施,避免患者外出活动,防止身体受挤压或外伤,保持口腔、鼻腔清洁湿润,勿用手抠鼻痂、牙签剔牙,尽量减少穿刺次数,穿刺后应实施局部较长时间按压,必要时,遵医嘱输血小板控制出血。

2. 恶心呕吐的护理

化疗期间如患者出现恶心呕吐,按医嘱给予止吐药,嘱患者深呼吸,勿大动作转动身体,给予高营养清淡易消化的饮食,少食多餐,不催促患者进食,忌食辛辣等刺激性食物,戒烟酒,不要摄入加香料、肉汁和油腻的食物,建议平时咀嚼口香糖或含糖果,加强口腔护理去除口腔异味。对已有呕吐患者灵活掌握进食时间,可在其间歇期进食,多饮清水,多食薄荷类食物及冷食等。

3. 静脉血管的保护

在给化疗药时,要选择合适的静脉,给化疗药前,先观察是否有回血,强刺激性药物护士应在床旁监护,或采用静脉留置针及中小静脉插管;观察药物外渗的早期征象,如穿刺部位疼痛、烧灼感、输液速度减慢、无回血、药液外渗,应立即停止输注,应用地塞米松加利多卡因局部封闭,24 h 内给予冷敷,50% 硫酸镁湿敷,24 h 后可给予热敷。

4. 应用化疗药后

常出现脱发,影响患者形象,增加其心理压力,护士要告诉患者脱发是暂时的,停药后头发会再生,鼓励其诉说自己的感受,帮助其调整外观的变化,让患者戴假发或帽子、头巾遮挡,改善自我形象,夜间睡眠可佩戴发帽,减轻头发掉在床上而至的心理不适;指导患者头发的护理,如动作轻柔减少头发梳、刷、洗、烫等,可用中性洗发护发素。

五、健康教育

(1) 宣传吸烟对健康的危害,提倡不吸烟或戒烟,并注意避免被动吸烟。

(2) 对肺癌高危人群要定期进行体检,早期发现肿瘤,早期治疗。

(3) 改善工作和生活环境,防止空气污染。

(4) 给予患者和家属心理上的支持,使之正确认识肺癌,增强治疗信心,维持生命质量。

(5) 督促患者坚持化疗或放疗,告诉患者出现呼吸困难、咯血或疼痛加重时应立即到医院就诊。

(6) 指导患者加强营养支持,合理安排休息,适当活动,保持良好精神状态,避免呼吸道感染以调整机体免疫力,增强抗病能力。

(7) 对晚期癌肿转移患者,要指导家属对患者临终前的护理,告知患者及家属对症处理的措施,使患者平静地走完人生最后一程。

第十三节　肺结核

肺结核是由结核分枝杆菌感染引起的肺部慢性传染性疾病。排菌患者为重要传染源，病原菌通过呼吸道传播感染，当机体抵抗力降低时发病。可累及全身多个脏器，以肺部感染最为常见。发病以青壮年居多，男性多于女性。结核病为全球流行的传染病之一，为传染疾病的主要死因，在我国仍属于需要高度重视的公共卫生问题。

一、病因及发病机制

(一) 结核菌

肺炎致病菌为结核分枝杆菌，又称抗酸杆菌。可分为人型、牛型、非洲型和鼠型4类，引起人类感染的为人型结核分枝杆菌，少数为牛型菌感染。结核菌抵抗力强，在阴湿处能生存5个月以上，但在烈日暴晒下2小时，5％～12％甲酚（来苏水）接触2～12小时，70％乙醇接触2分钟，或煮沸1分钟，即被杀死。该病原菌有较强的耐药性，最简单灭菌方法是将痰吐在纸上直接焚烧。

(二) 感染途径

肺结核通过呼吸道传染，患者随地吐痰，痰液干燥后随尘埃飞扬；病原菌也可通过飞沫传播，免疫力低下者吸入传染源喷出的带菌飞沫可发病。少数患者可经饮用未消毒的带菌牛奶引起消化道传染。其他感染途径少见。

(三) 人体反应性

机体对入侵结核菌的反应有两种。

1. 免疫力

机体对结核菌的免疫力分非特异性和特异性免疫力两种。后者通过接种卡介苗或感染结核菌后获得免疫力。机体免疫力强可不发病或病情较轻，免疫力低下者易感染发病，或引发原病灶重新发病。

2. 变态反应

结核菌入侵4～8周后，机体针对致病菌及其代谢产物所发生的变态反应，属Ⅳ型（迟发型）变态反应。

(四) 结核感染及肺结核的发生发展

1. 原发性结核

初次感染结核，病菌毒力强、机体抵抗力弱，病原菌在体内存活并大量繁殖引起局部炎性病变，称原发病灶。可经淋巴引起血行播散。

2. 继发性结核

原发病灶遗留的结核分枝杆菌重新活动引起结核病，属内源性感染；由结核分枝杆菌再次感染而发病，由于机体具备特异性免疫力，一般不引起局部淋巴结肿大和全身播散，但可导致空洞形成和干酪性坏死。

（五）临床类型

1. Ⅰ型肺结核（原发性肺结核）

Ⅰ型肺结核多发生于儿童或边远山区、农村初次进入城市的成人。初次感染肺结核即发病，以上叶底部、中叶或下叶上部多见，X线典型征象为哑铃型阴影。通常病灶逐渐自行吸收或钙化。

2. Ⅱ型肺结核（血行播散型肺结核）

Ⅱ型肺结核分急性、慢性或亚急性血行播散型肺结核。成人多见，结核病灶破溃，致病菌短时间内大量进入血液循环可引起肺内广泛播散引起急性病征，X线显示肺内病灶细如粟米、均匀散布于两肺。若机体免疫力强，少量致病菌经血分批侵入肺部，形成亚急性或慢性血行性播散型肺结核。

3. Ⅲ型肺结核（浸润型肺结核）

Ⅲ型肺结核包括干酪性肺炎和结核球两种特殊类型。以成人多见，抵抗力降低时，原发病灶重新活动，引起渗出和细胞浸润，是最常见的继发性肺结核。病灶多位于上肺野，X线显示渗出和浸润征象，可有不同程度的干酪样病变和空洞形成。

4. Ⅳ型肺结核（慢性纤维空洞型肺结核）

Ⅳ型肺结核为各种原因使肺结核迁延不愈，症状起伏所致，属于肺结核晚期，痰中常有结核菌，为结核病的重要传染源。X线显示单或双侧肺有厚壁空洞，伴明显胸膜肥厚。由于肺组织纤维收缩，肺门向上牵拉，肺纹理呈垂柳状阴影，纵隔向患侧移位，健侧呈代偿性肺气肿。

5. Ⅴ型肺结核（结核性胸膜炎）

Ⅴ型肺结核多见于青少年，结核菌累及胸膜引起渗出性胸膜炎。X线显示病变部位均匀致密阴影，可随体位变换而改变。

二、临床表现

（一）症状与体征

1. 全身症状

起病缓慢，病程长。常有午后低热、面颊潮红、乏力、食欲缺乏、体重减轻、盗汗等结核毒性症状。当肺部病灶急剧进展播散时，可出现持续高热。妇女可有月经失调、结节性红斑。

2. 呼吸系统症状

干咳或有少量黏液痰。继发感染时，痰呈黏液性或脓性。痰中偶有干酪样物，约1/3患者有痰血或不同程度咯血。少数患者可出现大量咯血。胸痛、干酪样肺炎或大量胸腔积液者，可有发绀和渐进性呼吸困难。病灶范围大而表浅者可有实变体征，叩诊呈浊音。大量胸腔积液局部叩诊浊音或实音。锁骨上下及肩胛间区可闻及湿啰音。慢性纤维空洞型肺结核及胸膜增厚者可有胸廓内陷，肋间变窄，气管偏移等。

（二）并发症

可并发自发性气胸、脓气胸、支气管扩张、慢性肺源性心脏病等。

三、辅助检查

（一）血常规检查

活动性肺结核有轻度白细胞计数升高，红细胞沉降率增快，急性粟粒型肺结核时白细胞计数可减少，有时出现类白血病反应的血象。

（二）结核菌检查

痰中查到结核菌是确诊肺结核的主要依据。涂片抗酸染色镜检快捷方便，痰菌量较少可用集菌法。痰培养、聚合酶链反应（PCR）检查更为敏感。痰菌检查阳性，提示病灶为开放性有传染性。

（三）影像学检查

胸部 X 线检查可早期发现肺结核。常见肺结核 X 线检查表现有：有纤维钙化的硬结病灶者呈高密度、边缘清晰的斑点、条索或结节；浸润性病灶则呈现出低密度、边缘模糊的云雾状阴影；X 线征象呈现出较高密度、浓淡不一，有环形边界的透光空洞者，提示干酪样病灶。胸部 CT 检查可发现微小、隐蔽性病变。

（四）结核菌素（简称结素）试验

用于测定人体是否感染过结核菌。常用 PPD 试验，方法为：取 0.1 mL 纯结素（5 U）稀释液，常规消毒后于左前臂屈侧中、上 1/3 交界处行皮内注射，48～72 小时后观察皮肤硬结的直径，＜5 mm 为阴性，5～9 mm 为弱阳性，10～19 mm 为阳性反应，超过 20 mm。以上或局部发生水疱与坏死者为强阳性反应。

我国城镇居民的结核感染率高，5 U 阳性表示已有结核感染，若 1 U 皮试强阳性提示体内有活动性结核病灶。成人结素试验阳性表示曾感染过结核菌或接种过卡介苗，并不一定患病，反之，则提示未感染过结核菌，或感染初期机体变态反应尚未建立。机体免疫功能低下或受抑制，可显示结素试验阴性。

（五）其他检查

纤维支气管镜检查对诊断有重要价值。

（六）诊治结果的描述和记录

描述内容包括肺结核类型、病变范围、痰菌检查、治疗史等。

1. 肺结核类型的记录

血行播散型肺结核应注明"急性"或"慢性"；继发性肺结核应注明"浸润型"或"纤维空洞"。

2. 病变范围的描述

按左、右侧，以第 2 肋和第 4 肋下缘内侧端为分界线又分为上、中、下肺野。

3. 痰菌检查结果的描记

分别用"（－）"或"（＋）"描述；痰涂片、痰集菌和痰培养检查分别用"涂""集""培"表示，患者无痰或未查痰，应注明"无痰"或"未查"。

4. 治疗史的描记

可分为"初治""复治"。初治指未开始抗结核治疗；正进行标准化疗疗程未满；不规则化疗未满 1 个月者。复治则指初治失败；规则满疗程用药后痰菌复阳性；不规范化疗超过 1 个月；慢性排菌者。

以上条件符合其中任何 1 条即为初治或复治。

5. 并发症或手术情况描述

并发症如"自发性气胸、肺不张"等；并存病如"糖尿病"等以及手术情况。

描述举例：右侧浸润型肺结核涂（＋），初治，支气管扩张、糖尿病。

四、诊断要点

根据患者症状体征和病史，结合体格检查、痰结核菌检查及胸部 X 线检查结果可做出诊断。确诊后应进一步明确肺结核是否处于活动期，有无排菌等，以确定是否属于传染源。

（1）经确定为活动性病变必须给予治疗。活动性病变胸片可显示有中心溶解和空洞或播散病灶。无活动性肺结核胸片显示钙化、硬结或纤维化，痰检查不排菌，无肺结核症状。

（2）肺结核的转归的综合判断：①进展期：新发现的活动性病变；病变较前增多、恶化；新出现空洞或空洞增大；痰菌转阳性。凡有其中任何 1 条，即属进展期。②好转期：病变较前吸收好转；空洞缩小或闭合；痰菌减少或转阴。凡具备其中 1 条，即为好转期。③稳定期：病变无活动性，空洞关闭，痰菌连续 6 个月均为阴性者（每月至少查 1 次），若有空洞存在者，则痰菌连续阴性 1 年以上。

五、治疗要点

治疗原则为监督患者全程化疗，加强支持疗法，彻底根治病灶，达痊愈目的。

（一）抗结核化学药物治疗（简称化疗）

化疗对疾病控制起关键作用，凡为活动性肺结核患者均需化疗。

1. 化疗原则

治疗强调早期、规律、全程、联合和适量用药，即肺结核一经确诊立即给予化疗，根据病情及药物特点，联合使用两种以上的药物，以增强疗效，减少耐药性的产生。严格遵医嘱按时按量用药，指导患者执行治疗方案，途中无遗漏或间断，坚持完成规定疗程，以达彻底杀菌和减少疾病复发的目的。

2. 常规用药

见表 4-6。

表 4-6　常用抗结核药物剂量、不良反应和注意事项

药名	每日剂量（g）	间歇疗法（g/d）	主要不良反应	注意事项
异烟肼 （H，INH）	0.3 空腹顿服	0.6~0.8 2~3 次/周	周围神经炎、偶有肝功能损害，精神异常，皮疹，发热	避免与抗酸药同服，注意消化道反应，肢体远端感觉及精神状态，定期查肝功能
利福平 （R，REP）	0.45~0.6 空腹顿服	0.6~0.9 2~3 次/周	肝、肾功能损害、胃肠不适，腹泻	体液及分泌物呈橘黄色，监测肝脏毒性及变态反应，会加速口服避孕药、茶碱等药物的排泄，降低药效
链霉素 （S，SM）	0.75~1.0 一次肌注	0.75~1.0 2 次/周	听神经损害、眩晕、听力减退、口唇麻木、发热、肝功能损害、痛风	进行听力检查，了解有无平衡失调及听力改变，了解尿常规及肾功能变化
吡嗪酰胺 （Z，PZA）	1.5~2.0 顿服	2~3 2~3 次/周	可引起发热、黄疸、肝功能损害、痛风	警惕肝脏毒性，注意关节疼痛、皮疹反应，定期监测 ALT 及血清尿酸，避免日光过度照射
乙胺丁醇 （E，EMB）	0.75~1.0 顿服	1.5~2.0 3 次/周	视神经炎	检查视觉灵敏度和颜色的鉴别力
对氨基水杨酸钠 （P，PAS）	8~12 分 3 次饭后服	10~12 3 次/周	胃肠道反应，变态反应，肝功能损害	定期查肝功能，监测不良反应的症状和体征

3. 化疗方法

两阶段化疗法。开始 1~3 个月为强化阶段，联合应用 2 种或 2 种以上的抗生素，迅速控制病情，至痰菌检查阴性或病灶吸收好转后，维持治疗或称巩固期治疗，疗程为 9~15 个月。

(1) 间歇疗法：有规律用药，每周 2~3 次，由于用药后结核菌生长受抑制，当致病菌重新生长繁殖时再度高剂量用药，使病菌最终被消灭。此法与每天给药效果相同，其优点在于可减少用药的次数，节约经费，减少药物毒性作用。一般主张在巩固期采用。

(2) 顿服：即一次性将全天药物剂量全部服用，使血药浓度维持相对高峰，效果优于分次口服。

4. 化疗方案

应根据病情轻重、痰菌检查和细菌耐药情况，结合药源供应和个人经济条件等，选择化疗方案。分长程和短程化疗。

(1) 长程化疗为联合应用异烟肼、链霉素及对氨基水杨酸钠，疗程为 12~18 个月。常用方案为 $2HSP/10HP$、$2HSE/16H_3E_3$，即前 2 个月为强化阶段，后 10 个月为巩固阶段，H_3E_3 表示间歇用药，每周 3 次。其中英文字母为各种药物外文缩写，数字为用药疗程"月"，下标数字代表每周用药的次数。

(2) 短程化疗总疗程为 6~9 个月，联合应用 2 个或 2 个以上的杀菌剂。常用方案有 $2SHR/4HR$、$2HRZ/4HR$、$2HRZ/4H_3R_3$ 等，短程化疗与标准化疗相比，患者容易接受和执行，因而已在全球推广。

(二) 对症治疗

(1) 毒性症状：轻度结核毒性症状会在有效治疗 1~3 周消退，重症者可酌情加用肾上腺糖皮质激素对症治疗。

(2) 胸腔积液：胸腔积液过多引起呼吸困难者，可行胸腔穿刺抽液，每次抽液量不超过 1 L，抽液速度不宜过快，操作中患者出现头晕、心悸、四肢发凉等胸膜反应时，应立即停止操作，让患者平卧，密切观察血压变化，必要时皮下注射肾上腺素，防止休克。

(三) 手术治疗

肺结核以内科治疗为主，手术适用于合理化疗无效，多重耐药的厚壁空洞、大块干酪灶、支气管胸膜瘘和大咯血非手术治疗无效者。

六、护理评估

(一) 健康史

患者既往健康状况，有无结核病史，了解患病及治疗经过，有无接受正规治疗，有无传染源接触史，有无接受卡介苗注射，有无长期使用激素或免疫抑制药，居住环境如何，日常活动与休息、饮食情况等。

(二) 身体状况

测量生命体征，了解全身有无盗汗、乏力、午后低热及消瘦等中毒症状，有无咳嗽、咳痰、呼吸困难及咯血，咯血量的大小等。

(三) 心理及社会因素

了解患者及家属对疾病的认知及态度，有无心理障碍，经济状况如何，家庭支持程度如何，需要何种干预。

（四）实验室及其他检查

痰培养结果，X 线胸片及血常规检查是否异常。

七、护理诊断及合作性问题

（1）知识缺乏：与缺乏疾病预防及化疗方面的知识。

（2）营养失调：低于机体需要量与长期低热消耗增多及摄入不足有关。

（3）活动无耐力：与长期低热、咳嗽，体重逐渐下降有关。

（4）社交孤立：与呼吸道隔离沟通受限及健康状况改变有关。

八、护理目标

（1）加强相关知识宣教，提高患者及家属对疾病的认知、治疗依从性增加。

（2）患者体重增加，恢复基础水平，清蛋白、血红蛋白值在正常范围内。

（3）进行适当的户外活动，无气促疲乏感。

（4）能描述新的应对行为所带来的积极效果，能尽快恢复健康与人沟通和交流。

九、护理措施

（一）一般护理

室内保持良好的空气流通。肺结核活动期，有咯血、高热等重症者，应卧床休息，症状轻者适当增加户外活动，保证充足的睡眠，做到劳逸结合。盗汗者及时擦汗和更衣，避免受凉。

（二）饮食护理

供给高热量、高蛋白、高维生素、富含钙质饮食，促进机体康复。成人每天蛋白质为 1.5～2.0 g/kg，以优质蛋白为主。适量补充矿物质和水分，如铁、钾、钠和水分。注意饮食调配，患者不需忌口，食物应多样化，荤素搭配，色、香、味俱全，刺激患者食欲。患者在化疗期间尤其注意营养的补充。每周测量体重 1 次。

（三）用药护理

本病疗程长，短期化疗不少于 6～10 个月。应提供药物治疗知识，强调早期、联合、适量、规律、全程化学治疗的重要性，告知耐药产生与加重经济负担等不合理用药的后果，使患者理解规范治疗的重要意义，提高用药的依从性。督促患者按时按量用药，告知并密切观察药物疗效及药物不良反应，如有胃肠不适、眩晕、耳鸣、巩膜黄染等症状时，应及时与医师沟通，不可擅自停药。

（四）咯血的护理

患者大咯血出现窒息征象时，立即协助其取头低足高位，头偏一侧，快速清除气道和口咽部血块，及时解除呼吸道阻塞。必要时气管插管、气管切开或气管镜直视下吸出血凝块。

（五）消毒隔离

痰涂片阳性的肺结核患者住院治疗期间须进行呼吸道隔离，要求病室光线充足，通风良好，定时进行空气消毒。患者衣被要经常清洗，被褥、书籍在烈日下暴晒 6 小时以上。餐具要专用，经煮沸或消毒液浸泡消毒，剩下饭菜应煮沸后弃掉。注意个人卫生，打喷嚏时应用纸巾遮掩口鼻，纸巾焚烧处理；不要随地吐痰，痰液吐在有盖容器中，患者的排泄物、分泌物应消毒后排放。减少探视，避免患者与健康人频繁接触，探视者应戴口罩。患者外出应戴口罩，口罩要每天煮沸清洗。医护人员与患者接触可戴呼吸面罩、接触患者应穿隔离衣、戴手套。处置前、后应洗手。传染性消失应及时解除隔离措施。

(六) 心理护理

结核病是慢性传染病，病程长，恢复慢，在工作、生活等方面对患者乃至整个家庭产生不良影响，患者情绪变化呈多样性，护士及家属应主动了解患者的心理状态，应给予良好的心理支持，督促患者按要求用药，告知不规则用药的后果，使患者树立战胜疾病的信心，安心休息，积极配合治疗。一般情况下，痰涂片阴性和经有效抗结核治疗 4 周以上，无传染性或仅有极低传染性者，鼓励患者回归家庭和社会，以消除隔离感。

十、护理评价

(1) 患者治疗的依从性是否提高，能否自觉按时按量服药。

(2) 营养状况如何，饮食摄入量是否充足，体重有无改变。

(3) 日常活动耐受水平是否有改变。

(4) 是否有孤独感，与周围环境的关系如何。

十一、健康教育

(1) 加强疾病传播知识的宣教，普及新生儿接种卡介苗制度，疾病的高危人群应定期到医院体检或进行相应预防性处理。

(2) 培养良好的卫生习惯，不随地吐痰和凌空打喷嚏，同桌共餐应使用公筷。

(3) 注意营养，忌烟酒，避免疲劳，增强体质，预防呼吸道感染。

(4) 处于传染活动期的患者，应进行隔离治疗。

(5) 全程督导结核患者坚持化学治疗，避免复发，定期复查肝功能和胸片。

第十四节　呼吸衰竭

一、概述

呼吸衰竭是指各种原因引起的肺通气和（或）换气功能严重障碍，以至在静息状态下亦不能维持足够的气体交换，导致缺氧伴（或不伴）二氧化碳潴留，进而引起一系列病理生理改变和代谢紊乱的临床综合征。主要表现为呼吸困难、发绀、精神、神经症状等。常以动脉血气分析作为呼吸衰竭的诊断标准：在水平面、静息状态、呼吸空气条件下，动脉血氧分压（PaO_2）小于 7.98 kPa（60 mmHg），伴或不伴 CO_2 分压（$PaCO_2$）大于 6.65 kPa（50 mmHg），并排除心内解剖分流和原发于心排血量降低等致低氧因素，可诊断为呼吸衰竭。

(一) 病因

参与呼吸运动过程的任何一个环节发生病变，都可导致呼吸衰竭。临床上常见的病因有以下几种。

1. 呼吸道阻塞性病变

气管－支气管的炎症、痉挛、肿瘤、异物、纤维化瘢痕，如慢性阻塞性肺疾病（COPD）、重症哮喘等引起呼吸道阻塞和肺通气不足。

2. 肺组织病变

各种累及肺泡和（或）肺间质的病变，如肺炎、肺气肿、严重肺结核、弥漫性肺纤维化、肺水肿、肺不张、硅沉着病（矽肺）等均可导致肺容量减少、有效弥散面积减少、肺顺应性减低、通气/血流比值失调。

3. 肺血管疾病

肺栓塞、肺血管炎、肺毛细血管瘤、多发性微血栓形成等可引起肺换气障碍，通气/血流比值失调，或部分静脉血未经氧合直接进入肺静脉。

4. 胸廓与胸膜疾病

胸外伤引起的连枷胸、严重的自发性或外伤性气胸等均可影响胸廓活动和肺脏扩张，造成通气障碍。严重的脊柱畸形、大量胸腔积液或伴有胸膜增厚、粘连，亦可引起通气减少。

5. 神经－肌肉疾病

脑血管疾病、颅脑外伤、脑炎以及安眠药中毒，可直接或间接抑制呼吸中枢。脊髓高位损伤、脊髓灰质炎、多发性神经炎、重症肌无力、有机磷中毒、破伤风以及严重的钾代谢紊乱，均可累及呼吸肌，使呼吸肌动力下降而引起通气不足。

（二）分类

1. 按发病的缓急分类

（1）急性呼吸衰竭：多指原来呼吸功能正常，由于某些突发因素，如创伤、休克、溺水、电击、急性呼吸道阻塞、药物中毒、颅脑病变等，造成肺通气和（或）换气功能迅速出现严重障碍，短时间内引起呼吸衰竭。

（2）慢性呼吸衰竭：指在一些慢性疾病，包括呼吸和神经肌肉系统疾病的基础上，呼吸功能障碍逐渐加重而发生的呼吸衰竭。最常见的原因为 COPD。

2. 按动脉血气分析分类

（1）Ⅰ型呼吸衰竭：即缺氧性呼吸衰竭，血气分析特点为：$PaO_2 < 7.98$ kPa（60 mmHg），$PaCO_2$ 降低或正常。主要见于弥散功能障碍、通气/血流比值失调、动-静脉分流等肺换气障碍性疾病，如急性肺栓塞、间质性肺疾病等。

（2）Ⅱ型呼吸衰竭：即高碳酸性呼吸衰竭，血气分析特点为：$PaO_2 < 7.98$ kPa（60 mmHg），同时$PaCO_2 > 6.65$ kPa（50 mmHg）。因肺泡有效通气不足所致。单纯通气不足引起的缺氧和高碳酸血症的程度是平行的，若伴有换气功能障碍，则缺氧更严重，如 COPD。

（三）发病机制和病理生理

1. 缺氧（低氧血症）和二氧化碳潴留（高碳酸血症）的发生机制

（1）肺通气不足：各种原因造成呼吸道管腔狭窄，通气障碍，使肺泡通气量减少，肺泡氧分压下降，二氧化碳排出障碍，最终导致缺氧和二氧化碳潴留。

（2）弥散障碍：指氧气、二氧化碳等气体通过肺泡膜进行气体交换的物理弥散过程发生障碍。由于氧和二氧化碳通透肺泡膜的能力相差很大，氧的弥散力仅为二氧化碳的1/20，故在弥散障碍时，通常表现为低氧血症。

（3）通气/血流比失调：正常成年人静息状态下，肺泡通气量为 4 L/min，肺血流量为

5 L/min，通气/血流比为0.8。病理情况下，通气/血流比失调有两种形式：①部分肺泡通气不足，如肺泡萎陷、肺炎、肺不张等引起病变部位的肺泡通气不足，通气/血流比减小，静脉血不能充分氧合，形成动-静脉样分流。②部分肺泡血流不足，肺血管病变如肺栓塞引起栓塞部位血流减少，通气正常，通气/血流比增大，吸入的气体不能与血流进行有效交换，形成无效腔效应，又称死腔样通气。通气/血流比失调的结果主要是缺氧，而无二氧化碳潴留。

（4）氧耗量增加：加重缺氧的原因之一。发热、战栗、呼吸困难和抽搐均增加氧耗量，正常人可借助增加通气量以防止缺氧。而原有通气功能障碍的患者，在氧耗量增加的情况下会出现严重的低氧血症。

2. 缺氧对人体的影响

（1）对中枢神经系统的影响：脑组织对缺氧最为敏感。缺氧对中枢神经影响的程度与缺氧的程度和发生速度有关。轻度缺氧仅有注意力不集中、智力减退、定向障碍等；随着缺氧的加重可出现烦躁不安、神志恍惚、谵妄、昏迷。由于大脑皮质神经元对缺氧的敏感性最高，因此临床上缺氧的最早期表现是精神症状。

严重缺氧可使血管的通透性增加，引起脑组织充血、水肿和颅内压增高，压迫脑血管，可进一步加重缺血、缺氧，形成恶性循环。

（2）对循环系统的影响：缺氧可反射性加快心率，使血压升高、冠状动脉血流增加以维持心肌活动所必需的氧。心肌对缺氧十分敏感，早期轻度缺氧即可在心电图上表现出来，急性严重缺氧可导致心室颤动或心搏骤停。长期慢性缺氧可引起心肌纤维化、心肌硬化。缺氧、肺动脉高压以及心肌受损等多种病理变化最终导致肺源性心脏病。

（3）对呼吸系统的影响：呼吸的变化受到低氧血症和高碳酸血症所引起的反射活动及原发病的影响。轻度缺氧可刺激颈动脉窦和主动脉体化学感受器，反射性兴奋呼吸中枢，使呼吸加深加快。随着缺氧的逐渐加重，这种反射迟钝，呼吸抑制。

（4）对酸碱平衡和电解质的影响：严重缺氧可抑制细胞能量代谢的中间过程，导致能量产生减少，乳酸和无机磷大量积蓄，引起代谢性酸中毒。而能量的不足使体内离子转运泵受到损害，钾离子由细胞内转移到血液和组织间，钠和氢离子进入细胞内，导致细胞内酸中毒和高钾血症。代谢性酸中毒产生的固定酸与缓冲系统中碳酸氢盐起作用，产生碳酸，使组织的二氧化碳分压增高。

（5）对消化、血液系统的影响：缺氧可直接或间接损害肝细胞，使丙氨酸氨基转移酶升高。慢性缺氧可引起继发红细胞增多，增加了血黏度，严重时加重肺循环阻力和右心负荷。

3. 二氧化碳潴留对人体的影响

（1）对中枢神经系统的影响：轻度二氧化碳潴留，可间接兴奋皮质，引起失眠、精神兴奋、烦躁不安等症状，随着二氧化碳潴留的加重，皮质下层受到抑制，表现为嗜睡、昏睡甚至昏迷，称为二氧化碳麻醉。二氧化碳还可扩张脑血管，使脑血流量增加，严重时造成脑水肿。

（2）对循环系统的影响：二氧化碳潴留可引起心率加快，心排血量增加，肌肉及腹腔血管收缩，冠状动脉、脑血管及皮肤浅表血管扩张，早期表现为血压升高。二氧化碳潴留的加重可直接抑制心血管中枢，引起血压下降、心律失常等严重后果。

（3）对呼吸的影响：二氧化碳是强有力的呼吸中枢兴奋剂，$PaCO_2$急骤升高，呼吸加深加快，通气量增加；长时间的二氧化碳潴留则会对呼吸中枢产生抑制，此时的呼吸运动主要靠缺氧对外周化学感受器的刺激作用得以维持。

(4) 对酸碱平衡的影响：二氧化碳潴留可直接导致呼吸性酸中毒。血液 pH 取决于 HCO_3^-/H_2CO_3 比值，前者靠肾脏的调节（1～3 天），而 H_2CO_3 的调节主要靠呼吸（仅需数小时）。急性呼吸衰竭时二氧化碳潴留可使 pH 迅速下降；而慢性呼吸衰竭时，因二氧化碳潴留发展缓慢，肾减少 HCO_3^- 排出，不致使 pH 明显减低。

(5) 对肾脏的影响：轻度二氧化碳潴留可使肾血管扩张，肾血流量增加而使尿量增加。二氧化碳潴留严重时，由于 pH 减低，使肾血管痉挛，血流量减少，尿量亦减少。

二、急性呼吸衰竭

(一) 病因

1. 呼吸系统疾病

严重呼吸系统感染、急性呼吸道阻塞病变、重度或持续性哮喘、各种原因引起的急性肺水肿、肺血管疾病、胸廓外伤或手术损伤、自发性气胸和急剧增加的胸腔积液等，导致肺通气和换气障碍。

2. 神经系统疾病

急性颅内感染、颅脑外伤、脑血管病变等直接或间接抑制呼吸中枢。

3. 神经-肌肉传导系统病变

脊髓灰质炎、重症肌无力、有机磷中毒及颈椎外伤等可损伤神经-肌肉传导系统，引起通气不足。

(二) 临床表现

急性呼吸衰竭的临床表现主要是低氧血症所致的呼吸困难和多器官功能障碍。

1. 呼吸困难

其是呼吸衰竭最早出现的症状。表现为呼吸节律、频率和幅度的改变。

2. 发绀

发绀是缺氧的典型表现。当动脉血氧饱和度低于 90% 时，可在口唇、甲床等末梢部位出现紫蓝色称为发绀。血红蛋白增高和休克时易出现发绀，严重贫血者即使缺氧也无明显发绀。发绀还受皮肤色素及心功能的影响。

3. 精神神经症状

急性缺氧可出现精神错乱、狂躁、抽搐、昏迷等症状。

4. 循环系统表现

多数患者有心动过速；严重低氧血症、酸中毒可引起心肌损害，亦可引起周围循环衰竭、血压下降、心律失常、心搏骤停。

5. 消化和泌尿系统表现

严重缺氧损害肝、肾细胞，引起转氨酶、尿素氮升高；个别病例可出现蛋白尿和管型尿。因胃肠道黏膜屏障功能损伤，导致胃肠道黏膜充血、水肿、糜烂或应激性溃疡，引起上消化道出血。

(三) 诊断

根据急性发病的病因及低氧血症的临床表现，急性呼吸衰竭的诊断不难做出，结合动脉血气分析可确诊。

（四）治疗

急性呼吸衰竭时，机体往往来不及代偿，故需紧急救治。

1. 改善与维持通气

保证呼吸道通畅是最基本最重要的治疗措施。立即进行口对口人工呼吸，必要时建立人工呼吸道（气管插管或气管切开）。用手压式气囊做加压人工呼吸，将更利于发挥气体弥散的作用，延长氧分压在安全水平的时间，为进一步抢救赢得机会。

若患者有支气管痉挛，应立即由静脉给予支气管扩张药。

2. 高浓度给氧

及时给予高浓度氧或纯氧，尽快缓解机体缺氧状况，保护重要器官是抢救成功的关键。但必须注意吸氧浓度和时间，以免造成氧中毒。一般吸入纯氧小于 5 小时。

3. 其他抢救措施

见本节慢性呼吸衰竭。

三、慢性呼吸衰竭

慢性呼吸衰竭是由慢性胸肺疾病引起呼吸功能障碍逐渐加重而发生的呼吸衰竭。由于机体的代偿适应，尚能从事较轻体力工作和日常活动者称代偿性慢性呼吸衰竭；当并发呼吸道感染、呼吸道痉挛等原因致呼吸功能急剧恶化，代偿丧失，出现严重缺氧和二氧化碳潴留及代谢紊乱者称失代偿性慢性呼吸衰竭。以 Ⅱ 型呼吸衰竭最常见。

（一）病因

以慢性阻塞性肺疾病（COPD）最常见，其次为重症哮喘发作、弥漫性肺纤维化、严重肺结核、尘肺、广泛胸膜粘连、胸廓畸形等。呼吸道感染常是导致失代偿性慢性呼吸衰竭的直接诱因。

（二）临床表现

除原发病的相应症状外，主要是由缺氧和二氧化碳潴留引起的多器官功能紊乱。慢性呼吸衰竭的临床表现与急性呼吸衰竭大致相似，但在以下几方面有所不同。

1. 呼吸困难

COPD 所致的呼吸衰竭，病情较轻时表现为呼吸费力伴呼气延长，严重时呈浅快呼吸。若并发二氧化碳潴留，$PaCO_2$ 显著升高或升高过快，可出现二氧化碳麻醉，患者由深而慢的呼吸转为浅快呼吸或潮式呼吸。

2. 精神神经症状

慢性呼吸衰竭伴二氧化碳潴留时，随着 $PaCO_2$ 的升高，可表现为先兴奋后抑制。抑制之前的兴奋症状有烦躁、躁动、夜间失眠而白天嗜睡（睡眠倒错）等，抑制症状有神志淡漠、注意力不集中、定向力障碍、昏睡甚至昏迷，亦可出现腱反射减弱或消失、锥体束征阳性等，称为肺性脑病。

3. 循环系统表现

二氧化碳潴留使外周体表静脉充盈、皮肤充血、温暖多汗、血压升高、心排血量增多而致脉搏洪大，多数患者有心率加快，因脑血管扩张产生搏动性头痛。

（三）诊断

根据患者有慢性肺疾患或其他导致呼吸功能障碍的疾病史，新近有呼吸道感染，有缺氧、二氧化碳潴留的临床表现，结合动脉血气分析可做出诊断。

（四）治疗

治疗原则是畅通呼吸道、纠正缺氧、增加通气量、纠正酸碱失衡及电解质紊乱和去除诱因。

1. 保证呼吸道通畅

呼吸道通畅是纠正呼吸衰竭的首要措施。应鼓励患者咳嗽，对无力咳嗽、咳痰或意识障碍的患者要加强翻身拍背和体位引流，昏迷患者可采用多孔导管通过口腔、鼻腔、咽喉部，将分泌物或胃内反流物吸出。痰液黏稠不易咳出者，可采用雾化吸入稀释痰液；对呼吸道痉挛者可给予支气管解痉药，必要时建立人工呼吸道，并采用机械通气辅助呼吸。

2. 氧疗

常用鼻塞或鼻导管吸氧，Ⅱ型呼吸衰竭应给予低流量（1～2 L/min）低浓度（25%～33%）持续吸氧。因Ⅱ型呼吸衰竭时，呼吸中枢对高二氧化碳的反应性差，呼吸的维持主要靠缺氧的刺激，若给予高浓度吸氧，可消除缺氧对呼吸的驱动作用，而使通气量迅速降低，二氧化碳分压更加升高，患者很快进入昏迷。Ⅰ型呼吸衰竭时吸氧浓度可较高（35%～45%），宜用面罩吸氧。应防止高浓度（＞60%）长时间（＞24 小时）吸氧引起氧中毒。

3. 增加通气量

减少二氧化碳潴留，二氧化碳潴留主要是由于肺泡通气不足引起的，只有增加肺泡通气量才能有效地排出二氧化碳。目前临床上常通过应用呼吸兴奋药和机械通气来改善肺泡通气功能。

（1）合理应用呼吸兴奋药可刺激呼吸中枢或周围化学感受器，增加呼吸频率和潮气量，使通气改善，还可改善神志，提高咳嗽反射，有利于排痰。常用尼可刹米 1.875～3.75 g 加入 5% 葡萄糖液 500 mL 中静脉滴注，但应注意供氧，以弥补其氧耗增多的弊端。氨茶碱、地高辛可增强膈肌收缩而增加通气量，可配合应用。必要时还可选用纳洛酮以促醒。

（2）机械通气的目的在于提供维持患者代谢所需要的肺泡通气；提供高浓度的氧气以纠正低氧血症，改善组织缺氧；代替过度疲劳的呼吸肌完成呼吸作用，减轻心肺负担，缓解呼吸困难症状。对于神志尚清，能配合的呼吸衰竭患者，可采用无创性机械通气，如做鼻或口鼻面罩呼吸机机械通气；对于病情危重神志不清或呼吸道有大量分泌物者，应建立人工呼吸道，如气管插管气管切开安装多功能呼吸机机械通气。机械通气为正压送气，操作时各项参数（潮气量、呼吸频率、吸呼比、氧浓度等）应适中，以免出现并发症。

4. 抗感染

慢性呼吸衰竭急性加重的常见诱因是感染，一些非感染因素诱发的呼吸衰竭也容易继发感染。因此，抗感染治疗是慢性呼吸衰竭治疗的重要环节之一，应注意根据病原学检查及药物敏感试验合理应用抗生素。

5. 纠正酸碱平衡失调

慢性呼吸衰竭常有二氧化碳潴留，导致呼吸性酸中毒。呼吸性酸中毒的发生多为慢性过程，机体常常以增加碱储备来代偿。因此，在纠正呼吸性酸中毒的同时，要注意纠正潜在的代谢性碱中毒，可给予盐酸精氨酸和补充钾盐。

6. 营养支持

呼吸衰竭患者由于呼吸功能增加、发热等因素，导致能量消耗上升，机体处于负代谢，长时间会降低免疫功能，感染不易控制，呼吸肌易疲劳。故可给予患者高蛋白、高脂肪和低糖，以及多种维生素和微量元素的饮食，必要时静脉滴注脂肪乳。

7. 病因治疗

病因治疗是治疗呼吸衰竭的根本所在。在解决呼吸衰竭本身造成的危害的前提下，应针对不同病因采取适当的治疗措施。

（五）转诊

1. 转诊指征

呼吸衰竭一旦确诊，应立即转上一级医院诊治。

2. 转诊注意事项

转诊前需给予吸氧、吸痰、强心、应用呼吸兴奋药等。

（六）健康指导

缓解期鼓励患者进行耐寒锻炼和呼吸功能锻炼，以增强体质及抗病能力；注意保暖，避免受凉及呼吸道感染，若出现感染症状，应及时治疗；注意休息，掌握合理的家庭氧疗；加强营养，增加抵抗力，减少呼吸道感染的机会。

四、护理评估

（一）致病因素

引起呼吸衰竭的病因很多，凡参与肺通气和换气的任何一个环节的严重病变都可导致呼吸衰竭。

（1）呼吸系统疾病：常见于慢性阻塞性肺疾病（COPD）、重症哮喘、肺炎、严重肺结核、弥散性肺纤维化、肺水肿、严重气胸、大量胸腔积液、硅沉着病、胸廓畸形等。

（2）神经肌肉病变：如脑血管疾病、颅脑外伤、脑炎、镇静催眠药中毒、多发性神经炎、脊髓颈段或高位胸段损伤、重症肌无力等。

上述病因可引起肺泡通气量不足、氧弥散障碍、通气/血流比例失调，导致缺氧或合并二氧化碳潴留而发生呼吸衰竭。

（二）身体状况

呼吸衰竭除原发疾病症状、体征外，主要为缺氧、二氧化碳潴留所致的呼吸困难和多脏器功能障碍。

1. 呼吸困难

呼吸困难是最早、最突出的表现。主要为呼吸频率增快，病情严重时辅助呼吸肌活动增加，出现" 三凹征"。若并发二氧化碳潴留，$PaCO_2$ 升高过快或显著升高时，患者可由呼吸过快转为浅慢呼吸或潮式呼吸。

2. 发绀

发绀是缺氧的典型表现，可见口唇、指甲和舌发绀。严重贫血患者由于红细胞和血红蛋白减少，还原型血红蛋白的含量减低可不出现发绀。

3. 精神神经症状

主要是缺氧和二氧化碳潴留的表现。早期轻度缺氧可表现为注意力分散，定向力减退；缺氧程度加重,出现烦躁不安、神志恍惚、嗜睡、昏迷。轻度二氧化碳潴留,表现为兴奋症状,即失眠、躁动、夜间失眠而白天嗜睡;重度二氧化碳潴留可抑制中枢神经系统导致肺性脑病,表现为神志淡漠、间歇抽搐、肌肉震颤、昏睡,甚至昏迷等二氧化碳麻醉现象。

4. 循环系统表现

二氧化碳潴留使外周体表静脉充盈、皮肤充血、温暖多汗、血压升高、心排血量增多而致脉搏洪大;多数患者有心率加快;因脑血管扩张产生搏动性头痛。

5. 其他

可表现为上消化道出血、谷丙转氨酶升高、蛋白尿、血尿、氮质血症等。

(三) 心理社会状况

患者常因躯体不适、气管插管或气管切开、各种监测及治疗仪器的使用等感到焦虑或恐惧。

(四) 实验室及其他检查

1. 动脉血气分析

$PaO_2 < 8.0$ kPa (60 mmHg),伴或不伴 $PaCO_2 > 6.7$ kPa (50 mmHg),为最重要的指标,可作为呼吸衰竭的诊断依据。

2. 血 pH 及电解质测定

呼吸性酸中毒合并代谢性酸中毒时,血 pH 明显降低常伴有高钾血症。呼吸性酸中毒合并代谢性碱中毒时,常有低钾和低氯血症。

3. 影像学检查

胸部 X 线片、肺 CT 和放射性核素肺通气/灌注扫描等,可协助分析呼吸衰竭的原因。

五、护理诊断及医护合作性问题

(1) 气体交换受损:与通气不足、通气/血流失调和弥散障碍有关。

(2) 清理呼吸道无效:与分泌物增加、意识障碍、人工气道、呼吸肌功能障碍有关。

(3) 焦虑:与呼吸困难、气管插管、病情严重、失去个人控制及对预后的不确定有关。

(4) 营养失调,低于机体需要量:与食欲缺乏、呼吸困难、人工气道及机体消耗增加有关。

(5) 有受伤的危险:与意识障碍、气管插管及机械呼吸有关。

(6) 潜在并发症:如感染、窒息等。

(7) 缺乏呼吸衰竭的防治知识。

六、护理措施

(一) 病情观察

重症患者需持续心电监护,密切观察患者的意识状态、呼吸频率、呼吸节律和深度、血压、心率和心律。观察排痰是否通畅、有无发绀、球结膜水肿、肺部异常呼吸音及啰音;监测动脉血气分析、电解质检查结果、机械通气情况等;若患者出现神志淡漠、烦躁、抽搐时,提示有肺性脑病的发生,应及时通知医师进行处理。

（二）生活护理

1. 休息与体位

急性发作时，安排患者在重症监护病室，绝对卧床休息；协助和指导患者取半卧位或坐位，指导、教会病情稳定的患者缩唇呼吸。

（二）合理饮食

给予高热量、高蛋白、富含维生素、低糖类、易消化、少刺激性的食物；昏迷患者常规给予鼻饲或肠外营养。

（三）氧疗的护理

1. 氧疗的意义和原则

氧疗能提高动脉血氧分压，纠正缺氧，减轻组织损伤，恢复脏器功能。临床上根据患者病情和血气分析结果采取不同的给氧方法和给氧浓度。原则是在畅通气道的前提下，Ⅰ型呼吸衰竭的患者可短时间内间歇给予高浓度（＞35％）或高流量（4～6 L/min）吸氧；Ⅱ型呼吸衰竭的患者应给予低浓度（＜35％）、低流量（1～2 L/min）鼻导管持续吸氧，使 PaO_2 控制在 8.0 kPa（60 mmHg）或 SaO_2 在 90％以上，以防因缺氧完全纠正，使外周化学感受器失去低氧血症的刺激而导致呼吸抑制，加重缺氧和 CO_2 潴留。

2. 吸氧方法

有鼻导管、鼻塞、面罩、气管内和呼吸机给氧。临床常用、简便的方法是鼻导管、鼻塞法吸氧，其优点为简单、方便，不影响患者进食、咳嗽。缺点为氧浓度不恒定，易受患者呼吸影响，高流量对局部黏膜有刺激，氧流量不能大于 7 L/min。吸氧过程中应注意保持吸入氧气的湿化，输送氧气的面罩、导管、气管应定期更换消毒，防止交叉感染。

3. 氧疗疗效的观察

若吸氧后呼吸困难缓解、发绀减轻、心率减慢、尿量增多、皮肤转暖、神志清醒，提示氧疗有效；若呼吸过缓或意识障碍加深，提示二氧化碳潴留加重。应根据动脉血气分析结果和患者的临床表现，及时调整吸氧流量或浓度。若发绀消失、神志清楚、精神好转、PaO_2＞8.0 kPa（60 mmHg）、$PaCO_2$＜6.7 kPa（50 mmHg），可间断吸氧几日后，停止氧疗。

（四）药物治疗的护理

用药过程中密切观察药物的疗效和不良反应。使用呼吸兴奋药必须保持呼吸道通畅，脑缺氧、脑水肿未纠正而出现频繁抽搐者慎用；静脉滴注时速度不宜过快，如出现恶心、呕吐、烦躁、面色潮红、皮肤瘙痒等现象，需要减慢滴速。对烦躁不安、夜间失眠患者，禁用对呼吸有抑制作用的药物，如吗啡等，慎用镇静药，以防止引起呼吸抑制。

（五）心理护理

呼吸衰竭的患者常对病情和预后有顾虑、心情忧郁、对治疗丧失信心，应多了解和关心患者的心理状况，特别是对建立人工气道和使用机械通气的患者，应经常巡视，让患者说出或写出引起或加剧焦虑的因素，针对性解决。

（六）健康指导

1. 疾病知识指导

向患者及家属讲解疾病的发病机制、发展和转归。告诉患者及家属慢性呼吸衰竭患者度过危重期后，关键是预防和及时处理呼吸道感染等诱因，以减少急性发作，尽可能延缓肺功能恶化的进程。

2. 生活指导

从饮食、呼吸功能锻炼、运动、避免呼吸道感染、家庭氧疗等方面进行指导。

3. 病情监测指导

指导患者及家属学会识别病情变化，如出现咳嗽加剧、痰液增多、色变黄、呼吸困难、神志改变等，应及早就医。